KB048189

다이어트는
왜 우리를
살찌게 하는가

All rights reserved
including the right of reproduction in whole or in part in any form.
This edition published by arrangement with Portfolio, an imprint of
Penguin Publishing Group, a division of Penguin Random House LLC

This Korean translation published
by arrangement with Sandra Aamodt in care of
Penguin Random House LLC through Milkwood Agency.

이 책의 한국어판 저작권은 밀크우드 에이전시를 통해서
Portfolio, Penguin Random house와 독점계약한 포레스트북스가 소유합니다.
저작권법에 의하여 한국 내에서 보호를 받는 저작물이므로 무단 전재 및 복제를 금합니다.

뇌과학이
풀어낸 체중 감량에
숨겨진 비밀

Why diets make us fat

다이어트는
왜 우리를
살찌게 하는가

샌드라 아모트 지음 · 장혜인 옮김

포레스트북스

몇 년 전, 나와 남편은 십 대 딸 둘을 둔 친구를 만났다. 아이들은 똑똑하고 예쁘고 사랑스러웠는데, 한 명은 날씬하고 한 명은 통통했다. 통통한 아이는 사춘기에 접어들면서 체중이 늘기 시작했는데, 부모도 어떻게 해야 할지 몰랐다. 그저 좀 덜 먹고 운동하라고 말해줄 뿐이었다. 특별 음식도 만들어주었다. 하지만 마른 아이에서 풍만한 여성으로 바뀌어가는 과정을 늦출 수는 없었다.

부모는 선의를 보였지만 상황은 오히려 나빠졌다. 아이는 가족과 함께 식사하지 않으려 했고 자리에 같이 앉아도 거의 먹지 않았다. 하지만 아버지는 한밤중에 냉장고에서 음식이 사라지고, 딸의 체중이 계속 는다고 내게 말했다. 부모의 불안으로 아이는 날씬해지는 대신 섭식 장애를 겪게 되어 결국 더 살이 찌고 있었다.

수십 년 전 나 또한 우리 사회의 기대에 맞지 않는 내 몸을 혐오했던 십 대 소녀였기 때문에, 아이의 심정을 누구보다 잘 이해할 수 있었다. 신경과학자가 된 나는 아이의 힘겨운 싸움 뒤에 숨은 생리 기능도 잘 알았다. 살을 빼려고 의도적으로 적게 먹는 다이어트는 장기적으로 성공하지 못하면서, 오히려 의도하지 않은 여러 부작용을 일으킨다는 증거가 수없이 많다.

지난 30여 년간 7킬로그램씩 살을 빼고 고스란히 다시 찌기를 반복해왔지만, 이런 증거를 발견한 후에야 나는 비로소 음식과 맺은 관계를 전환할 수 있었다. 처음에 방법을 바꿔봤자 효과가 있을지 의심스러워, 한 가지 실험을 하기로 했다. 2010년 새해 결심으로 1년 동안 다이어트하지 않고, 체중도 재지 않고, 매일 운동을 하기로 한 것이다. 결과는 대만족이었고 그 후로도 나는 이 세 가지 습관을 꾸준히 지키고 있다. 성인기 절반 동안 반복해서 굶고 폭식한 탓에 체중이 23킬로그램이나 왔다 갔다 했지만, 이제는 칼로리 걱정 따위는 하지 않고도 체중을 안정적으로 유지하고 있다. 연구 결과를 보아도 내 경험과 비슷한 현상은 일반적이다.

다이어트가 효과가 있다면 지금쯤 우리는 모두 날씬할 것이다. 하지만 수억 명의 사람들이 외부의 적이 아닌 자신의 몸과 싸우는, 결국 지고 말 전쟁을 치르고 있다. 미국에서는 2015년 한 해 1억 800만 명이 다이어트를 했는데, 그중 절반은 정상 체중인데도 다이어트를 시작했다. 하지만 연구에 따르면, 어떤 방법으로 다이어트를 해도 뺀 살은 몇 년이 지나면 다시 돌아온다. 사실 뺀 것보다 더 찌는 경우도 흔하다. 평균적으로, 다이어트를 한 사람은 애초에 체중이 같았지만 다이어트를 하지 않은 사람보다 5년 후에 더 살이 찐다.

많은 사람이 식욕을 조절하지 않으면 살이 찌고 병들어 일찍 죽는다고 생각한다. 사실은 완전히 반대다. 다이어트를 하면 배고픔을 인지하는 능력이 손상되어 감정적 섭식과 식품 마케팅에 취약해지며, 장기적으로 더 뚱뚱해지고 건강이 나빠진다. 반복적으로 살을 빼고 찌우는 것은 건강한 생활 습관을 지키면서 체중이 조금 더 나가는 상태로 사는 것보다 나을 게 없다는 연구 결과도 있다. 살이 빠지지 않아도 운동을 그만두지만 않는다면, 비만과 관련된 질병을 극복하고 더는 체중이 늘어나지 않게 예방할 수 있다.

뇌가 체중을 어떻게 조절하는지 이해하면 뇌의 체중 조절 시스템과 싸우지 않고, 대신 이 시스템을 잘 이용할 수 있다. 몸에 일정량의 잠이 필요한 것처럼, 사람마다 필요하고 유지해야 할 체중 범위가 있다. 뇌의 체중 조절 시스템을 방해하지 않으면 사람들 대부분은 건강한 체중을 안정적으로 유지할 수 있다. 뇌의 체중 조절 시스템은 무의식적으로 작동하여 배고픔과 활동에 다양한 방식으로 영향을 미치며, 근육이 태우는 에너지양을 조절해 신진대사를 바꾼다. 뚱뚱한 사람이 다이어트해서 살을 빼면 뇌는 마른 사람이 굶을 때와 똑같이 반응하기 때문에, 뺀 체중을 유지하기는 어렵다. 뇌가 강력한 메커니즘을 이용해 체중을 특정 범위로 유지하려 하기 때문이다.

다이어트를 해서 체중을 조절할 수 있다는 믿음은 오해일 뿐 아니라 위험하다. 나는 너무 많은 건강한 아이들이 다이어트에 집착해서 끊임없이 음식과 싸우고 요요에 시달리는 십 대가 되는 현실을 보고 이 책을 썼다. 아이들에게 체중 문제로 잔소리하거나 음식에 대해 끊임없이 불안을 표현하는 부모는 자기도 모르는 사이에 아이들의 다이어트 문제를 키운다. 내 친구의 딸은 다행히 좋은 치료사를 만나서 음식과 좋은 관계를 맺을 수 있게 되었다. 우리 자신을 위해 그리고 우리 아이들을 위해, 모두가 그럴 수 있기를 바란다.

체중 감량에 집착한다고 날씬해지거나 건강해지지 않는다. 그러니 이제 다른 방법을 찾아야 한다. 그동안 다이어트에 실패한 원인은 당신이 실패자라서가 아니라, 뇌가 제대로 작동했기 때문이다.

그러면 어떻게 해야 할까? 지금부터 살펴보자.

샌드라 아모트 Sandra Aamodt

차례

PART 1

결국 다이어트가 문제다

PART 2

자꾸만 살이 찌는 이유

올바른 식사법과 운동 습관

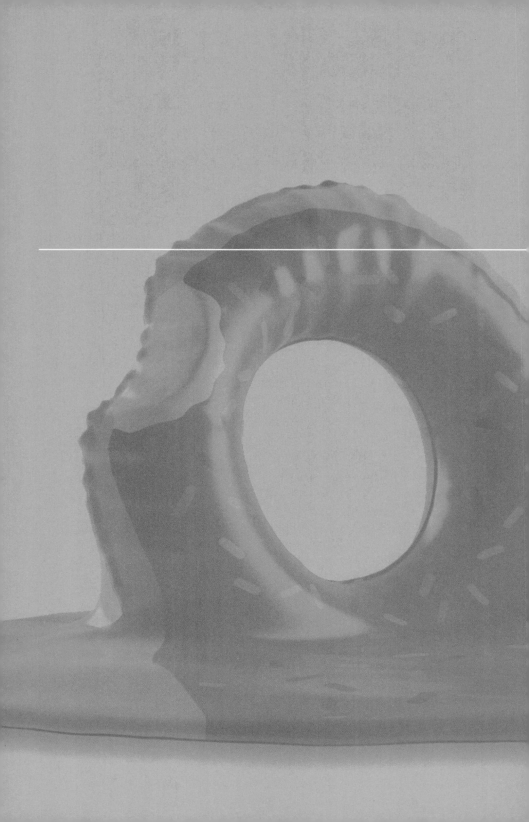

PART 1

결국 다이어트가 문제다

Why diets make us fat

다이어트와 요요는 1+1 세트 상품

    큰딸의 결혼식이 결정타였다. 거울을 안 볼 수는 있어도, 아내에게 딸 결혼식 사진을 걸지 말라고 할 수는 없었다. 진실이 그를 노려보고 있었다. 45세인 데니스 애스베리Dennis Asbury는 키 약 175센티미터에 체중은 128킬로그램, 허리둘레는 무려 52인치였다. 노스캐롤라이나 주 이든 시의 환경과 과장으로 일하며 받는 스트레스로 지난 몇 년간 과식한 것이 화근이었다. 이제 대가를 치러야 했다. 일주일 후, 데니스는 건강검진을 받으며 의사에게 어떻게 해야 살을 뺄 수 있을지 물었다.

    다른 미국인 600만 명처럼, 데니스도 '펜펜Fen-Phen'으로 더 잘 알려진 펜플루라민–펜터민Fenfluramine-Phentermine 병용요법을 처방받았다. 제약회사 아메리칸 홈 프로덕츠가 4년간 고작 121명의 환자를 대상으로 한 임상 시험을 근거로 펼친 엄청난 홍보 덕에, 펜펜은 1996년 미국 전역에서 불티나게 팔렸다. 데니스에게 펜펜은 신의 선물이었다. 한 알만 먹어도 마치 다른 사람이 된 것 같았다. 몇 년 만에 처음으로 다음 식사 시간을 고대하지 않고 일에 집중할 수 있었다. 자신감을 얻은 데니스는 다이어트에 열광적으로 빠져들었다.

숫자에 밝은 데니스는 기술자다운 태도를 발휘해, 모든 음식과 운동을 분초 단위로 일일이 기록하며 새로운 생활 습관을 실행에 옮겼다. 시 예산이든 칼로리 계획이든 계산만 제대로 하면 모두 잘 풀릴 것이라 믿었다. 좋아하는 음식을 모두 끊고 최대한 많이 움직였고, 심지어 새벽 3시에 일어나 걷기도 했다. "시청에서 일해서 다행이지 뭡니까. 경찰도 다들 잘 아니까 문제없죠." 저녁에는 한 시간 넘게 더 걷고 근력 운동을 했다. 특별한 식이요법을 따르는 대신 칼로리 섭취를 최소한으로 줄였고, 어떤 날은 며칠 연속 겨우 600칼로리만 먹기도 했다. 6개월 만에 체중은 73킬로그램까지 빠졌다. 데니스는 물론 아내와 의사도 놀라운 결과에 몹시 흥분했고, 1997년 봄이 되자 의사는 약 처방을 끊었다. 힘든 시기는 이제 다 지나갔다고 생각했지만, 데니스는 다시 살이 찌지 않도록 칼로리와 운동을 평생 기록하기로 마음먹었다.

데니스는 다이어트와 운동으로 체중을 엄청나게 감량하며 이미 힘든 싸움을 이겨냈다. 그와 체중이 비슷한 사람이 다이어트를 해서 정상 체중에 도달하는 경우는 연간 1290명 중 한 명뿐이다. 하지만 연구자들이 예측한 대로, 감량한 체중을 유지하기는 훨씬 어렵다. 체중을 많이 감량한 사람 대부분이 결국 원래 체중으로 되돌아간다는 과학적 증거도 수없이 많다. 이는 다이어터들이 게으르거나 의지력이 부족해서가 아니다. 범인은 다름 아닌 우리의 생리 기능, 그중에서도 체중 감량에 저항하는 뇌의 작용이다.

모든 인간에겐 정해진 체중 유지 범위가 있다

뇌는 매우 효과적인 전략을 이용해 목표 체중을 유지한다. '체중 유지점Set Point'이라고도 불리는 목표 체중은 사실 한 지점이 아니라 4.5~7킬로그램 정도의 범위다. 이 범위 안에서는 생활 습관만 조절해도 쉽게 체중을 감량할 수 있지만, 뇌의 목표 체중 아래로 살을 더 빼기는 어렵다. 체중 유지 범위가 시간이 흐르며 변하기는 해도, 이 범위를 내리기는 올리기보다 훨씬 어렵다. 이는 곧 보통 한번 찐 살은 빼기가 쉽지 않다는 뜻이다. 그러므로 일시적으로 불어난 체중을 빼려 애써 노력하기보다 뇌의 체중 유지 범위Defended Weight Range가 원래보다 올라가지 않도록 조심하는 편이 낫다.

뇌의 체중 조절 시스템은 단순한 두 가지 목표를 위해 작동한다. 첫째, 체중을 안정적으로 유지하는 것과, 둘째, 체중이 너무 많이 줄어들지 않도록 하는 것이다. 기아는 비만보다 훨씬 위험한 결과를 불러오므로 인류 역사상 이 두 가지는 모두 합리적인 목표였다. 하지만 고열량 음식이 널린 현대 사회에서 두 번째 목표는 골칫거리다. 우리는 체중 감량에 저항하는 뇌를 이기려고 노력하지만, 종종 결국 과식을 유발하는 광고 같은 외부 자극에 굴복하게 된다.

비만_{obesity}은 보통 뇌가 그 체중이 적당하다고 인식하기 때문에 생긴다. 54킬로그램인 사람이 36킬로그램으로 체중을 감량하려고 하면, 뇌는 굶주림을 비상 사태로 인식하고 어떻게든 정상 체중으로 되돌리려 한다. 136킬로그램인 사람이 90킬로그램으로 감량하려고 할 때도 똑같은 일이 일어난다. 뇌가 정상인과 비만인을 구분하면 좋겠지만, 여러 증거를 보면 사실 뇌는 둘의 차이를 구분하지 못한다.

감량한 체중을 성공적으로 오래 유지하는 경우가 드물다는 데는 모든 전문가가 동의한다. 문제는 '얼마나 드문가'다. 긍정적인 연구자들은 체중을 목표대로 감량한 사람 중 80퍼센트가 몇 년 후 다시 원래 체중으로 돌아간다고 하지만, 다른 연구자들은 그 비율이 거의 100퍼센트라고 주장한다. 체중 감량의 '성공'을 어떻게 정의하느냐에 따라 이 수치는 달라진다. 즉, 체중 감소량과 유지 기간의 기준에 따라 달라지는 것이다. 컨슈머리포트_{Consumer Reports}의 조사 결과에 따르면, 임신 기간을 제외한 평생 동안의 최고 체중에서 10퍼센트를 감량한 상태를 1년 이상 유지한 경우를 성공으로 보는 너그러운 기준을 적용할 때, 과체중_{overweight}인 사람의 4분의 1 정도가 감량에 성공한 것으로 나타났다. 같은 기준을 적용한 다른 조사에서는 비만인의 21퍼센트가 감량에 성공했다고 밝혔다.

이런 기준으로 보면 나도 다이어트 성공자다. 2008년, 남편과 나는 14미터 길이 요트를 타고 샌프란시스코에서 출발해 바다를 항해했다. 항해 중에는 운동을 하기 어려웠다. 또 우리가 갔던 남태평양 섬에서는 신선식품이 구하기 어려운 데다 너무 비쌌다. 둘 중 한 사람은 밤새 바다를 지켜보고 있어야 해서 스트레스에 수면 부족까지 겹치자, 체중이 불어나기 딱 좋은 상황이 되었다. 5개월 후 뉴질랜드에 도착했을 때 나는 약 9킬로그램이 늘어 있었다.

산책로와 농산물 시장이 근처에 있는 환경으로 돌아오자, 나는 몇 달간 다이어트를 해서 정상 체중으로 되돌아갔다. 그 후 특별한 노력을 하지 않았는데도 체중이 좀 더 빠졌다. 불어난 체중은 내 체중 유지 범위를 넘어선 것이어서, 뇌가 그 체중으로 다시 돌아가려고 하지 않았기 때문이다. 우울증 등으로 체중이 일시적으로 정상 범위를 넘어도, 찐 살을 너무 오래 내버려 두지 않는 한 보통은 금방 다시 체중을 감량하고 유지할 수 있다.

생활 습관에 따라 조금 높아지거나 낮아질 수는 있지만, 대부분 사람들의 현재 체중은 대체로 유지 범위 근처다. 배고프지 않은데도 먹거나 폭식하는 사람은 체중이 유지 범위보다 높다. 자주 배고픈 상태이거나 체온이 낮은 사람은 체중이 유지 범위보다 낮다. 배고플 때만 먹고 배가 차면 바로 숟가락을 내려놓으며 따로 식이제한을 하지 않으면 자신의 체중 유지 범위를 파악할 수 있다. 6개월에서 1년 정도면 뇌가 의도하는 범위 안에서 체중이 안정된다.

　　　　　　　| 다이어트는 왜 우리를 살찌게 하는가 |

식이나 운동 습관을 조절해서 체중 유지 범위를 낮추는 것이 불가능하다고 해서, 음식과 체중이 무관하다는 뜻은 아니다. 물론 음식은 체중에 단기적으로 영향을 준다. 추운 날 창문을 열어두면 집 안 온도가 금방 내려가지만, 그렇다고 온도조절 장치의 설정이 바뀌지는 않는다. 온도조절 장치는 곧 빼앗긴 온기를 만회하기 위해 송풍구를 통해 열을 불어넣어 온도를 올린다. 마찬가지로, 뇌의 에너지 균형 시스템도 다이어터의 행동에 반응해 강력한 방법을 동원해서 원래 체중으로 되돌아가려 애쓴다.

'체중 조절기'는 뇌의 시상하부라는 영역에 있다. 시상하부는 섹스, 수면, 체온, 먹기, 마시기 등 여러 주요 기본 기능을 조절하는 뉴런으로 구성되어 있다. 에너지 균형을 담당하는 시상하부 영역은 저장 지방, 혈당, 영양소, 음식 섭취 등의 다양한 신호를 몸에서 전달받아, 이에 대한 반응으로 배고픔, 활동량, 신진대사를 조절해 체중을 유지 범위 이내로 맞춘다.

동기부여 강사들은 흔히 날씬한 느낌보다 달콤한 것은 없다고 강조한다. 유지 범위보다 낮은 체중을 오랫동안 유지하면 어떤 기분이 들까? 보통 배고프고 춥고 나른함을 느낀다. 신진대사가 저하되어 에너지를 덜 태우므로 체온이 낮아진다. 시상하부는 체온을 올리려고 다리를 떠는 것 같은 무의식적인 움직임을 줄여 에너지를 아끼려고 애쓴다. 간단히 말하면, 시상하부의 행복이 곧 내 몸의 행복이다.

30년도 더 지난 일이지만, 남편은 몹시 힘들었던 한 가지 경험을 결코 잊지 못한다. 대학 졸업 후 어느 여름에 알래스카 황야에서 혼자 하이킹을 했는데, 그만 필요한 식량의 양을 잘못 계산해 간 것이다. 그는 여행 준비를 할 때, 산책로보다 걷기 힘든 툰드라 지대를 하이킹 하거나 추운 곳에서 체온을 유지하려면 에너지가 더 필요하다는 점을 고려하지 않았다. 그 결과 3주 동안 체중이 5킬로그램 빠졌다. 여행하며 걷는 내내 배가 고팠고, 마음껏 먹을 수 있는 문명 세계로 돌아와서도 여전히 음식 생각을 멈출 수 없었다. 그는 온종일 몸을 쓰는 건설 노동자처럼 먹었다. 그릴 치즈 샌드위치를 엄청나게 먹고 피넛버터를 통째로 퍼먹고도 배가 찢어질 정도로 계속 먹어댔다. 정상 체중으로 돌아오고 나서야 그의 폭식 충동은 겨우 사라졌다.

수술을 받으면 빠질까

현대 생활에서는 체중 유지 범위가 올라갈 위험이 크다. 사춘기 때 체지방 비율과 분포가 달라지면, 이후에도 체중이 계속 늘고 정서 불안도 심해진다. 어떤 이유로든 현재 체중 범위를 넘어선 기간이 너무 길어지면 뇌는 높아진 체중을 그대로 유지하려 한다. '너무 오래'라는 기간은 사람마다 다르지만, 보통 몇 년 정도다. 예외적이지만 임신 때 체중이 그대로 유지되는 여성도 있다. 뇌가 불어난 체중을 새로운 정상 상태라고 인식하기 전이라면, 일시적으로 늘어난 체중을 되돌리기는 어렵지 않다. 하지만 이미 체중 유지 범위가 올라가버렸더라도 건강하게 오래 살 수 있다. 이 내용은 PART 3에서 자세히 살펴볼 것이다.

체중 유지 범위는 보통 해마다 0.5킬로그램 정도씩 올라간다. 운동을 충분히 하지 않는 사람은 특히 그렇다. 이렇게 따진다면 수십 년에 걸쳐 체중이 많이 늘어나겠지만, 건강한 생활 습관을 유지하면 나이에 따른 체중 증가를 줄이거나 막을 수 있다. 전형적인 서구식 식단은 체중을 늘리는 생활 습관 중 하나다. 가공육이나 설탕을 많이 먹고 통곡물이나 과일, 야채를 적게 먹는 사람은 반대의 식습관을 가진 사람보다 체중이 더 늘기 쉽다는 장기적 연구 결과도 있다.

예상할 수 있겠지만, 달고 기름진 음식도 실험동물과 사람의 체중을 늘린다. 고지방 사료를 먹인 설치류는 일반 사료를 먹인 설치류보다 체중이 평균 10~20퍼센트 높은데, 어릴 때부터 고지방 식이를 시작한 경우는 특히 더 그렇다(보통 미국인은 총 칼로리의 35~40퍼센트를 지방에서 얻는 데 비해, 실험군 설치류는 70퍼센트를 지방에서 얻었다). 사람과 마찬가지로 설치류의 실험 결과도 유전형에 따라 달랐다. 어떤 쥐는 일반 사료를 마음껏 먹는 것만으로도 체중이 늘었다. 반면에 어떤 쥐는 점심시간에 도넛을 간단히 무시하고 지나치는 짜증 나는 사람처럼, 맛있는 고지방 사료를 주어도 일반 사료보다 더 먹지 않았다. 하지만 사료의 칼로리 자체를 늘리면 대부분 결국 체중이 늘었다. 최근 수십 년 동안 비만율이 증가한 것도 이런 소위 '식이성 비만Diet-Induced Obesity' 때문으로 풀이된다.

식이성 비만의 진행은 일반적인 믿음과 달리 비가역적이다. 체중을 유지 범위 아래로 몇 년이나 잘 유지했더라도, 뇌는 날씬한 상태를 새로운 유지점으로 인지하지 않는다. 감량한 체중을 유지하기 어려운 근본적인 이유는 뇌의 이런 고집 때문이다. 다이어트 목표를 달성해도 평소대로 지내면 뇌는 체중을 되돌리려 끊임없이 애쓴다. 그러므로 오래 유지할 수 없는 생활 습관으로 살을 빼려는 시도는 현명한 방법이 아니다. 보통 결국은 체중 순환Weight Cycling, 즉 요요 현상이 일어나기 때문이다.

체중 유지 범위를 낮추는 것으로 알려진 몇 안 되는 방법 중에는 사망을 유발할 정도로 부작용이 심각한 것도 있다. 예를 들어, 질병으로 인한 영양실조 상태의 일종인 악액질에 걸리면 식욕과 신진대사가 크게 감소한다. 암이나 에이즈, 알츠하이머 등에 걸린 환자의 체중 조절 시스템에 염증 유발 분자가 작용하면 체중 유지 범위가 낮아진다. 이것은 보통 질병 말기에 발생하여 치료가 어렵고 종종 사망에 이르기 때문에, 꾸준한 체중 감량을 위한 방법으로 이용할 수는 없다.

체중을 줄이는 다른 생활 습관은 흡연이다. 니코틴은 배고픔을 덜 느끼게 하고 신진대사를 촉진해 에너지를 더 낸다. 그래서 담배를 끊으면 체중이 늘기도 한다. 연구자들은 최근 남성 비만이 4분의 1, 여성 비만이 6분의 1 증가한 사실이 흡연율 감소와 연관이 있다고 추정한다. 하지만 건강을 생각한다면 살이 좀 찌는 것보다 흡연이 훨씬 나쁘다.

체중 감량 수술이 성공한 사례를 보면, 적게 먹는 식습관을 유지하면 확실히 살을 뺄 수 있을 것 같다. 하지만 수술이 장기적인 효과를 보이는 이유 역시 뇌의 체중 유지 범위를 낮추기 때문이라는 사실을 알면 놀랄 것이다. 장과 뇌가 어떻게 소통해서 지금이 체중을 줄일 때라고 판단하는지는 명확히 알려지지 않았지만, 위장 용량이 줄어서 체중이 줄어든 것은 아니라는 사실은 분명하다.

설치류의 식이와 활동을 자세히 관찰한 실험 결과를 보면 이 사실을 쉽게 알 수 있다. 체중 감량 수술 후 첫 3주 동안 쥐들은 전보다 적게 먹어 체중의 약 20퍼센트가 빠졌다. 이후 평소와 같은 칼로리를 조금씩 더 자주 먹었지만, 체중이 다시 늘지는 않았다. 연구자들이 저칼로리식을 급여하자 쥐들은 체중이 좀 더 빠졌지만, 사료를 더 먹은 탓에 곧 수술 후 평균 체중으로 돌아왔다. 이렇게 예전 체중이 돌아올 만큼 충분히 먹었지만 수술 후 빠진 체중은 유지되었기에, 연구자들은 체중 감량 수술로 체중 유지 범위가 낮아졌다고 결론 내렸다.

이런 비만대사 수술Bariatric Surgery을 받은 사람이 첫 1~2년 사이에 체중을 상당히 감량한 다음 다시 조금 찌는 사례를 보면, 수술을 받은 후에도 체중이 늘어날 만큼 충분히 먹을 수 있다는 사실을 알 수 있다. 수술을 받은 여성은 임신을 하면 체중이 늘었다가 다시 빠진다. 하지만 수술 후 뇌는 체중 유지 범위를 새롭게 조정했으므로, 체중은 보통 수술 전보다 20~30퍼센트 감량한 수준에서 5년에서 최소 15년 동안 안정적으로 유지된다. 수술 후 바로 배고픔이 줄었다고 말하는 환자도 많다.

비만대사 수술은 효과적이지만, 수술을 받은 뒤 후유증으로 사망하거나 영구적으로 건강을 잃을 수도 있다. 비만대사 수술의 사망 위험은 대략 300분의 1 정도다. 수술을 받은 환자 100명 중 7~20명은 수술 합병증으로 병원을 찾는다. 대부분 한 가지 이상의 부작용을 경험하는데, 영양실조와 담석증이 가장 흔하다. 비만대사 수술은 이런 위험성이 있으므로, 단순히 체중을 감량하려는 이들보다 비만 관련 질병을 앓고 있어 수술의 효용이 더 클 것으로 기대되는 환자에게만 적용해야 한다.

이런 위험에도 불구하고 일부 비양심적인 병원은 외모에 신경 쓰는 여성들을 겨냥한다. 미국 식품의약국FDA, Food and Drug Administration은 위험을 알리지 않고 수술을 선전한 캘리포니아의 두 회사에 광고를 내리라고 경고했다. 수술의 주목적이 건강이라면, 왜 2002년에 수술을 받은 환자의 84퍼센트가 여성인지 설명하기 어렵다. 비만대사 수술이 필요한 의학적 기준을 충족한 사람 중 여성은 남성보다 수술을 받을 확률이 3배 더 높다. 여성이 위험을 감수하려는 의지가 높은 것이 아니라, 여성은 날씬해야 한다는 문화적 압력을 받았기 때문임을 명백하게 보여주는 결과다.

데니스에게 도움이 되었던 다이어트 약물은 어떨까? 펜펜 병용요법은 현재 처방이 금지되었다. 1997년 9월, FDA는 펜플루라민이 심각한 부작용을 유발할 수 있다고 결론 내렸고, 이후 펜펜은 영원히 사라졌다. 펜펜을 복용한 사람 중 23퍼센트가 심장 판막 손상을 겪었고

｜ 다이어트는 왜 우리를 살찌게 하는가 ｜

수백 명이 사망했다. 집단 소송이 제기되자 아메리칸 홈 프로덕츠를 인수한 와이어스는 피해자들에게 211억 달러를 내놓았다. 데니스도 심장 검사를 했지만 다행히 건강했기 때문에, 합의금으로 약간의 돈을 받고 의아해했다. 하지만 그에게는 펜펜이 효과적이었어도, 다른 많은 이들에게는 말 그대로 재앙이었다.

2012년, FDA는 13년 만에 처음으로 새로운 체중 감량 약물을 승인했다. 2010년에 체중 감량 클리닉, 의사, 제약회사로 구성된 컨소시엄이 로비로 6000만 달러를 지원하기 시작한 이후 나온 결과다. 2011년, FDA 자금을 감독하는 상원 농업위원회Senate Agriculture Committee는 FDA에 새로운 비만 치료 약물을 출시하기 위해 어떤 일을 하고 있는지 보고하도록 압박했다. 그 후 3년간 다섯 가지 새로운 비만 치료 약물이 승인되었다. 이 중 세 가지인 벨빅Belviq, 큐시미아Qsymia, 콘트라브Contrave는 유익성보다 위험이 크다는 이유로 이전에는 승인 거부되었던 약물이다.

체중 감량 약물은 칼로리 제한과 운동을 병행해야 효과가 있다. 하지만 그 효과는 미미해서, 식이요법과 병행해도 단독으로 식이요법만 할 때보다 평균 2~7킬로그램 정도 더 감량하게 해줄 뿐이다. 게다가 체중 유지 범위를 낮추지는 못하므로, 약을 끊으면 1년 이내에 다시 예전 체중이 돌아온다. 2015년 1월에는 미주신경을 자극해 식욕을 억제하는 장치를 몸에 심는 새로운 방법이 승인되기도 했다. 임상 시험 결과 중 그나마 가장 성공적인 사례를 보면, 이 장치를 이식한 사람은 식이조절과 운동만 한 사람에 비해 18개월 동안 평균 3킬로그램 더 감량했다. 위험을 감수하고 몸에 장치를 이식하는 일의 보상으로는 너무 약소해 보인다.

다이어트 성공담을 믿지 마라

체중을 유지 범위 아래로 조절하려면 꾸준히 노력해야 한다. 다이어트로 체중 유지 범위를 낮출 수 있다면 빠진 체중은 자연히 유지될 것이다. 하지만 우리 몸은 그렇게 작동하지 않는다. 감량한 체중을 오래 유지하는 사람도 계속 어려움을 겪는다. 한 연구에 따르면, 14킬로그램 이상 감량하고 1년 넘게 유지한 사람들 중 3분의 1 이상이 다음 해에 평균 7킬로그램 몸무게가 는다. 또한 1년 동안 자신이 목표로 한 체중을 유지한 사람들 중 절반만 그 한 해 동안 체중이 안정적으로 유지되었고, 나머지 절반은 감량한 체중을 제대로 유지하지 못하고 요요를 겪었다.

이 연구에 따르면, 초기에 살을 많이 뺐거나, 감량한 체중 유지 기간이 2년 미만이거나, 요요를 겪었거나, 살을 더 뺄 목적으로 실험에 참여한 사람은 다시 체중이 늘 확률이 높았다. 감량한 체중을 유지한 기간이 길수록 앞으로도 뺀 체중을 오래 유지할 확률이 높았지만, 모두 그렇지는 않았다. 감량한 체중을 15년 이상 유지했어도 그다음 해에 2킬로그램 이상 체중이 늘어난 사람이 무려 20퍼센트였다. 감량한 체중을 성공적으로 유지한 이들의 비결은 항상 칼로리를 계산하고 매일 운동하고 평생 다이어트하는 것이었다. 너무 힘든 일인 데다, 체중 유지를 최우선으로 하려는 사람은 시간과 노력이 드는 다른 목표를 포기해야 한다.

살을 빼고 몇 년 동안 체중을 유지한 사람들이 주변에 많아 보여도, 수십 년 동안 계속해야 하는 다이어트를 모두에게 적용할 수는 없다. 게다가 살이 절대 빠지지 않는 체질인 사람은 다이어트 지옥 캠프 같은 환경 정도는 돼야 날씬해진다. 다이어트 성공담이 더 쉽게 기억된다는 사실도 알아두어야 한다. 아는 사람을 모두 분류해보면, 감량한 체중을 성공적으로 오래 유지한 사람보다 요요를 겪은 사람이 훨씬 많을 것이다.

일반적으로 다이어트가 효과적이라고 주장하려면, 소수의 놀랄만한 성공 사례보다 다수의 결과에 주목해야 한다. 체중 감량의 장기적 결과를 조사한 여러 사례를 종합해 분석한 연구에 따르면, 다이어트를 시작하고 1년이 지난 시점이 체중 평균 6퍼센트를 감량한 가장 날씬한 상태였다. 예를 들어, 100킬로그램이었던 사람이 다이어트로 94킬로그램까지 빼면 체중이 다시 늘기 시작한다는 것이다. 그다음에는 보통 천천히 체중이 늘어서, 평균적으로 5년 반이 지나면 체중이 원래대로 돌아온다. 마지막 조사 시점인 다이어트 4년 차에도 체중 증가 속도가 느려진다는 징후는 전혀 보이지 않았다. 다른 연구에서도 감량한 체중을 성공적으로 유지하는 경우는 극히 드물다는 사실이 확인되었다. 연구자들은 다이어터 중 원래 체중에서 10킬로그램 이상 감량한 체중을 3년 이상 유지하는 사람은 겨우 15퍼센트뿐이라고 결론 내렸다. 게다가 체중을 많이 뺄수록 원래 체중으로 돌아갈 확률이 더 높았다.

비공식적으로는 다이어트 산업도 이에 동의한다. 관련 분야의 기사에 따르면, "유럽인 중 다이어트를 한 가지라도 시도한 사람은 2002년에만 2억 3100만 명이다. 하지만 이 중 1퍼센트만이 감량한 체중을 유지하는 데 성공했다." 물론 살을 빼게 해주는 것이 다이어트 산업의 사업 모델이라면, 다이어트를 반복하는 소비자가 엄청나게 많다는 점은 이들에게 좋은 소식일지도 모른다.

어떤 다이어트가 효과가 있다고 주장하려면, 임상 시험이 얼마나 오래 진행되었는지 확인해서 그 효과가 일시적인지 아닌지 살펴보아야 한다. 다이어트 임상 시험은 겨우 6개월 정도 진행되는 경우가 대부분이며, 참가자들을 1년 이상 추적 관찰하는 경우는 드물다. 자금도 부족한 데다, 장기적으로 관찰하면 실패율이 늘어날 수도 있기 때문이다. 그런데도 과학 저널들은 단기 실험 결과를 발표하고, 언론은 이를 그대로 전하면서 영구적인 해결책을 찾는 사람들을 혼란스럽게 만든다.

기존 연구들은 다이어트의 장기적인 성공률을 과대평가한다. 가장 큰 이유는 상당한 시일이 지난 후에 체중 감량 프로그램 참가자들과 다시 연락하기가 어렵기 때문이다. 14건의 장기적 연구 결과에 따

| 다이어트는 왜 우리를 살찌게 하는가 |

르면, 임상 시험이 끝나고 4년 후 그 참가자와 연락이 닿은 경우는 평균 33퍼센트에 불과했다. 살이 다시 찌면 부끄러워 추적 조사 면담에 응하지 않는 경우도 많으므로, 참가자를 많이 찾아내면 성공률이 더 낮아질 수 있다.

장기적 체중 감량 연구의 다른 문제는, 다이어트 실험 참가 후 체중이 다시 늘어난 사람은 종종 추적 조사에 응하기 전에 다른 다이어트를 시작한다는 점이다. 생각해보자. 어떤 사람이 2012년에 살을 뺐는데 2013년에 다시 늘면 2014년에 다시 다이어트를 할 것이고, 2015년에 또 체중이 늘면 2016년에 다시 다이어트를 할 것이다. 2012년 다이어트 실험의 장기적 결과를 알아보려고 이 참가자에게 2016년에 연락했는데 처음보다 체중이 낮다면, 연구자들은 이 사람이 그동안 요요를 겪은 사실은 모른 채 성공적으로 체중을 유지했다고 간주할 것이다. 이런 이유로, 섬세하게 계획된 실험일수록 다이어트가 장기적으로 효과가 있다는 결론을 얻기 어렵다는 분석도 있다.

간식이 뱃살의 주범이라고?

대부분 다이어트 요법이 효험이 없는 데는 어느 정도는 우리 방법이 틀린 탓도 있을 것이다. 많은 이들이 저탄수화물, 저지방, 간헐적 단식 등 특정 식이요법만이 장기적인 체중 감량에 효과가 있다고 믿는다. 하지만 임상 시험 결과를 보면 꼭 그렇지만은 않다. 다양한 음식으로 같은 양의 칼로리를 섭취하는 여러 식이요법은 서로 비교해보면 체중 감량과 요요에 미치는 효과가 거의 비슷하다. 각자에게 좀 더 쉬운 다이어트법이 있기는 하겠지만, 그중 어떤 방법도 뇌의 체중 유지 범위를 영구적으로 내려준다는 증거는 없다.

천천히 살을 빼면 체중을 유지할 수 있다고도 한다. 언뜻 일리가 있는 듯하지만, 역시 증거는 없다. 천천히 빼든 빨리 빼든 1년 후에는 그다지 차이가 없다.

간식이 범인이라고 지목하는 이들도 있다. 하지만 이 주장도 근거는 희박하다. 무작위 대조 임상 시험(중재 연구의 절대 표준) 결과에 따르면, 간식을 먹어도 체중에는 그다지 영향이 없었다. 간식을 먹었으니 식사는 덜 하라고 뇌의 체중 조절기가 유도하기 때문이다. 관찰 연구 결과를 봐도, 간식과 체중 증가 사이에는 연관이 없다.

문제는 지속적인 생활 습관 변화에 주목하는 대신 살을 빼는 단기적인 접근법을 택하는 데 있다. 단기적으로 생활 습관을 바꾸면 일시적으로 효과가 있지만, 참가자들을 꾸준히 돕는 프로그램도 장기적인 효과를 내는 경우는 안타깝게도 드물다. '당뇨 예방 프로그램 Diabetes Prevention Program'에서는 참가자 20명당 코치 한 명이 붙어 3년간 개인 지도를 했다. 먼저 16가지 교육과정을 진행한 뒤 그룹 수업과 동기부여 활동, 개인별 맞춤 해결책을 제공했다. 일주일에 2회 운동 수업도 병행했다. 이렇게 해서 참가자들은 첫 1년 동안 평균 7킬로그램을 감량했지만, 5년 후에는 원래 체중보다 겨우 2킬로그램 빠

　　　　| 다이어트는 왜 우리를 살찌게 하는가 |

진 상태로 되돌아왔다.

'룩어헤드Look AHEAD'라는 임상 시험 결과도 비슷했다. 행동적 체중 조절에 대한 이 최신 시험에서는, 비만 관련 제2형 당뇨병을 앓고 있는 과체중 및 비만 환자 5000명 이상을 대상으로 체중 조절을 위한 집중 프로그램과 일반적인 생활 지도의 효과를 비교했다. 집중 프로그램이라는 이름에 걸맞게 영양사, 심리학자, 운동 전문가가 8년 동안 300회 이상 환자들을 지도했다. 첫해에는 108개의 그룹 또는 개인 과정으로 시작해, 2~4년째에는 연간 24회의 프로그램과 12회의 전화를, 5~8년째에는 연간 24회 지도 과정을 실시했다. 특이하게도 일반적인 생활 지도를 한 대조군도 연구가 끝날 때쯤 약간 체중이 줄었는데, 이는 당뇨병이 동기부여를 했기 때문이거나, 생활 지도 지시 사항을 잘 준수하는 참가자들을 선별한 결과로 추정된다. 이렇게 비용과 노력을 쏟아부은 결과, 집중 프로그램 참가자들은 8년 후 체중을 평균 2.6퍼센트 감량해 대조군보다 평균 2.6킬로그램을 더 줄였다. 연구 기간 체중이 늘어난 참가자(26.4퍼센트)와 10퍼센트 이상 체중을 감량한 참가자(26.9퍼센트)의 비율은 비슷했다. 이 결과는 행동적 체중 감량 프로그램이 보인 그나마 가장 나은 장기적 결과인데, 아무리 보아도 압도적인 결과는 아니다. 요컨대, 다이어트 방법이 문제가 아니다. 다이어트가 우리를 전혀 바꾸지 못한다는 사실이 문제다.

다이어트를 한 사람이 더 쉽게 살찐다

최근 수십 년 동안 다이어트 인구는 폭발적으로 늘었다. 1950년대에 다이어트를 하는 미국인은 여성 14퍼센트, 남성 7퍼센트에 불과했다. 하지만 2000년대 중반에는 "지난 한 해 동안 다이어트를 했다"라고 응답한 수치가 여성 57퍼센트, 남성 40퍼센트까지 치솟았다. 비만율이 늘어났기 때문은 아니다. 응답한 여성 다이어터 절반은 정상 체중 범위였다. 저체중 여성조차 13.5퍼센트가 살을 빼고 싶다고 대답했다. 유럽 21개국 1만 6000명 이상의 대학생 중 여성 44퍼센트, 남성 17퍼센트가 다이어트 중이라는 조사 결과도 있는데, 그중 과체중인 사람은 거의 없다. 정상 체중 범위의 중간에 해당하는 유럽 여학생 중 60퍼센트는 자신이 너무 뚱뚱하다고 생각한다.

하지만 다이어트를 하면 체중이 확실히 빠지는 대신 늘어나는 사람도 많다. 다이어트했지만 4년 이내에 처음보다 체중이 늘어난 사람은 5명 중 2명이었다. 날씬해지려고 의도적으로 다이어트를 하면, 초기 체중, 식습관, 운동 습관과 관계없이 장기적으로 확실히 체중이 늘어난다는 연구 결과도 있다. 즉, 다이어트를 하면 결국 날씬해지기보다 뚱뚱해진다. 지난 수십 년간 다이어트가 유행한 것이 오히려 비만율을 높인 원인일 수 있다는 얘기다.

이런 점을 보면, 의사가 일상적으로 권유한 비만 치료, 다시 말해 다이어트 때문에 환자의 체중이 더 늘었다고 볼 수 있다. 내가 이렇게 말하자 어떤 의사는 비만 환자에게 다이어트를 권하지 않는 것은 비윤리적이라 주장했지만, 실패율이 높은 치료법을 권유하는 일은 윤리적인지 되묻자 침묵했다. 의사가 환자를 돕고 싶어 한다는 사실은 의심할 여지가 없다. 하지만 의료 전문가들은 자신이 권유하는 치료법에 장밋빛 기대만 가질 것이 아니라, 실제 효과를 주의해서 살펴보아야 한다. 때로는 의사도 일반인처럼 다이어트의 단기적 성공만 보고 장기적 실패율은 보지 못한다. 게다가, 사실 의사도 다른 방법은 잘 모른다.

의사와 일반인 모두 체중에 대해 좀 덜 걱정해도 된다. 비만이 아주 치명적인 질병이라면 체중 감량에 극히 집중해도 되지만, 사실은 그렇지 않다. 개별적으로 보면 비만보다는 낮은 체력, 흡연, 고혈압, 저소득, 외로움이 조기 사망에 더 큰 영향을 준다. 신체 활동을 늘리고 사회적 고립감을 줄이는 공중 보건상의 노력이 넓게 보면 뇌의 체중 조절 시스템과 싸우는 일보다 더 많은 이들을 살릴 수 있다.

비만과의 전쟁은 공정한 싸움이 아니다. 어떤 의사는 "지금까지 연구들은 비만 예방과 치료에 어떤 방법이 효과적인지 보여주기보다, 어떤 방법이 효과가 없는지를 여실히 보여준다"라고 직설적으로 표현하기도 했다. 최근 수십 년 동안 비만과 싸우는 전략은 사회적, 개인적으로 완전히 실패했고, 부수적으로 상당한 피해를 주었다. 지금과는 다른 결과를 기대하면서 지금처럼 계속할 수는 없다. 대신에 우리는 올바른 방향으로 나아가기 위해 어떻게 전략을 바꿀 것인지 질문해야 한다.

나는 심리학과 신경과학 지식을 바탕으로 체중이 늘고, 줄고, 다시 느는 일반적인 경험을 살펴보면서 나만의 길을 발견했다. 이 지식을 통해 뇌가 체중 감량에 제대로 반응하고 있다는 사실을 깨달았기 때문에, 나는 체중 순환에 대해 자책하지 않게 되었다. 다이어트를 중단하기로 하기 전까지, 나는 식사 때마다 일상적으로 얼마나 스트레스를 받았는지, 날씬해져야 한다는 믿음이 내 자아상을 얼마나 해치고 있었는지, 식습관을 조절하려고 얼마나 많은 정신적 에너지를 낭비하고 있었는지 몰랐다. 확실히, 다이어트를 그만두겠다는 결심은 이제껏 내가 내린 최고의 결정이었다.

의지력은 부족하고
끝없는 실수를 반복한다

    데니스는 체중을 줄이는 일이 생각보다 어렵다는 사실을 점점 더 크게 깨닫고 힘들어했다. 처음에는 새로운 생활 습관을 완전히 정복했다고 확신했다. 매일 아침 일찍 출근해 텅 빈 지하실을 한 시간씩 뱅뱅 돌았고 하루 1600~1700칼로리만 먹었다. 하지만 한 해가 지나자 머릿속에 끊임없이 음식 생각이 떠올랐다. 어떤 날은 거리를 지나가는 뚱뚱한 사람을 보며 뭐든 맘껏 먹을 수 있을 거라며 부러워하기도 했다. 하지만 그런 박탈감이 끝이 아니고, 곧 이렇게 느끼게 되었다. '칼로리 계산에 온 정신이 빠져버렸어. 운동에 집착하고 있어. 일도 해야 하는데 다른 일을 할 새가 없네.' 다시 말하면, 데니스의 의지력이 바닥난 것이다.

    1999년 가을이 되자 체중이 다시 늘기 시작했다. 다이어트를 그만둔 지 2년 반이 지난 시기였다. 직장 분위기가 어수선해지면서 동료들이 느닷없이 해고를 당하기도 하던 때였다. 2001년 4월, 체중이 다시 90킬로그램에 이르자 칼로리 계산도 그만두었다. 이런 변화를 겪으며 데니스는 "시어머니가 새로 뽑은 내 차를 타고 절벽 위로 질주하는 모습을 지켜보는, 구닥다리 농담 같은 복잡한 심정"이었다. 마음껏 먹을 수 있다는 안도감은 잠시뿐, 한때의 날씬한 몸을 유지하지 못한 실패자라는 느낌이 그림자처럼 따라다녔다. 먹고 싶은 것을 마음껏 먹고도, 완전히 자제력을 잃고 먹고 또 먹었다. "폭식했던 것 같아요. 그렇게밖에 표현할 수 없겠네요." 1년 만에 체중은 다이어트 전과 비슷하게 돌아왔다. 직장 상황은 나아졌지만, 데니스는 전혀 행복하지 않았다.

2010년에 59세로 은퇴하고 새로운 자유를 얻자, 데니스는 이번에 완전히 살을 빼기로 작정했다. 은퇴 후 데니스와 아내 루비Ruby의 삶은 훨씬 편안해졌다. 아내가 어린 시절을 보낸 블루리지 파크웨이 근처 집을 사서 여름에는 그곳에서 지내다가, 겨울에는 노스캐롤라이나 주의 집으로 돌아왔다. 데니스는 다시 칼로리를 계산하고 하루에 몇 시간씩 걷기 시작했다. 120킬로그램까지 올라갔던 체중은 다시 68킬로그램으로 내려왔고, 의사는 고지혈증과 고혈압 약을 그만 먹어도 된다고 말했다.

그런데 시간이 흐르자 피자, 파스타, 초콜릿케이크처럼 금지된 음식이 너무 당겼다. 하지만 칼로리 목표를 달성하려면 늘 조심해야 했

| 다이어트는 왜 우리를 살찌게 하는가 |

다. 너무 배가 고프면 잠들 수 없어서, 하루에 먹기로 정한 음식 대부분을 저녁에 먹었다. 그러려면 오후까지 굶다시피 하며 버티다가, 주린 배를 달랠 정도만 조금씩 먹어야 했다. 잠깐이라도 실수하면 다시 폭식하게 될지도 모르니, 정신을 놓을 수 없었다.

진짜 문제는 다이어트 이후 4년이 지난 2014년 여름에 시작되었다. 기록에 따르면 데니스는 그동안 거의 6400킬로미터를 걸었고, 슬슬 지쳐가고 있었다. 이때 그는 한번 삐끗한 뒤 다시 체중 조절 습관을 들이려고 되풀이하여 고군분투하고 있었다. 어떤 날은 계획을 확실히 지켰지만, 어떤 날은 폭식하고 말았다. 7개월 후 데니스가 나를 찾아왔을 때 그는 거의 78킬로그램이었다. 데니스는 총 9년 동안 눈물겨운 의지력을 발휘해 몸이 원하는 양보다 덜 먹었지만, 굶는 다이어트가 장기적으로는 무용지물이라는 사실을 결국 받아들였다.

사람들은 데니스처럼 다이어트가 단순히 의지력과 유혹 사이의 갈등이라고 여기지만, 사실 다이어트에는 각각의 우선순위에 따라 작동하는 여러 뇌 시스템이 관여한다. 체중 조절기로도 불리는 에너지 균형 시스템은 유지 범위 내에서 체중을 조절한다. 하지만 보상 시스템은 칼로리가 높은 음식을 먹도록 밀어붙이고, 반대로 의식적인 자제력을 발휘하는 집행 시스템은 우리가 의도하는 목표, 즉 식이조절을 위해 작동한다. 보상 시스템은 음식을 먹는 즐거움과 우리가 그 즐거움을 얻기 위해 얼마나 애쓸 수 있는지 가늠해본다. 보상이 없다면 우리는 소파에서 몸을 일으키는 노력조차 하지 않을지도 모르지만, 보상 시스템은 약물에 중독되었을 때처럼 우리를 단기적 사고와 충동성으로 이끄는 경향이 있다. 보상 시스템이 자주 활성화되면 습관으로 굳어져 오랫동안 유지해온 행동을 바꾸기 어려워진다. 체중 감량 같은 목표를 설정하고 달성하게 하는 것은 집행 시스템의 몫이다. 집행 시스템은 수일에서 수개월 동안은 효과가 있지만, 수년에서 수십 년 같은 긴 기간 동안은 제대로 작동하지 않는다. 이 시스템이 작동하려면 의식적으로 노력해야 하지만, 우리가 항상 그렇게 할 수는 없기 때문이다. 반면에 에너지 균형 시스템과 보상 시스템은 항상 작동 상태라서, 무의식중에도 우리의 행동 대부분에 영향을 미친다. 감량한 체중을 유지하려고 의지력을 이용한다면, 도구를 잘못 선택한 셈이다.

안 먹겠다고 해놓고 빵에 손이 가는 이유

자전거 타는 법을 처음 배울 때, 오른쪽으로 갈지 왼쪽으로 갈지 확실히 정하지 못한 채 길을 벗어난 적이 있다. 도로에 나갈 때까지 어느 방향으로 갈지 갈팡질팡하다가 결국은 맞은편 경사로에 곧바로 부딪히고 말았다. 넘어져서 아픈 것보다 부끄러움이 더 컸다. 뇌는 사공이 많아 산으로 가는 배처럼 여러 조직이 함께 작동하기 때문에 이런 실수가 생긴다. 뇌는 단일한 장기로 여겨지지만, 실은 행동을 통제하기 위해 끊임없이 서로 경쟁하는 여러 시스템의 집합체다. 방금 안

| 다이어트는 왜 우리를 살찌게 하는가 |

먹겠다고 해놓고도 브라우니에 손이 가는 것은 뇌의 경쟁 때문이다. 이런 과정 때문에, 다이어트는 합리적인 사람이라면 결코 의도하지 않을 결과를 초래하기도 한다.

보통 상황에서는 에너지 균형 시스템이 효과적으로 작동해서, 들어온 칼로리와 나간 칼로리를 99.5퍼센트 맞춘다. 주방 저울보다 정확하다. 하지만 보상 시스템은 에너지 균형 시스템을 강력히 조절한다. 큰 동물을 사냥하거나 꿀이 가득한 벌집을 발견하는 행운이 흔치 않았던 원시 시대에는, 나중에 배고플 때를 대비해 많이 먹어두어 가능한 한 칼로리를 충분히 비축하는 편이 합리적이었다. 말할 필요도 없이, 이것은 음식의 유혹이 넘치고 식량이 넉넉해 기근 따위는 잊은 지 오래인 현대 사회에서는 적절치 않은 전략이다.

유치원에서 '참 잘했어요' 별을 받는 것처럼, 성인의 일상생활에서도 보상은 특정 목적을 위해 작동한다. 보상 시스템은 어떤 행동을 하도록 동기를 부여한다. 음식을 먹거나 섹스를 하거나, 또는 직장이나 경기장에서 목표를 달성할 때도 보상 시스템이 활성화된다. 뇌의 내적 보상은 선생님이 아니라 진화가 결정한다. 어떤 행동이 즐겁게 느껴지는 것은 종의 생존에 이바지하기 때문이다. 종의 생존에 중요한 일에 주의를 기울이지 않는다면, 일찍 죽거나 생식에 실패해 결국 후손을 남기지 못한다. 과학자들은 생존에 필수적인 자연적 보상과, 마약처럼 진화적으로 전혀 이로움이 없는데도 동일한 뇌 회로를 활성화하는 인공적 보상을 구분한다.

뇌의 보상 기전은 폭넓게 연구되어왔다. 뇌의 보상 기전이 활성화 되면 복측피개 영역의 뉴런이 도파민dopamine이라는 신경 전달 물질 을 분비한다. 그리고 가장 잘 알려진 보상 영역인 측좌핵을 포함하는 선조체, 감정의 주 조절자인 편도체, '집행-통제' 시스템인 전전두엽 피질로 보낸다. 뇌의 보상 기전이 켜지면 보상 동기가 유발되고 보상 에 관한 관심이 증가한다. 도파민 뉴런이 활성화되면 사람이나 동물 은 주변에서 언제 어디서 보상을 얻게 될지 예상할 수 있게 된다.

살을 많이 빼면 배고픔도 늘지만 식사의 보상도 늘어난다. 지방 세포에서 분비되는 렙틴leptin 호르몬은 혈액을 통해 뇌로 전달되어 몸에 가용 에너지가 얼마나 저장되어 있는지 시상하부에 알려준다. 몸에 지방이 충분하면 렙틴은 복측피개 영역에 직접 작용하여 음식 의 보상 가치를 줄여 음식이 덜 맛있게 느껴지게 한다. 반대로 체중이 줄면 저장 지방과 렙틴의 양도 줄어 음식을 먹는 일이 더 큰 보상처 럼 느껴진다. 살을 뺀 사람이 맛있는 음식의 사진을 보면, 체중이 유 지 범위에 있을 때보다 뇌의 보상 영역이 더 활성화된다. 마찬가지로, 칼로리를 제한한 설치류는 잘 먹인 설치류보다 사료를 더 열심히 찾 아다니며, 사료가 나오는 곳 주변에서 서성이는 버릇을 더 금방 들이 게 된다. 칼로리를 제한하면 뇌는 음식뿐만 아니라 모든 종류의 보상 에 더 민감해진다. 배가 고플 때 약물 중독이 더 쉽게 재발하는 것도 이 때문이다. 하지만 여러 보상 중에서도 음식의 보상은 아주 강력하 다. 마약에 중독된 설치류는 특정 상황에서 마약보다 설탕을 더 열심

　　　　　　| 다이어트는 왜 우리를 살찌게 하는가 |

히 찾아다니기도 한다.

동일한 행동이 반복해서 보상으로 이어지면, 그 행동은 습관처럼 자동화된다. 그래서 미처 깨닫거나 통제하기 어렵게 무의식적으로 먹게 된다. 사람들은 자신이 습관적인 행동 대신 의식적인 선택을 자주 한다고 과대평가한다. 뇌는 기본적으로 어떤 상황에서도 최소한의 노력을 들이려 하는데, 선택은 노력이 많이 든다. 보통 사람은 하루에 음식과 관련된 결정을 200~300가지나 내리므로, 그중 대부분은 습관적일 수밖에 없다. 어딘가 가려고 할 때 결국 발걸음이 집이나 직장처럼 친숙한 곳으로 향하는 것처럼, 습관은 의식적인 목적을 가볍게 넘어선다.

쥐의 식습관은 보상 시스템과 연결된 뇌의 외측 시상하부라는 영역에서 조절된다. 이 영역의 일부 뉴런은 복측피개 영역의 도파민 뉴런에 직접 연결된다. 이 경로를 자극하면 쥐는 배불리 먹었는데도 또 먹는다. 설탕이 더는 나오지 않아도 이전에 보상으로 설탕을 받았던 자리로 계속 돌아간다. 유혹이 너무 강렬해 전기 충격을 주어도 계속 그 자리로 다가간다.

쥐의 이런 행동은 중독과 비슷하다. 뇌의 보상 경로를 막으면, 쥐는 배가 고플 때만 먹고 배가 고프지 않으면 설탕을 찾지 않는다. 예상치 못한 보상을 받거나 반대로 보상이 없어지면, 외측 시상하부의 다른 뉴런이 신호를 보내 보상 유도성 식이 습관을 형성한다. 이런 연구 결과를 볼 때 보상 시스템은 배가 고프지 않아도 달고 기름진 음식을 먹게 하는 직접적인 방식과, 먹고 싶지 않거나 심지어 불쾌한데도 계속 먹는 습관을 유도하는 (어쩌면 더 강력한) 간접적인 방식으로 식습관을 조절한다.

어쩐지 익숙하지 않은가? 과식하기 쉬운 조건인데도 극도로 마른 상태를 유지하라고 종용하는 환경 때문에 사람들은 음식과 불편한 관계를 맺게 되었다. 끼니마다, 편의점에서, 자동판매기 앞에서, 우리는 필요하지도 심지어 원하지도 않는 음식을 먹으라는 유혹과 싸워야 한다. 어떤 이들은 먹을 때마다 죄책감을 느끼도록 학습한다. 통제하기 힘든 몸을 완벽히 조절할 수 있다는 희망으로, 먹어도 되는 음식과 안 되는 음식을 정밀하게 구분하는 사람도 있다. '어떻게 먹어야 하는가'에 대한 불안은 우리 조부모 세대에서야 생긴, 인류 역사상 전례 없는 현상이다. 예전에는 음식을 먹는 일을 두려운 투쟁으로 여긴 사람은 거의 없었다.

당신의 자제력은 의외로 힘이 없다

식사와 충동 사이에서 투쟁하기로 할 때, 우리가 가질 수 있는 주무기는 의지력이다. 친구부터 의사까지 모두가 살을 빼는 데는 의지력이 제일 중요하다고 말하지만, 그런 접근법에는 심각한 한계가 있다. 의지력은 의도적인 노력이 필요한 행동을 통제하는 뇌 영역인 집행 시스템과 관련이 있다. 집행 시스템은 자동 제어 시스템에 의존하지 않고 어렵고 낯선 일을 할 때 필요하다. 뇌의 집행 시스템이 없다면 복잡한 문제를 해결할 방법을 찾아낼 수 없고, 내일로 미룰 수 있는 일을 오늘 해낼 수 없다. 자주 하는 쉬운 일은 습관처럼 할 수 있지만, 낯설고 어려운 작업을 할 때는 집행 기능이 필요하다.

청소년 자녀를 둔 부모라면 집행 시스템에 중요한 영역인 전전두엽 피질에 대해 들어보았을 것이다. 전전두엽 피질 영역은 발달이 늦어 이십 대 중반까지도 완성되지 않기 때문에, 청소년은 충동을 잘 조절하지 못한다. 집행 기능은 자제력에도 중요하지만, 목표 세우기, 행동을 계획하고 수행하기, 그 과정에서 흐트러지지 않고 집중하기 등 훨씬 광범위한 능력과 관련이 있다. 집행 기능은 지능, 특히 인지 유연성 및 어려운 문제를 해결할 때 다양한 정보 조각을 기억하는 능력에도 중요하다. 작업에 집중하는 능력의 핵심 요소이기도 하다. 집행 기능이 강한 사람은 감정을 잘 조절하므로 사회성도 좋다. 이런 능력은 모두 어린 시절에 함께 발달하기 때문에, 이 중 한 가지를 잘하면 다른 일도 잘할 가능성이 크다.

우리의 친척인 영장류와 비교해보면, 인간의 전전두엽 피질은 훨씬 크며 집행 기능도 놀라울 정도다. 하지만 진화론적 관점에서 최근 집행 기능의 발달 양상을 보면 그다지 좋지는 않다. 에너지 균형, 보상, 습관 시스템과 달리 집행 시스템을 활성화하는 데는 노력이 많이 들기 때문에 재충전을 위해 자주 쉬어야 한다. 집행 기능은 스트레스, 수면 부족, 외로움, 운동 부족 등으로 손상될 수 있는데, 이 요인들은 모두 비만 확률을 높인다. 저칼로리 음식은 스트레스 호르몬을 분비하게 하므로, 다이어트를 하면 유혹에 맞서는 데 필요한 의지력이 즉시 손상된다.

의지력은 너무 많이 사용해도 고갈된다. 의지력도 일종의 제한된 뇌 자원이므로, 노력이 많이 드는 행동을 자주 하면 일시적으로 의지력이 바닥난다. 여러 연구 결과, 노력이 많이 드는 일을 해야 하는 사람은 관련 없는 일을 할 때도 인내심이 줄었다. 참가자에게 맛없는 래디시 무를 먹고 퍼즐을 풀게 한 실험을 보자. 참가자들은 풀 수 없는 퍼즐이라는 사실을 모르는 상태였다. 래디시 무를 먹는 참가자들에게는 특별히 박탈감을 주려고 무 옆에 갓 구운 초콜릿 칩 쿠키를 나란히 놓고 손대지 못하게 했다. 래디시 무만 먹을 수 있는 참가자들은 쿠키를 먹을 수 있는 참가자들에 비해 절반도 채 안 되는 시간인 8분 만에 퍼즐을 포기했다. 참가자가 다이어트 중이든 아니든 관계없었다. 이런 결과를 보여주는 실험은 또 있다. 통계 교과서 한 페이지에서 문자 'e'를 모두 지우게 한 다음, 아무 사건도 일어나지 않고 그저 벽과 책상만 비추는 지루한 영상을 보여주었더니 인내심이 줄었던 것이다. 노력이 많이 드는 일을 하고 나면, 의지력이 회복될 때까지 노력이 필요한 다른 일을 하기 어렵다.

서로 다른 작업을 할 때도 같은 저장고에서 의지력을 꺼내 쓴다는 증거는 많다. 달고 기름진 음식을 먹지 않으려 애쓰면 가계부 예산을 맞추는 능력이 떨어지고, 아이들이 새 드럼 장난감을 두드리는 소리

　　　　| 다이어트는 왜 우리를 살찌게 하는가 |

에도 예민해진다. 긴 하루를 마친 퇴근길에 전혀 배고프지 않은데도 편의점에서 무심코 아이스크림 바를 집어 들어 다이어트 규칙을 어겼던 사람이라면, 이런 의지력 고갈이 낯설지 않을 것이다. 의지력을 어디에 쓰든, 의지력은 일단 고갈되면 삶의 전반에서 사라진다. 의지력이 부족한 사람은 과식이나 과소비 성향이 있고, 직장에서 어려운 일을 완수하지 못하거나 사소한 스트레스에도 대처하지 못한다. 이 말은 곧, 정신적 피로는 어려운 프로젝트를 완수할 의욕을 감소시키고, 자연스럽게 더 쉬운 일로 옮겨가게 만든다는 의미다. 결과는 마찬가지다. 즉, 어려운 일에 너무 오래 힘을 쓰다 보면 더 즉각적인 보상을 주는 방향으로 눈을 돌리게 된다.

사람들은 자신의 의지력과 그 의지력이 일상생활에 미치는 영향을 과대평가한다. 어떤 분야의 여러 연구 결과를 모아 종합적인 결론을 도출하는 메타 분석에 따르면, 의지력이 행동에 큰 영향을 준다는 생각은 사실 자기기만이다. 우리 자신의 자제력에 대한 평가는 실제 행동보다 미래 행동에 대한 상상과 훨씬 더 많은 연관이 있다. 특히 자제력은 식사나 체중에는 거의 영향을 주지 못한다. 학업이나 직장에서의 업무 수행도에는 그 2배나 영향을 주지만 말이다. 어떤 행동은 통제하기 쉽지만 다른 행동은 통제하기 어려운데, 식사는 가장 통제하기 어려운 행동 중 하나다. 생물학자라면 이런 결과를 쉽게 예측했을 것이다. 업무나 학업 성취와 달리, 식사는 생존에 중요하기 때문이다. 식사는 의식적인 인지 제어에 관여하는 다소 미덥지 않은 집행 시스템을 따르지 않는다. 오히려 식사는 체중을 안정화하려는 목표, 특히 굶주림에 맞서 무의식적으로 활성화되는 다양한 피드백 경로를 통해 조절된다.

이 메타 분석 결과는 우리의 예상과 달리, 자제력이 의도적인 통제가 필요한 일에는 거의 영향을 주지 못하면서, 오히려 자동적이거나 습관적인 행동에는 더욱 강한 영향을 미친다는 사실을 보여준다. 그러므로 자제력을 가장 효율적으로 이용하는 방법은 좋은 습관을 형성해서 힘들이지 않고 그 행동을 반복하는 것이다. 전략을 잘 짜면 의지력의 가장 큰 문제인 끈기 부족을 해결할 수 있다.

의지력이 고갈되면, 운동과 같이 자기 목적에 맞는 것이든 과음과 같이 맞지 않는 것이든 상관없이, 그저 습관에 따라 행동하기 쉽다. 예를 들어, 오른손잡이 학생에게 이틀 동안 꼭 필요한 경우만 빼고 모든 일을 왼손으로 하라고 지시해보면, 바람직한 것이든 그렇지 않은 것이든 강한 습관 행동은 증가하지만 약한 습관 행동은 거의 차이가 없다. 목적에 맞는 습관을 들인 사람에게는 좋은 소식이지만, 습관을 바꾸려는 사람에게는 낭패다.

의지력은 근육과 같아서 자꾸 사용하면 기능이 향상된다고 믿는 심리학자도 있다. 이 이론에 따르면, 특정 영역에서 의지력을 키우면 다른 어려운 일도 잘 해낼 수 있다. 노력이 필요하되 서로 무관한 일들을 잇달아 연습하면 의지력이 더욱 확실하게 향상될 수 있다. 물론 어떤 일을 반복하면 더욱 잘하게 되지만, 이 주장의 핵심은 특정 영역에서 의지력을 향상하면 다른 영역에서도 의지력이 향상된다는 것이다. 특히 어린이는 연습하면 자제력이 더 빨리 발달한다.

놀랍게도 집행 기능을 향상하는 가장 좋은 방법은 신체 운동이다. 중재 연구에 따르면 노인이 신체 활동을 하면 전전두엽 피질 활동과 집행 기능이 향상되고, 인지 저하와 치매가 예방된다. 신체 활동은 평생의 뇌 기능에도 중요하다. 청소년이 체력을 늘리면 집행 기능이 향상되고, 신체가 건강한 아이들은 성적도 더 좋다. 주로 앉아서 지내는 초등학생들을 무작위 배정해 3개월 동안 하루 20~40분씩 운동하도록 한 연구를 보자. 자동 반응이 아니라 집행 능력이 필요한 작업을 할 때, 운동을 한 학생은 계획 능력이 향상하고 전두엽 피질 활동이 증가했다. 하지만 오랜 시간을 들여 집행 능력을 기를 수는 있지만, 무한정 늘리기는 어렵다.

평생 할 자신이 없다면 지금 당장 관둬라

실생활에서 의지력에 의존하면 결국 실패하기 마련이다. 체중을 조절하려고 의지력에 의존하면, 계획이 틀어질 때마다 목표 달성에 실패할 수 있다. 좋은 선택지가 없는 상황에서도 이런 방법은 실패한다. 동네에 신선한 야채를 파는 가게가 없거나 거리를 걷기 위험하다면, 세상 어떤 의지력을 끌어모아도 날씬한 몸을 유지하기 힘들다. '집행-통제' 능력이 덜 발달한 아이들은 특히 그렇다. 연간 4000

여 개의 식품 광고가 던지는 유혹에 저항하면서 현명한 선택을 하는 것이 과연 세 살짜리 아이의 책임일까? 환경을 바꾸면 훨씬 효과적으로 문제를 해결할 수 있다. 아이들을 겨냥한 식품 광고를 금지하는 것도 하나의 방법이다. 잘못된 비만 예방 프로그램은 세 살밖에 안 된 아이들에게 의지력을 발휘해서 먹는 칼로리와 소모하는 에너지의 균형을 맞춰야 한다고 가르친다. 이런 방법은 필연적으로 실패하고 해를 끼치기도 한다.

식사를 조절하는 뇌의 에너지 균형 시스템과 '보상-습관' 시스템의 싸움에서, 값싸고 칼로리 높은 음식을 쉽게 얻을 수 있는 최근의 환경은 후자 쪽으로 기울어 있다. 다이어터는 의지력을 발휘해 통제력을 되찾으려 하지만, 집행 시스템은 장시간의 사용을 피해야 더 잘 작동한다. 이런 뇌의 버릇 때문에, 다이어트는 대부분 끝내 악순환으로 이어진다. 우리는 체중을 줄이기 위해 에너지 균형 시스템과 싸운다. 배고픔을 잊으려고 의지력을 발휘해 잠시나마 에너지 균형 시스템을 억제하는 데 성공한다. 하지만 다른 문제로 한눈을 팔자마자 감량된 체중 때문에 불타오른 에너지 균형 시스템은 더 먹고 덜 운동하도록 밀어붙인다. 우리의 의지력이 어떤 영향도 끼치지 못하는 신진대사를 억제하는 것은 말할 것도 없다. 그리고 체중은 다시 늘어나고 만다.

체중 유지 범위로 돌아가자마자 에너지 균형 시스템은 다시 안정화되고 배고픔 수치는 정상으로 되돌아온다. 하지만 점점 배고픔을 억제하고 무시하는 데 무뎌져 그만 먹으라는 신호에 덜 반응하게 되고, 이어 '보상-습관' 시스템이 끼어들어 고삐를 잡으면 체중은 급격히 늘어난다. 기전은 정확히 밝혀지지 않았지만, 이렇게 되면 에너지 균형 시스템은 늘어난 체중을 정상으로 인식하고 유지하려 한다. 그러면 우리는 너무 뚱뚱해졌다고 생각하고 이 악순환을 다시 반복한다. 이런 식으로 엄청난 노력을 기울였지만 결국 처음보다 더 뚱뚱해지고 마는, 아무도 선택하지 않은 결과가 찾아온다.

에너지 균형 시스템의 조절 능력을 되찾는 데는 다이어트보다 일시적으로 의지력을 이용하는 마음챙김 식사Mindful Eating(배고픔 신호에 귀 기울이며 먹는 의식적인 식사 -옮긴이)가 더 나은 대안이다. 배고픔과 배부름 신호에 주의를 기울이면 이 신호를 더 쉽게 인식할 수 있다. 의식적으로 연습하면 에너지 균형 시스템이 명령하는 만큼만 먹는 습관을 기를 수 있고, 의지력을 다른 문제에 쓰더라도 이 습관을 계속 유지할 수 있다. 하지만 이런 식습관이 효과를 거두려면 에너지 균형 시스템과 체중이 화해해야 한다. 이렇게 하면 원하는 만큼 살이 빠지지 않거나 전혀 빠지지 않을 수도 있다. 마음챙김 식사를 하면 우리를 궁지에 몰아넣는 '다이어트-과식'의 악순환을 깰 수는 있지만, 체중 유지 범위 아래로 살을 빼고 유지하기는 어렵다. 이 과정은 넘기 힘든 장애물일 수 있지만, 성공하면 보상은 엄청나다. 여유 있고 즐겁게 식사할 수 있고, 체중이 늘지 않으면서 더 중요한 일에 의지력을 이용할 수 있다.

의지력을 발휘해 체중 유지 범위 아래로 체중을 감량하려고 한다면, 에너지 균형 시스템은 수년에 걸쳐 매일 매 순간 계속해서 체중을 되돌리려 할 것이다. 과로하거나 스트레스를 받고, 피곤하고 화가 나거나 건강이 좋지 않은 시기는 언제든 찾아오는데, 이렇게 의지력이 고갈될 때마다 에너지 균형 시스템은 약점을 파고들어 체중을 다시 늘린다. 의지력으로 체중을 감량하는 유일한 방법은 아플 때든 건강할 때든, 돈이 많든 가난하든, 죽을 때까지 평생 엄격하게 칼로리를 제한하는 것뿐이다. 소수의 '의지력 선수'라면 이 도전을 완수할 수 있겠지만, 이것은 끈기 있게 이어나가기는 어려운 방법이다. 대부분의 사람은 결국 나가떨어지고 만다.

다이어트라는 어려운 문제를 성공적으로 해결해도 상당한 기회비용이 따른다. 의지력은 제한되어 있으므로, 체중을 유지하는 데 의지력을 써버리면 삶의 다른 영역에 쓸 의지력이 줄어든다. 더 작은 치수의 바지를 입으려고 의지력을 사용하기보다는 친구나 파트너, 자녀와의 관계를 개선하고, 업무 성과나 사회적 기여를 늘리는 등 더 의미 있는 곳에 쓰는 편이 낫다. 의지력으로 살을 빼야 한다는 말은 체중 감량이 영원한 인생 목표가 되어야 한다는 말이나 다름없다. 고심끝에 나는 그런 선택이 내 가치관에 맞지 않는다고 결론 내렸다. 잘 먹고 운동하면 건강을 유지할 수 있다. 그리고 나는 다이어트에 집착하는 우리 문화가 부추기는 대로 외모 걱정을 하며 자신을 비참하게 만들기보다, 내 시간과 에너지를 다른 이들을 위해 더 의미 있게 활용하고 싶다.

빼려고 할수록 찌는 살

1945년, 미군 입대를 피한 양심적 병역거부자들은 6개월 안에 체중의 25퍼센트를 감량하고 여러 비율로 다시 늘리는 실험에 자원했다. 전쟁으로 굶주린 사람들의 재활에 가장 좋은 방법을 알아보기 위한 실험이었다. 실험에 참여한 남성 36명은 하루 섭취량을 기존의 절반인 1570칼로리로 줄이고 일주일에 35킬로미터를 걸었다.

이렇게 식단을 제한했는데도 참가자 중 두 명은 목표에 도달하기 전에 체중이 더는 줄지 않았다. 속임수를 쓴다고 의심받은 이들은 섭취량을 하루 1000칼로리 미만으로 더 줄여야 했다. 배고픔을 이기려 하루에 껌을 40통 넘게 씹었다. 두 사람은 절대 거짓말하지 않았다고 계속 항변했지만, 몇 달 후 연구에서 제외되었다. 사람에 따라 체중 변동 양상이 상당히 다르다는 사실을 볼 때 이들의 주장은 일리가 있다.

참가자들은 육체적, 정신적으로 건강한 200명 넘는 지원자 중에서 선발된 사람들이었지만, 연구 기간 내내 건강을 유지한 사람은 거의 없었다. 참가자 모두 체중이 급격히 감소한 탓에 엄청난 굶주림에 시달리고 탈진했다. 근력은 21퍼센트 감소했고, 평균 심박수는 분당 55회에서 35회로 떨어졌으며, 신진대사는 40퍼센트 감소했다. 대사기능이 저하되고 체지방이 줄어 항상 추위를 느꼈다. 한 달 만에 성욕이 완전히 사라졌다. 몇 주가 지나지 않아 첫 번째 참가자가 실험 참여를 그만두었다. 사람을 잡아먹고 자살하거나, 수석 연구원인 앤셀 키스Ancel Keys를 죽이겠다고 위협하는 꿈을 꾸었기 때문이다. 그는 정신병원에 입원해 정상적인 식사를 하자 며칠 만에 정상으로 돌아왔고, 의사는 그를 병원에서 내보내고 실험에서 제외했다.

시간이 지나면서 참가자들은 섭식 장애가 있는 사람처럼 음식에 집착했다. 어떤 참가자는 유럽에서 전쟁이 끝난 기념비적인 날에도 전쟁의 승리를 기록하는 대신, 저녁 배식 줄이 너무 길어 스트레스를 받았다고 일기에 불평을 늘어놓았다. 다른 참가자는 요리책 사진에 빠져 온종일 음식 생각을 하며 시간을 보냈다. 참가자들은 실험이 진행되면서 점점 더 예민해졌고 음식 부스러기를 놓고 싸우기까지 했다. 그리고 전형적인 거식증anorexia 환자처럼 자신의 몸이 정상이고 남들은 너무 뚱뚱하다고 생각하기 시작했다.

연구에서 지정한 목표 체중만큼 살이 빠지면 더 먹을 수 있었지만, 참가자들은 계속 주어진 것보다 더 먹고 싶어 했다. 회복기 3주 차에는, 더 먹어도 계속 극심한 배고픔을 느낀 나머지 절망한 참가자 한 명이 도끼로 자신의 손가락 세 개를 자른 일도 있었다. 그 참가자의 실험 결과가 필요했기 때문에, 연구자들은 실험에 계속 참여하게 해달라는 그의 요점을 받아들였다. 이 참가자는 처음에는 그 일이 도끼가 실수로 미끄러져 일어난 사고라고 확신했지만, 만년에 이르러서는 포기자가 되지 않고 명예롭게 실험에서 빠지려는 시도였던 것 같다고 시인했다. 그가 사건 일주일 전에도 자동차 유압잭이 떨어지면서 손가락이 으스러지는 묘한 사고를 당했던 것을 보면 그의 설명을 이해할 수 있다.

실험이 끝나자 참가자들은 하루에 5000칼로리 이상을 먹었고, 배가 부른데도 접시까지 싹싹 긁어 먹었다. 이후 수십 년 동안 그들은 폭식, 우울증, 기분 변화를 겪었다. 언제든 음식을 빼앗길지도 모른다는 끈질긴 불안에 사로잡히기도 했다. 연구자들은 1998년 마지막 추적 관찰에서 참가자 19명을 면담했다. 실험 후 참가자들은 체중이 원래보다 평균 12킬로그램 늘었다고 보고했다(평생 그 체중을 유지한 사람은 3명뿐이었지만 말이다).

제2차 세계대전에 참전한 캐나다 군인들을 대상으로 한 연구에서는, 포로로 붙잡혀 굶은 적이 있는 군인을 전투 경험이 비슷한 다른 군인과 비교했다. 전후 반세기쯤 지나 조사한 결과, 보통 군인은 폭식하는 비율이 17퍼센트인데 비해 포로였던 군인은 45퍼센트가 중등도에서 중증의 폭식 성향을 나타냈다. 포로로 수용되었던 당시 체중이 많이 줄었던 사람일수록 나중에 폭식할 가능성이 높았다. 종합해 보면, 굶주림은 결국 장기적으로 음식에 대한 태도와 식습관을 바꾼다는 사실을 알 수 있다.

뇌에게 식이제한은 곧 굶주림이다

다이어터는 '굶주림 실험' 희생자처럼 행동한다. 사실 앞서 언급한 1945년의 굶주림 실험 방법, 즉 하루 1500칼로리만 섭취하고 하루에 한 시간씩 운동하는 방법은 흔히 합리적인 다이어트라고 여겨지는 방식과 똑같다. 나 역시 너무 살쪘다고 느껴질 때마다 내내 그런 다이어트를 했다. 데니스도 정상 범위로 체중을 유지하려고 딱 그만큼만 먹고 운동했다.

우리는 체중 조절이 좋은 생각이라고 여기지만, 뇌는 이 생각에 동의하지 않는다. 180킬로그램이었던 사람이 굶주림 실험 참가자들처럼 체중의 25퍼센트에 해당하는 45킬로그램을 빼면, 뇌는 실험 참가자에게 작동했던 것과 똑같은 방식으로 생리 기능을 조절한다. 죽을 만큼 굶어 체중을 엄청나게 감량한 사람들은 대부분 데니스처럼 강렬한 식욕을 느꼈다.

과학자들은 이런 생리적 반응을 거의 반세기 전에 발견했다. 비만을 연구하던 줄스 허시Jules Hirsch는 1968년에 체중 감량에 관한 초기 연구 결과를 발표했다. 허시와 과학자들은 록펠러대학교 병원에 비만 환자들을 입원시키고, 이들이 체중을 감량할 때 어떤 일이 일어나는지 관찰했다. 의욕에 넘친 참가자들은 집을 벗어나 입원해서 16~20주간 하루에 단 600칼로리의 유동식만 먹는 식이제한 실험에 기꺼이 참여했다. 하지만 허시와 그의 연구진은, 실험에 참여해 필사적으로 살을 빼서 다이어트에 성공한 사람들도 집에만 돌아가면 다시 체중이 늘어난다는 사실에 오랫동안 난감해했다. 허시는 여러 분야의 전문가로 구성된 학제적 팀을 꾸려 참가자들의 생리 기능부터 정신 상태에 이르는 모든 면을 파악하려 애썼다.

정신과 의사들이 볼 때, 처음 실험에 참여할 때 비만 환자들은 행동적, 심리적으로 아무런 문제가 없었다. 살을 빼는 동안에는 당연히 예민해졌고 항상 허기가 졌다. 그런데 이런 심리적 증상이 체중 감량 이후에도 지속되었다. 그들은 정신적으로나 육체적으로 의욕이 없어졌다. 음식 강박과 불안, 우울증이 늘었고, 음식에 대한 꿈과 환상에 사로잡혔다. 데니스처럼 통제할 수 없을 정도로 폭식하며 반복해서 다이어트 규칙을 깼다고 고백하기도 했다. 연구진은 이런 반응이 굶주릴 때의 심리적, 생리적 상태와 매우 유사하다는 사실에 깜짝 놀랐다.

한마디로 다이어트는 무용지물

굶주림과 마찬가지로, 다이어트는 결국 체중 증가로 이어진다. 다이어터들을 1~15년간 추적 관찰한 15건의 장기적 연구에 따르면, 다이어트한 사람은 성별이나 인종, 나이에 관계없이 다이어트하지 않은 사람에 비해 뚱뚱해질 확률이 높았다. 정상 체중에서 다이어트를 시작한 사람이 이런 현상을 가장 뚜렷하게 보이는데, 이때 빠지는 체중 대부분이 근육이기 때문일 것이다. 다시 체중을 회복할 때는 근육보다 지방이 더 빨리 붙게 되는데, 이로 인해 근육이 지방으로 대체되거나 원래보다 더 살이 찌는 대가를 치르고 체력을 되찾게 된다. 유전적으로 살이 찌는 체질인 사람 또는 실험동물은 다시 체중이 느는 과정에서 지방 세포가 더 늘어나고, 결국 체중이 더 늘어날 여지가 생긴다. 종합해보면, 다이어트를 하면 평균적으로 체중이 빠지기보다 오히려 늘어나는 역효과가 난다. 잘해봤자 나의 경우처럼 뺀 살보다 더 찌지 않는 정도이므로, 한마디로 다이어트는 무용지물이다.

다이어트 실험 참가자들이 무작위로 선정되지 않았다는 이유로, 다이어트와 체중 감량의 관계를 다른 식으로 해석할 수 있다고 주장하는 전문가들도 있다. 살이 잘 찌는 체질인 사람들이 다이어트를 시작할 가능성이 더 높다는 것이다. 이런 추론에 따르면, 정상 체중인데도 다이어트를 시작하는 사람은 음식이 풍족한 환경에 대한 민감성으로 이미 살이 찌고 있었다고 가정할 수 있다. 몇몇 경우에는 사실일 수도 있지만, 모든 경우에 대한 설명이 될 수는 없는 얘기다. 내가 만난 십 대 소녀들은 살이 쪄서 다이어트하는 것이 아니라, 자연스러운 몸보다 더 마른 몸을 원해서 다이어트를 시작했다.

유전적 소인이 다이어트에 미치는 영향을 가려내기 위해, 연구자들은 16~25세 사이의 쌍둥이 4000명 이상을 대상으로 9년간 조사를 진행했다. 둘 다 정상 체중이었던 일란성 쌍둥이 중 다이어트한 사람만 9년 후 체중이 더 늘었다는 사실을 보면, 다이어트가 체중 증가로 이어지는 데는 유전 외에 다른 요인이 작용한다는 점을 알 수 있다. 하지만 다이어트한 사람과 하지 않은 사람의 체중 증가량 차이가 이란성 쌍둥이에게서 더 컸다는 사실은, 다이어터들이 살찌기 쉬운 유전적 성향을 가지고 있을 것이라는 가설을 뒷받침한다. 연구 기간 딱 한 번 다이어트했는데 과체중이 될 가능성은 남성은 2배, 여성은 3배 더 높았다. 두 번 이상 다이어트한 여성은 25세까지 과체중이 될 확률이 5배 높았다.

굶주림 실험 참가자들처럼 체중을 감량할 외적 동기가 있는 사람들을 살펴보는 것은 이 가설을 검증하는 또 다른 방법이다. 샌프란시스코의 인공지능특이점연구소Singularity Institute for Artificial Intelligence에서 근무하는 미래학자 마이클 바사르Michael Vassar는 이십 대 초반에 체중 고민이 없었는데도 다이어트를 시도했다. 장기적으로 곤충과 설치류의 칼로리를 제한하면 수명을 연장할 수 있다는 연구에 흥미를 느끼고, 다른 열정가들처럼 인간에게도 같은 효과가 일어나는지 알아보기로 한 것이다. 마이클은 하루 1400칼로리로 식사를 제한하고 체중을 68킬로그램에서 54킬로그램 근처까지 빼기로 했다.

식사를 통제하기 위해 마이클은 일련의 의식을 고안했다. 무심코 음식을 집어 먹지 않도록, 뭐든 먹기 전에 "이제 음식을 먹겠다"라고 큰 소리로 말했다. 그래도 배가 고프면 30분 기다렸다가 먹었다. 그는 배고픔에 통달했고, 어떤 음식과 다른 음식을 적절히 맞교환할 줄도 알게 되었다. 적당히 먹다가 그만 먹기 어려운 머핀과 페이스트리는 피했다. 조금만 먹으면 음식이 더 맛있게 느껴진다는 사실도 발견했다. 잠을 줄여 생활하는 '라이프 해킹 life-hacking' 같은 실험이 일상인 베이 에어리어에 살았기 때문에, 그에게 이 실험은 어렵게 느껴지지 않았다.

하지만 마이클이 시도한 다이어트는 확실한 단점이 있었다. 신진대사가 저하되어 따뜻한 날 햇볕 아래 있을 때 말고는 항상 추위를 느꼈다. 체온은 섭씨 35~36도밖에 되지 않았고 성욕도 사라졌다. 다이어트를 시작한 지 18개월 후 그는 평화봉사단 Peace Corp에 참가해 겨울 평균 기온이 약 영하 20도인 카자흐스탄으로 갔다. 추운 기후에서 칼로리를 제한하며 살 수는 없다고 생각한 마이클은 식이요법을 그만두고 정상적으로 먹기로 했다. 그러자 빠진 체중보다 체중이 더 늘었다. 15년 후 그는 자신의 경험을 이야기하면서, 평균 체중이 75킬로그램 정도라고 했다(비록 현재 몸무게는 79킬로그램이지만 말이다). 체중 걱정이 없던 마이클도 체중의 20퍼센트를 감량하자 뇌가 높은 체중 유지 범위를 사수하려 한 것이다.

권투나 레슬링처럼 체중에 민감한 스포츠 선수들도 정상 체중에서 반복적으로 다이어트를 한다. 이런 다이어트는 비만을 유발하는 유전적 소인과는 아무 관련이 없다. 핀란드 국가대표로 뛰었던 권투 또는 레슬링 선수들은 60세를 기준으로 조사했을 때 체중 조절이 필요 없는 다른 종목 선수들보다 체중이 더 늘었다. 다이어트를 한 경우에는 뚱뚱해질 확률이 3배 높았다.

배고프면 먹어야 한다

다이어트를 하면 왜 살이 찔까? 이유는 바로 다이어트의 진실에 있다. 시작 체중이 얼마였든 관계없이, 살을 많이 빼면 뇌는 굶주림을 비상 사태로 인식한다. 이 사태를 해결하려면 다시 체중을 늘려야 한다. 그리고 다음에 또 올지 모를 굶주림에도 대비하려면 체중을 더 확보해야 한다.

다이어트가 체중 증가로 이어지는 한 가지 이유는 스트레스를 주기 때문이다. 뇌가 볼 때, 다이어트는 굶주림이다. 칼로리를 제한하면 스트레스 호르몬이 분비된다. 실험쥐와 사람 모두 마찬가지로 스트레스는 체중 증가로 이어지는데, 특히 각종 질병을 일으키는 복부 지방이 늘어난다. 스트레스는 체중 증가의 원인이자 결과이기도 하다. 체중이 다시 늘어난 사람(그리고 주변인)은 몸에 불만을 느끼게 되고, 이렇게 늘어난 스트레스 때문에 또 체중이 늘어나는 악순환이 생긴다.

자제력이 부족해서 살이 찐다는 주장도 있지만, 근거 없는 이야기다. 엄격하게 음식 섭취를 제한하면 오히려 역효과를 일으켜 식욕이 늘고 체중이 증가하는 예도 많다(생물학적 기능이란 다이어터에게도, 또 그 밖의 누구에게도 공정하지 않다). 흉작이 나서 비자발적으로 굶주릴 때 더 배가 고프다는 사실을 보면, 식욕 충동은 더 쉽게 이해된다.

심리학자인 재닛 폴리비Janet Polivy와 피터 허먼Peter Herman은 반세기에 걸친 대규모 연구를 통해 두 가지 식습관 유형을 관찰했다. '통제하며 먹는 사람'은 일상적으로 체중을 관찰한다. 칼로리를 계산하고 음식 일기를 쓰고, 무엇을 먹을지 고를 때 그 결과를 신중하게 고려한다. 계획에 없던 것을 먹으면 죄책감을 느낀다. 대단하지 않은가? 그 행동이 다이어트할 때 오지랖 넓은 친척이나 신문 칼럼, 주치의가 흔히 조언하는 내용과 똑같다.

하지만 불행하게도 이런 조언은 대부분 효과가 없다. 음식에 끊임없이 집착하면 의지력이 바닥나고, 업무나 육아처럼 집행 기능이 필요한 다른 일의 능률이 떨어진다. 통제하며 먹으면 외부 신호에 의존해 식사를 조절하게 되므로 뇌의 에너지 균형 시스템 기능이 저하된다. 현대 사회의 외부 신호는 "먹어! 더 먹어!"라고 강요한다. 식품 마케터들은 이런 신호를 정교하게 설계해 소비자들이 음식을 더 많이 사도록 만든다. 의지력이 바닥나고 배고픔을 외면하면 '보상-습관' 시스템이 음식 선택을 지배한다.

반면에 '직관적으로 먹는 사람'은 몸이 보내는 신호를 잘 살펴 배고프면 먹고 배부르면 그만 먹는다. 연구 논문에서는 통제하며 먹는 사람을 '자제 식이자restrained'로, 직관적으로 먹는 사람을 '비자제 식

| 다이어트는 왜 우리를 살찌게 하는가 |

이자unrestrained'로 각각 정의한다. 하지만 나는 이 용어를 사용하지 않으려 한다. 이렇게 부르면 비자제 식이자는 마치 과자봉지나 아이스크림 통을 들고 온종일 뒹굴뒹굴하는 구제 불능 인간처럼 들리기 때문이다. 다분히 오해의 소지가 있는 표현이다. 오히려 내면에 집중해서 직관적으로 먹는 사람은 통제하며 먹는 사람에 비해 온갖 광고, 음식을 더 많은 양으로 사이즈 업하라는 유혹, 스트레스성 과식, 뷔페식당 등에 덜 취약하다. 이들은 과체중이 될 확률이 낮으며, 체중을 안정적으로 유지하고 음식 생각에 시간을 덜 쓴다. 하지만 오랫동안 다이어트한 사람은 감정적인 이유나 단지 음식이 옆에 있다는 이유로 먹기 쉬워, 몸의 칼로리 요구에 제대로 반응하지 못한다.

내면의 동물적 본능

다이어트가 체중 증가를 유발하는 다른 이유는, 데니스의 사례에서 보았듯이 굶주리면 폭식에 더 취약해지기 때문이다. 진화론적 관점에서 이런 반응은 합리적이다. 어제 음식을 구하기 어려웠다면 내일도 그럴 가능성이 크므로, 오늘 먹을 수 있을 때 많이 먹어두어야 한다. 흔히 폭식에는 복잡한 심리적 동기가 있다고 생각하지만, 폭식의 생리 기능은 사람이나 쥐나 비슷하다.

사람을 대상으로 한 전형적인 실험을 보자. 참가자 일부는 밀크셰이크를 마시고, 다른 참가자는 마시지 못했다. 그다음 두 집단 모두 아이스크림이나 견과, 쿠키 같은 간식을 먹고 평가했다. 참가자들에게는 '음식을 얼마나 맛있게 느끼느냐'가 아니라 '얼마나 많이 먹느냐'를 볼 것이라는 사실을 말해주지 않았다. 직관적으로 먹는 사람은 뇌의 에너지 균형 시스템에 따라 밀크셰이크를 먹고 나서는 간식을 덜 먹었다. 반면에, 통제하며 먹는 사람은 밀크셰이크를 먹지 못했을 때는 간식도 덜 먹었지만, 밀크셰이크를 먹은 다음에는 간식을 적게 주든 많이 주든 모두 먹어치웠다.

통제하며 먹는 사람은 일단 밀크셰이크를 먹어버리면 이미 식단을 지키기는 틀렸다고 판단하고, 먹지 않았던 음식도 그냥 먹는 편이 낫다고 생각한다. 그래서 이런 예상치 못한 행동을 하게 된다. 추적 연구 결과 역시 이런 해석을 뒷받침한다. 칼로리는 밀크셰이크와 비슷하지만 금지된 간식에 속하지 않는 샐러드 같은 것을 먼저 먹게 하면, 통제하며 먹는 사람은 간식을 제공받아도 자제심을 유지한다. 술을 마시거나, 의지력이 필요한 다른 일을 먼저 하거나, 감정이 날카로워져 있을 때도 통제하며 먹는 사람은 자제력을 잃기 쉽다.

식이제한이 결과적으로 과식으로 이어지는 현상을 보면, 왜 통제하며 먹는 사람이 직관적으로 먹는 사람보다 일반적으로 체중이 많이 나가는지 알 수 있다. 하지만 물론 인과관계가 반대일 수도 있다. 스스로 과식하는 경향이 있음을 알기 때문에 통제하며 먹게 되었을 수도 있다는 얘기다. 이렇게 생각하면, 다이어트가 아무 소용이 없고 몸무게가 계속 불어나는 이유가 설명이 될 것이다.

체중과 식습관은 유전적인 영향을 받는데, 식이제한을 하면 과식하게 된다는 이론에 대한 가장 믿을 만한 증거는 1600명의 일란성 및 이란성 쌍둥이를 연구한 결과에서 찾아볼 수 있다. 이 결과는 유전적 영향을 고려하지 않은 다른 연구와 일치한다. 실험 시작 당시에도 통제하며 먹는 사람은 체중이 더 높고 체중 변화도 심했으며, 4년 후에는 직관적으로 먹는 사람보다 체중이 더 늘었다. 통제하며 먹는 식습관과 체중의 연관성은 유전자와 어린 시절 환경이 모두 같은 쌍둥이에게서 더 명확하게 볼 수 있는데, 한 명은 통제하며 먹고 다른 한 명은 직관적으로 먹는 쌍둥이의 체중 차이는 다른 쌍둥이들의 평균 3~6배였다. 다른 쌍둥이 연구는 유전자는 체중 변화나 요요 현상에 영향이 없으며, 생활 습관과 경험이 더 큰 영향을 준다고 주장했다.

추적 관찰 결과, 청소년이든 성인이든 통제하며 먹는 사람은 시간이 지남에 따라 직관적으로 먹는 사람보다 폭식하게 될 확률이 높았다. 1700여 명의 쌍둥이를 대상으로 한 연구 결과에 따르면, 폭식할 유전적 소인이 큰 사람에게 이런 경향이 가장 뚜렷했다. 일정 기간에 단식하며 체중을 조절하는 청소년은, 통제하며 먹지만 단식은 하지 않는 또래보다 5년 이내에 폭식 장애를 겪게 될 확률이 더 높았다. 이런 연구 결과들에서 알 수 있듯이, 다이어트를 반복하면 영구적으로 체중을 감량할 수 없고, 오히려 과식으로 체중이 늘 확률이 높아진다.

나도 이 다이어트 규칙을 어긴 '패배자' 효과를 비슷하게 겪었다. 하루 칼로리 계획을 초과하면 그날은 그냥 먹고 싶은 대로 먹어버렸다. 데니스도 비슷했다. "스니커즈 초콜릿 바를 하나 먹으면, 될 대로 되라 싶어 그냥 130킬로그램으로 맞춰버리는 편이 낫겠다는 생각이 들었죠. 다이어트를 잘하든 못하든, 모 아니면 도라고 생각했어요. 한번 다이어트 규칙을 깨고 먹어버리면, 그 뒤에 몇천 칼로리 먹는 건 순식간이었죠." 폭식 습관은 통제를 벗어났다. "먹고 또 먹으면서 나 자신에게 소리쳤어요. '대체 무슨 짓이야? 이 짓의 결과를 알고 싶은 건 아니겠지!' 하지만 계속 그럴 수밖에 없었어요. 내 머릿속에서 그런 짓을 하라고 시키는 것이 대체 뭔지 전혀 모르겠더군요."

나는 이렇게 대답했다. "그건 내면의 동물적 본능이죠." 폭식은 포유동물이 굶주림에 대처하는 일반적인 반응이다. 과학자들은 정상 체중 쥐에게 식이제한을 시키다가 카운트 초컬라 시리얼처럼 달콤한 음식을 주는 방법으로 폭식을 유도한다. 이런 방식은 5 대 2 프로그램, 즉 일주일에 닷새는 마음껏 먹고 나머지 이틀은 거의 먹지 않는 간헐적 단식_{Intermittent-Starvation}과 비슷하다. 그리고 이런 방식을 적용한 쥐는 언제든 달콤한 음식을 먹을 수 있는 쥐보다 단 음식을 더 많이 먹고 더 열심히 찾아다닌다. 일례로 닷새간 식이제한을 하고 나머지 이틀은 오레오 쿠키를 마음껏 먹을 수 있게 반복한 쥐들에게는 심각한 폭식 성향이 생겼다. 이들이 빠진 체중을 회복하고 4일 후에, 실험에 투입했던 쥐들과 투입하지 않았던 쥐들을 대상으로 발에 전기 쇼크를 주거나 15분 동안 누텔라를 보고 냄새만 맡게 하고 먹지는 못하게 하는 짧은 스트레스를 가했다. 그러자 식이제한을 했던 쥐들은

| 다이어트는 왜 우리를 살찌게 하는가 |

하지 않았던 쥐들보다 오레오 쿠키를 2배 더 먹었다. 이들은 오레오 쿠키를 조금이라도 맛보면, 쿠키를 더 주지 않아도 일반 사료를 폭식했다.

연구자들은 이 쥐들에게서 뇌의 도파민 시스템과 다른 신경 전달 물질 변화를 확인했는데, 아마도 이런 변화가 보상에 대한 반응 방식을 바꾸는 듯하다. 사람과 마찬가지로 쥐에게서도 이런 변화는 개체별로 차이가 있어서, 어떤 쥐는 전혀 변화를 보이지 않기도 한다. 폭식에 대한 취약성 차이는 유전적 요인과 초기 생활 습관으로부터 영향을 받는 것으로 보인다.

체중을 유지할 만큼 식량이 충분하지 않은 환경에 사는 야생동물에게 가장 중요한 일은 '더 먹는 것'이다. 결과적으로 뇌는 이런 욕구를 반영하여, 음식을 찾아 나서고 먹으려는 동기를 강화한다. 성체 쥐의 식이를 제한해 체중을 20퍼센트 감량하고, 그 체중을 유지하기 위해 정상 칼로리의 70퍼센트 이하만 먹인 실험 결과를 보자. 음식을 제한하자 쥐들은 음식뿐만 아니라 중독성 약물에도 강한 보상 반응을 보였다. 약물을 쉽게 발견할 수 있는 장소를 파악했고, 더 구할 수 없는데도 강하게 집착했다. 식이제한을 하면 설탕물은 뇌에서 마치 중독성 약물처럼 작용했다.

어떤 음식 습관은 뇌에 변화를 일으켜 더 쉽게 과식하게 만든다. 다이어트를 반복하면 이런 변화는 더 쉽게 일어난다. 하지만 비만인 대부분이 음식 중독이라거나, 최근 비만율이 증가한 것이 정크푸드 중독 탓이라는 의미는 아니다. 비만인 대부분은 뇌에서 음식 중독 반응을 보이지도 않고, 폭식하지도 않는다.

폭식 장애Binge-Eating Disorder는 모든 사람에게 나타날 수 있으며, 음식 중독과 매우 유사하다. 중독의 가장 큰 특징은 더는 즐겁지 않은데도 계속 원한다는 것이다. 폭식하는 사람은 이런 행동의 부정적인 결과에도 불구하고 먹고 싶지 않을 때도 계속 먹으며, 종종 스트레스는 폭식 유발의 요인이 된다. 이런 경향은 약물 중독과 비슷하다. 폭식 장애가 있는 사람은 약물에도 중독될 가능성이 높은데, 둘 사이에 공통적인 유전적 취약성이 있기 때문이다. 폭식 때문에 체중이 유지 범위를 넘었다면, 폭식을 치료해서 살을 뺄 수 있다. 하지만 반복된 과식으로 유지 범위 자체가 높아져버리면 폭식을 치료해도 체중이 감소하지 않는다.

끊임없이 의지력이 바닥나고 실패할 것이 뻔한 체중 조절을 시도하는 헛된 노력을 멈추고 싶어서 나는 다이어트를 그만두었다. 그러자 놀랍게도 자유 시간 이외에 더 많은 것을 얻었다. 먹고 싶을 때 언제든 먹어도 된다고 생각하자, 음식에 대한 태도가 완전히 달라졌다. 식이제한을 해야 한다는 불안이 점차 사라지고, 배고프지 않으면 맛있는 음식을 남기는 마음의 여유가 생겼다. 다이어트를 할 때는 먹을 수 있을 때 많이 먹어두어야 한다는 강박을 느꼈는데, 이 강박은 내가 스스로 강제한 배고픔이 또 올 것이라는 예측 때문이었다. 다이어트를 그만두고 6개월쯤 지나 그런 느낌이 사라지자 뇌 속에 다른 사

| 다이어트는 왜 우리를 살찌게 하는가 |

람이 들어온 것 같았다. 배고프면 언제든 먹을 수 있다는 사실을 알기 때문에, 다가올 배고픔에 대비할 필요를 더는 느끼지 않았다.

다이어트를 그만둔 첫해 내내, 나는 언제 먹고 싶고 언제 그만 먹고 싶은지 확인하려고 계속 노력했다. 처음에는 특히 레스토랑이나 파티에서 속이 불편한데도 계속 먹거나, 죽을 만큼 배가 고파도 참으면서 스스로 식사를 조절할 수 있다는 사실에 우쭐해지기도 했다. 하지만 몇 달이 지나자 몸이 보내는 배고픔과 배부름 신호를 감지하고 반응할 수 있게 되었다. 체중은 안정되었고, 걱정은 덜 하면서 음식은 더 즐길 수 있게 되었다. 통제하며 먹는 사람도 연습하면 나처럼 마음을 챙기며 먹을 수 있다. 시간과 노력이 들지만, 음식을 먹으며 항상 죄책감이나 수치심을 느끼는 이들에게 이런 연습이 주는 잠재적인 보상은 엄청날 것이다.

아름다움의 무게

　20세기 말, 피지 섬에는 변화의 물결이 밀어닥쳤다. 현금 경제가 시작되면서 텔레비전이 도입되자, 지역 문화에는 의도치 않은 변화가 일어났다. 사람들이 자신의 몸을 다른 시선으로 바라보기 시작한 것이다. 영양실조가 주요한 사회 위협 요인이었던 예전에는 아이들의 체중이 줄어드는 것을 걱정했다. 아이가 식욕이 없으면 더 많이 먹이려고 애썼다. 1970년대 이전 피지에 섭식 장애는 거의 없었다. 몸집이 크면 매력적이라 여겼고, 너무 살이 빠지면 병이 아닐까 걱정해 공동체가 나서서 도와주어야 한다고 생각했다. 손님이 오면 "더 드세요. 몸집이 커져야죠"라고 권유했다. 다이어트란 말은 당연히 없었고, 작정하고 살을 뺀다는 생각은 말도 안 되는 것이었다.

　하지만 1995년에 텔레비전 프로그램을 통해 들어온 '현대적인'

　　　　　| 다이어트는 왜 우리를 살찌게 하는가 |

생각이 젊은이들에게 빠르게 퍼지기 시작했다. 텔레비전이 도입된 지 몇 주 후와 3년 후, 연구자들은 멋진 해변과 럭비에 대한 열정으로 유명한 나드로가 지역의 17세 여학생들을 대상으로 조사를 실시했다. 두 연구 시점에서 여학생들의 평균 체중은 비슷했지만, 음식을 대하는 행동과 태도는 상당히 달랐다. 구토나 설사제 복용 같은 제거 행동 또는 단식 등의 섭식 장애를 보이는 여학생의 비율이 1995년에는 13퍼센트였지만, 1998년에는 29퍼센트로 2배 이상 늘었다. 1995년에는 살을 빼려고 구토를 시도한 여학생이 아무도 없었지만, 1998년에는 11퍼센트였다. 구토를 시도한 여학생들은 다른 아이들보다 뚱뚱하지 않았으므로, 이런 행동은 실제 체중보다 몸에 대한 이미지 때문이었다. 1998년이 되자 다이어트가 일반화되었다. '지난 한 달 동안 다이어트를 시도했다'고 응답한 여학생이 62퍼센트에 달했다. 자신의 몸에 만족하지 않고 '너무 몸집이 크거나 뚱뚱하다'고 느끼는 경우도 74퍼센트나 되었다. '마른 몸이라는 개념Thin Ideal'이 들어오자, 피지 섬의 십 대 소녀들은 더는 자신의 몸에 만족하지 못하게 되었다.

1970년대 미국도 비슷했다. 전에는 거식증 같은 섭식 장애가 드물었고, 자신의 몸에 만족하지 못하는 비율은 남자든 여자든 별 차이가 없었다. '마른 몸'은 아직 유행 전이었다. 1984년까지 20세기 대부분의 기간에 나온 광고는 보통 체중을 늘리고 풍만하게 보이고 싶은 여성을 겨냥했다. 하지만 20세기 후반에 음식이 풍족해지면서 모델, 여배우,《플레이보이Playboy》모델, 미스 아메리카, 심지어 만화 속 여성 캐릭터는 점점 야위어간 반면, 남성 액션 피규어는 더 근육질이 되었다. 요즘 바비 인형 같은 허리 대 엉덩이 비율을 가지려면 여성은 갈비뼈 하나를 빼야 하고, G.I. 조 캐릭터 같은 몸을 만들고 싶은 남성은 보디빌딩 선수보다 더 많이 운동을 해야 할 지경이다. 비현실적인 몸을 신봉하는 문화와 살찌기 쉬운 환경이 조합되자 사람들은 이상과 현실 사이에서 엄청난 괴리를 느끼게 되었다.

같은 기간 동안 여성은 점점 자신의 몸에 만족하지 못하게 되었고, 이상적인 몸에 대한 남녀 성차도 벌어졌다. 1990년대 이후, 특히 십 대에서 성차가 크게 늘었다. 자신의 몸에 만족하지 못하는 여학생과 여성이 크게 늘었기 때문이다. 실험 연구 및 상관 연구 결과에 의하면, 여성은 깡마른 롤모델을 보며 자신의 몸에 불만을 느끼고, 이에 따라 섭식 장애가 늘어난다. 실험 연구 결과, 마른 모델을 본 여성은 자신의 몸에 덜 만족하고 폭식이나 제거 행동을 보이며, 속성의 극단적 다이어트Crash Diet를 할 확률이 높았다. 최근에는 남성도 자신의 몸을 혐오하거나 섭식 장애를 겪는 사례가 있지만, 아직 여성만큼은 많지는 않다.

왜 비만을 비난하는가

잘못된 잣대로 우리 몸을 평가하는 문화는 널리 퍼져 있다. 자신의 몸에 대한 격렬한 증오는 더는 십 대 초반 소녀들의 전유물이 아니며, 이제 초등학교에서 양로원까지 여성 일반에 널리 퍼져 있다. 미국 성인 여성의 90퍼센트는 자신의 몸매에 어느 정도 불만이 있고, 절반은 자신의 몸에 괜찮은 구석은 하나도 없다고 말했다. 초등학교 3학년 여학생 중 40퍼센트는 더 날씬해지고 싶어 하고, 6학년 여학생 중 60퍼센트는 살을 빼려고 시도한다. 자신의 몸에 만족하지 못하는 비율이 높은 것도 당연하다. 여학생 2300명 중 58퍼센트는 10세가 될 때까지 친구나 가족에게 너무 뚱뚱하다는 말을 들은 적이 있다. 날씬하다고 이런 말을 피해갈 수는 없다. 저체중인 여학생조차 절반은 자신의 몸을 비난하는 말을 들었다고 응답했다.

자신의 몸을 별로 미워하지 않으면, 우리 문화는 미워하라고 더욱 채찍질해댄다. 사람들은 체중에 대한 편견을 거리낌 없이 드러내며, 때로 남의 몸에 대해 직설적인 말을 쉽게 내뱉는다. 살 빼라고 잔소리하거나 차창 밖으로 지나가는 사람에게 야유를 보내기도 한다. 친구들 사이에서 인종차별적 발언을 하는 행동은 삼가지만, 누군가를 뚱뚱하다고 비난하는 일은 부끄럽게 여기지 않는다. 생명윤리학자인 대니얼 캘러핸Daniel Callahan은 한 사설에서 "(채찍과 당근이) 이미 과체중이거나 비만한 사람에게 크게 도움이 되지는 않을 겁니다. 미미한 개선만 할 수 있을 뿐, 이미 그들 대부분은 가망이 없습니다"라고 인정하면서도, 더 살찌지 못하도록 뚱뚱한 사람을 비난하는 행동을 옹호했다. 전문가라면 이른바 '선의'로 미국인 절반 이상을 질책하는 행동에서 오는 윤리적 문제를 인지해야 할 텐데도 말이다.

아이들도 세 살만 되면 뚱뚱한 사람은 게으르고, 어리석고, 실패했고, 자제력이 부족하다는 흔한 고정 관념을 답습한다. 성인이 비만인에 대해 가진 편견은 널리 퍼져 있다. 편견이 깔린 행동과 믿음이 교육, 고용, 공중 보건상 큰 차별을 낳는다는 연구 보고도 많다. 예를 들어, 평균 체중보다 30킬로그램 더 나가는 여성은 정상 체중 여성보다 급여를 9퍼센트 적게 받는데, 이는 경력 3년 치에 해당한다. 비만인에 대한 임금 차별은 국적, 인종, 직업에 따라 다양하게 나타난다. 실험 연구 결과, 뚱뚱한 사람은 동일한 자격을 가진 다른 사람에 비해 직업을 얻거나 승진할 가능성이 적고, 급여도 적었다. 뚱뚱한 사람은 고용될 가능성이 낮았다. 비만은 빈곤 위험을 증가시켜 결과적으로 체중을 더 늘리기도 한다.

최근에는 체중에 대한 편견이 더 늘었다. 1990년대 중반에 뚱뚱하다고 차별을 경험한 성인은 7퍼센트였지만, 10년 후에는 12퍼센트로 늘었다. 중등도에서 중증인 비만인 중 외모 때문에 일자리, 주거, 의료서비스를 거부당하는 '체중 차별Weight Discrimination'을 겪은 사람은 40퍼센트에 달한다. 교사가 학생의 체중에 대해 가지는 편견은 초등학교에서 대학원까지 이어진다. 뚱뚱한 학생은 자격이 비슷한 날씬한 동급생에 비해 대학 입학률이 낮다. 하지만 체중에 대한 차별은 불법이 아니기 때문에, 미국 대부분 지역에서는 이런 체중 차별을 받아도 법적으로 보호받지 못한다.

의료인의 '체중 편견Weight Bias'은 더 심각해서, 과체중이거나 비만한 사람 중 의사에게 차별받았다고 응답한 사람은 69퍼센트나 되었다. 의사보다 '체중 낙인Weight Stigma'을 쉽게 찍는 사람은 가족밖에 없었다. 여성은 정상 체중에서 고작 6킬로그램만 더 나가도 의사의 편견에 시달리지만, 남성은 34킬로그램은 더 나가야 의료적 차별을 경험한다. 뚱뚱한 환자는 비협조적이고 적대적이며 솔직하지 못하다는 편견이 여러 나라의 의사들 사이에 널리 퍼져 있어, 의사들은 체중과 관련 없는 질병에 대해서도 체중 감량을 하라고 조언한다. 그래서 뚱뚱한 사람은 병원에 가기를 꺼리게 된다. 병원에 가도 치료의 질이 떨어지고, 예방 검진이나 치료도 덜 받게 된다. 건강에는 조기 진단과 빠른 치료가 중요하므로, 제때 치료를 받지 못하는 비만인은 같은 연령대의 저체중인 사람보다 더 쉽게 질병에 걸린다. 실제로 체중 관련 차별을 경험한 사람은 건강 상태, 체중, 운동 습관, 흡연, 우울증 등을 감안하고 비교해도 같은 연령대 사람보다 사망률이 31퍼센트나 더 높았다.

이런 이유로 의사나 간호사가 살을 빼지 못하는 환자를 비난하고 픈 유혹을 느낄 수도 있을 것이다. 하지만 이 문제에 대한 대안은 뚱뚱한 사람에게 남은 평생 다이어트하라는 조언에 득보다 실이 많음을 인정하는 것이다. 의사(그리고 우리)는 약물 중독 같은 의학적 문제에 스스로 책임이 있다고 여겨지는 환자를 비난하는 경향이 있다. 하지만 비만인에 대해서 이런 태도를 갖는 것은 불공평하다. 유전적 요인이나 몸이 굶주림에 대처하는 반응, 신선한 농산물이나 안전하게 걸을 수 있는 환경에 대한 접근성 등 체중 증가에 관여하는 요인을 모두 개인이 통제할 수는 없기 때문이다. 뚱뚱한 사람을 비난하는 사회에서 누가 살찌는 것을 선택하겠는가?

날씬해져야 한다는 압박이 살을 찌운다

뚱뚱한 사람에 대한 비난이 만연한 현실 자체도 물론 문제지만, 이런 식의 비난이 특히 가슴 아픈 이유는 몸에 대한 불만족이 평생 체중을 늘리는 강력한 요인이 되기 때문이다. 평균 연령 67세의 성인 6000명 이상을 대상으로 연구한 결과, 처음에는 뚱뚱하지 않았던 사람도 체중 차별을 경험하면 그렇지 않은 사람에 비해 4년 후 뚱뚱해질 확률이 2.5배 높았다. 또 이미 비만인 사람이 체중 차별을 겪으면 계속 비만으로 남을 확률이 3배 이상 높았다. 인종이나 성별 때문에 차별을 받는다고 체중이 늘지는 않는다는 사실이나, 연구 초기 체중을 통제해도 같은 결과가 확인된다는 사실을 보면, 차별로 인한 체중 증가가 단순히 스트레스 때문은 아니라고 할 수 있다. 50세 이상 영국 성인 약 3000명을 대상으로 한 연구에서도 비슷한 결과가 나타났다. 4년간 추적 관찰한 결과, 체중 때문에 차별을 경험한 사람은 그렇지 않은 사람에 비해 뚱뚱해질 확률이 거의 7배 더 높았다.

몸에 대한 불만과 체중 증가의 연관성은 간단히 설명할 수 있다. 체중에 불만족하는 사람은 자신의 몸이 부적격이라고 느껴 폭식하거

| 다이어트는 왜 우리를 살찌게 하는가 |

나, 스트레스를 먹는 것으로 풀고 운동을 피하게 된다. 한 연구에서는 여성 대학생들에게 '살 빼지 않으면 실직한다' 또는 '금연하지 않으면 실직한다' 같은 제목을 단 가짜 《뉴욕 타임스New York Times》 기사를 보여 주고 5분 분량의 영상으로 요약하게 했다. 그다음 사탕과 골드피쉬 크래커 같은 간식을 놓아둔 휴게실로 이동하게 했다. 이 기사를 읽고 실제 체중과는 상관없이 자신이 과체중이라고 여기게 된 참가자들은 그렇지 않은 이들보다 간식을 더 먹었다. 하지만 금연 기사를 읽은 뒤에는 간식 섭취량이 크게 늘지 않았다. 이렇게 체중에 따른 차별을 생각하기만 해도 자신의 몸에 불만이 있는 여성은 과식하게 되고, 이에 따라 장기적으로 체중이 증가할 수 있는 것이다.

차별을 인지하면 실제 체중과 관계없이 기분 장애나 약물 남용 등 심리적 문제가 생긴다. 몸에 대한 불만은 섭식 장애뿐 아니라 낮은 자존감과 우울증과도 깊은 연관성을 띤다. 날씬함은 매력이고 뚱뚱함은 수치라는 사회적 통념을 받아들이면 체중 낙인에 취약해지기 쉽다. 이런 사람이 비만에 대해 부정적인 말을 들으면 운동을 덜 하게 된다. 장기적 연구 결과, 연구 초반의 운동 습관은 이후 체중에 거의 영향을 주지 않았지만, 연구 시작 시점 체중이 높을수록 나중에 운동할 확률이 낮았다. 체중 때문에 놀림당한 아이들은 또래보다 운동에 부정적이고, 덜 활동적이며, 앉아 있는 시간이 더 많았다. 일반적으로 체중 낙인을 강하게 내재화한 비만인일수록 운동이나 사회 활동, 그외 삶의 질을 향상할 수 있는 다른 활동을 피하는 경향이 뚜렷하다.

이렇듯 외모에 대한 흠잡기식 평가는 체중 증가를 유발한다. 하지만 공중 보건 당국조차도 비만과 싸울 때 비만인을 낙인찍는 함정에 빠진다. 살을 빼라고 장려하려고 수치심을 유발하는 방법은 비효율적이다. 누구도 싫어하는 것을 잘 돌보려고 애쓰는 사람은 없으며, 그 대상에는 우리의 신체도 포함된다. 몸에 대한 불만을 느끼면 자신의 몸과 단절되어 지적 능력에만 집중하고, 성가신 데다 불만족스러운 몸의 현실을 애써 외면하게 된다. 몸과 몸이 주는 신호에서 멀어지면 과식하기 쉽고 마음을 챙기며 먹기 힘들다.

켈리 코피Kelly Coffey는 몸에 대한 불만이 체중 증감에 얼마나 중요한지 잘 알고 있다. 그녀가 '웨이트 와쳐스Weight Watchers' 모임에 참가하기 시작한 것은 겨우 다섯 살 때였다. 비만인으로 20년 넘게 살았고 2003년 3월에는 체중 감량 수술도 받았다. 수술로 체중 유지 범위가 줄었지만, 쿠키나 도넛 같은 단 음식을 폭식하는 습관을 없애지는 못했다. 살은 많이 뺄수록 결국 다시 늘었다. 하지만 폭식 유발 요인을 인지하고 그 요인이 유도하는 욕구를 이겨낼 방법을 배우자, 다시 살이 빠지기 시작했다. 2007년 그녀는 개인 트레이너 사업을 시작했고, 새로운 습관을 유지하는 방법에 집중하고 있다. 그녀는 현재 45킬로그램 넘게 감량한 체중을 십 년 넘게 유지 중이다.

이런 이야기를 들으면, 켈리는 찔러도 피 한 방울 나오지 않을 독한 여성이라고 생각할지 모른다. 하지만 그녀는 「136킬로그램 넘던 몸무게에 대해 그리운 점 다섯 가지5 Things I Miss About Weighing More Than

300 Pounds」라는 매력적인 글을 쓴 여성이다. 살이 패딩 역할을 해서 딱딱한 의자에 앉아 있어도 문제없었고, 온종일 무거운 몸을 끌고 다녀도 거뜬했다는 내용을 담은 이 글은 2014년 4월에 입소문을 타고 화제가 되었다. 그녀는 건강한 행동 습관을 유지하기 위해서는 먼저 자신의 몸을 사랑해야 한다고 말한다. "예전으로 돌아갈까 두려워하면서 산다면, 목표에 어긋나는 일을 할 때 엄청난 수치심과 죄책감, 끔찍한 두려움을 느끼게 됩니다. 이런 감정은 모두 나 자신을 사랑하는 건강한 방법과는 정반대죠." 자신을 소중하게 여기는 방법을 배우기 전까지, 그녀는 좌절과 수치심의 회오리에 휩쓸렸고, 운동을 끊고 과식하면서 더욱 깊은 수치심에 빠져들었다. 지금은 잘 자고 운동하고 폭식을 유발하는 음식이 아닌, 먹고 싶은 음식을 잘 먹는 일에 더 신경 쓴다. 켈리는 이런 생활 습관을 지키면 몸이 편안해지고, 그렇게 하지 않으면 체중이 얼마나 줄어들건 간에 행복하지 않다고 말한다.

10대에게 다이어트가 더 치명적인 이유

수치심, 다이어트, 폭식의 얽히고설킨 고리는 보통 청소년기에 시작되어 평생 지속된다. 내 경우에도 그랬다. 사춘기에 들어선 직후, 어머니는 내 체중을 걱정하기 시작했다. 내 키로 보면 딱 정상 체중이었지만 날씬해 보이지는 않았기 때문에, 어머니는 신경 써서 먹으라고 말씀하셨다. 열세 살이 되자 나는 신문 배달 아르바이트를 하며 모은 돈으로 오이나 멜론 같은 저칼로리 음식을 사서 지하실 냉장고에 보관했다. 위층에서 맛있는 음식에 유혹당할 때를 대비할 요량이었다. 어떻게 하루 800칼로리만 먹을 생각을 했는지 모르겠다. 아마 잡지나 학교 친구들의 영향으로 이런 목표를 정했을 것이다. 그 칼로리 양이 내 몸에 필요한 에너지의 절반도 되지 않는다는 사실은 전혀 몰랐다. 자발적인 굶주림이든 아니든 뇌가 배고픔에 저항한다는 사실도 몰랐다. 살이 다시 찌자, 나는 당연히 내 자제력이 부족한 탓이라고 생각했다.

자라면서 다이어트 방식은 덜 극단적으로 바뀌었고, 하루에 먹는 음식의 열량은 1000칼로리에서 1200칼로리, 다시 1500칼로리로 점차 늘었다. 시간이 갈수록 살은 더 천천히 빠졌지만 언제나 그만큼 다시 쪘다. 십 대와 이십 대를 거치며 나는 매년 5~7킬로그램씩 빼고 찌기를 반복했다.

반복적인 다이어트는 섭식 장애를 일으키는 위험 요소다. 나는 결국 그렇게 되고 말았다. 대학원 시절 험난한 결혼 생활을 병행하며 집과 학교에서 엄청난 스트레스를 받자, 폭식을 하기 시작했다. 잠이 오지 않으면 새벽 세 시에 아이스크림 반 통을 비우거나, 크래커 한 통을 버터를 발라 해치우기도 했다. 끊임없이 먹으라는 정서적 압박은 몸이 아파도 그치지 않았다. 그때를 돌이켜보면, 그런 행동을 하는 나 자신이 왜 그토록 끔찍하게 느껴졌는지 모르겠다. 하지만 오랫동안 폭식은 내게 가장 부끄러운 비밀이었다.

| 다이어트는 왜 우리를 살찌게 하는가 |

이런 문제는 널리 퍼져 있는데, 그 부분적 이유는 십 대 청소년이 열정을 바치는 일에 지나치게 빠져드는 경향이 있기 때문이다. 그 열정이 살 빼는 데 집중되면, 문제는 심각해진다. 십 대 여학생 절반과 남학생 4분의 1 이상은 다이어트를 해왔고, 이들은 성인이 되어서도 계속 다이어트할 확률이 높다. 여학생 57퍼센트, 남학생 33퍼센트는 식사를 거르는 등 건강에 해로운 식이 습관을 시도한다. 살을 빼려고 구토나 설사제, 다이어트약에 의존하는 비율도 여학생 12퍼센트, 남학생 5퍼센트나 된다. 또 여학생 17퍼센트와 남학생 8퍼센트는 폭식을 한다.

날씬해져야 한다는 압박을 받으면 십 대는 섭식 장애를 일으키고 체중이 늘어난다. 미네소타대학교의 다이앤 노이마르크–스타이너 Dianne Neumark-Sztainer가 주도한 '잇 프로젝트Project EAT, Eating Among Teens' 는 청소년기에 체중 문제를 일으키는 위험 요인을 조사하는 연구였다. 연구진은 남녀 중고등학생 2500명 이상을 설문하고, 5년 후와 10년 후에 추적 조사했다. 연구 시작 시점과 5년 차 재조사 당시 다이어트를 하고 있던 여학생은, 그때 다이어트를 하지 않은 여학생에 비해 10년 차에서 체중이 2배 늘어 있었다. 처음에 과체중이었든 정상 체중이었든 상관없이 결과는 같았다. 체중 증가를 유발할 것으로 예측되었던 초기 요인은 섭식 장애도 유발했다.

가장 강력한 체중 증가 예측 변수는 다이어트 경험, 체중에 대한 걱정 그리고 가족의 잔소리였다. 십 대 때 가족에게서 체중 때문에 놀림을 당하거나 잔소리를 들은 여자아이들은 그렇지 않은 또래에 비해 5년 후 체중이 2배 늘었다. 아이들이 이미 과체중이어서 놀림당했고, 그 후 계속 체중이 늘었다고 설명할 수도 있다. 하지만 이런 설명은 적절하지 않다. 정상 체중이었던 여자아이들도 다이어트를 하거나 놀림을 당하면 역시 체중이 증가했기 때문이다. 다른 대규모의 장기적 연구 결과를 보면, 9~14세 사이에 자주 다이어트한 아이들은 2년 후 정상 체중에서 과체중이 될 확률이 여아는 4.8배, 남아는 1.7배 증가했다.

마른 십 대라도 몸에 대해 불만을 가지면 체중이 늘게 된다. 노르웨이의 어느 지역에 사는 중고등학생을 대상으로 한 연구를 보자. 학생 약 1200명을 대상으로 연구 시작점과 11년 후에 설문조사를 진행했다. 연구 시작 당시, 정상 체중 범위 하단에 있던 학생 중 여학생 74퍼센트와 남학생 26퍼센트는 자신이 과체중이라고 생각했다. 청년기가 되자 이 학생들은 자신의 몸무게가 정상이라고 생각했던 또래에 비해 체중과 허리둘레가 더 늘어 있었다.

앞서 언급한 대로, 식이제한을 하면 폭식하기 쉽다. 실제로 미네소타대학교 연구 결과를 보면, 살쪘다고 놀림받은 여학생들 사이에서는 체중 증가의 원인 중 하나인 폭식이 거의 2배 늘어났다. 다른 대규모 연구 결과, 자주 다이어트하는 여학생은 폭식할 경향이 12배 높았고, 남학생은 7배 높았다. 북캘리포니아에서 여학생들을 대상으로 진행한 다른 연구에서도 비슷한 결과가 나타났다. 자신의 몸에 만족하지 못하고 식사를 제한한 십 대는 체중과 관계없이 4년 후 우울증이 생겼다.

그렇다면 부모들은 어떻게 해야 할까? 아이들에게 건강하게 먹도록 권장하되, 절대로 체중 때문에 스트레스를 주지 말아야 한다. 체중 이야기는 아이에게 섭식 장애를 일으킬 뿐만 아니라 장기적으로 더 체중을 늘린다. 어릴 때부터 배부르면 그만 먹도록 가르쳐야 한다. 부모가 건강한 음식을 다양하게 제공하면, 아이들은 대부분 제대로 먹을 수 있다. 그릇을 깔끔하게 비우도록 강요하지 말아야 하지만, 나중에 간식으로 부족한 열량을 채우도록 내버려 두지는 말아야 한다. 음식과 관련 없는 힘든 감정을 다루는 법을 가르치고, 행동으로 모범을 보이도록 하자. 과식에 대한 벌로 운동을 강요하지 말고, 성인이 되어도 계속할 수 있는 즐거운 신체적 활동을 장려하는 것이 좋다. 활동적인 어린이라도, 특히 여학생들은 보통 십 대 초반이 되면 소파에서 빈둥거리게 되는데, 이런 습관은 성인이 되어도 지속되기 쉽다. 마지막으로, 학교나 지역 사회에서 비만 예방 프로그램을 꾸리고 있다면, 체중 감량을 지나치게 강조하지 말고 건강 증진에 그 초점을 맞추도록 요청해야 한다.

청소년은 보통 부모의 말을 잘 듣지 않지만, 어린이의 식습관은 부모의 태도에 영향을 크게 받는다. 9세 여자아이에게 부모 한쪽이 다이어트를 하라고 권하면, 아이가 11세 때 실제로 그렇게 할 확률은 2배 높아지고, 부모 모두가 다이어트를 권장하면 그 확률이 8배로 늘어난다. 반면에 청소년기에 다이어트를 시작한 여자아이에게는 부모의 조언이 크게 영향을 주지 못한다. 이제 이쯤 되면 예상할 수 있겠지만, 9세에 부모로부터 다이어트 압박을 받고 실제로 다이어트를 시도한 아이들은 15세 때 체중이 크게 는다. 이 나이의 아이들이 미래의 체중 증가 위험을 정확히 파악해서, 부모의 충고를 들을지 말지 결정할 수는 없다. 그러므로 역인과성, 다시 말해 과식에 취약한 여자아이들이 다이어트하는 경향이 있다는 이론으로 이 현상을 설명할 수는 없다.

잇 프로젝트 연구자들은 아이들이 '체중 실패자'가 되지 않게 하려면, 부모가 서로나 아이를 상대로 체중이나 다이어트 이야기를 하지 말고, 다른 사람을 평가할 때 외모를 기준으로 삼지 말라고 조언한다. 부모가 식사를 거르거나 외모에 불만을 가지는 것을 본 아이들은 부모의 행동을 그대로 따라 하기 쉽고, 부모가 다이어트를 권장하면 건강에 해로운 체중 조절 행동이나 폭식을 하게 된다. 부모가 자기 몸에 대한 감정을 바꾸기 어렵더라도, 아이들에게 부정적인 생각을 전달하지는 않도록 해야 한다. 대신 가족이 함께 스포츠나 하이킹을 하거나 건강한 간식을 함께 만들고, 정기적으로 가족이 함께 식사를 준비하는 등 바람직한 습관을 갖도록 노력해야 한다.

| 다이어트는 왜 우리를 살찌게 하는가 |

섭식 장애의 위험

부모는 아이들의 섭식 장애 징후를 관찰할 수 있다. 장기 연구에 참여한 영국 13세 여학생의 부모 중 63퍼센트는 아이의 체중이 늘거나 살이 찔까 봐 걱정하고, 11.5퍼센트는 두려워한다고 응답했다. 부모의 걱정은 섭식 장애를 발달시키는 위험 요인이다. 하지만 보통 수치심 때문에 섭식 장애를 숨기므로 진단하기가 쉽지 않다. 섭식 장애는 재발률이 높아 치료도 어렵고 위험하다. 거식증 환자는 사망 위험이 6배, 과식증bulimia 환자는 2배 높다. 청소년 과식증 환자의 53퍼센트는 자살을 생각하고, 35퍼센트는 자살을 시도한다. 폭식 장애가 있는 청소년은 34퍼센트가 자살을 생각하고, 15퍼센트가 자살을 시도한다. 거식증 환자의 31퍼센트는 자살을 생각하고, 8퍼센트가 자살을 시도한다. 보통 청소년의 자살 시도율은 3퍼센트다.

박사학위를 받았을 때, 나는 9킬로그램이 불어 인생 최고 몸무게를 찍었다. 그래서 첫 연구를 시작하면서, 다이어트 방법을 바꿔야 할 때라고 결심했다. 새 방법은 완전히 미친 짓이었다. 9킬로그램을 빼고도 칼로리 섭취를 더 줄여 하루 600칼로리만 먹고, 일하러 나가기 전 매일 아침 1시간씩 운동해서 14킬로그램을 더 뺐다. 갈비뼈가 보일 정도였지만 만족스럽지 않았다. 여전히 뚱뚱한 것 같았다. 그렇게 다이어트를 계속했는데도 살이 더 빠지지 않았던 것을 보면, 당시 신진대사가 거의 바닥이었던 것이 틀림없다. 먹는 양을 더 줄여야겠다고 말하자, 남편은 나를 병원에 입원시키겠다고 위협했다. 그렇게 하지 않으면 내가 다이어트를 중단하지 않을 것 같다는 것이었다. 다시 억지로 먹는 일은 힘들었고, 한 입 먹는 것조차 엄청난 노력이 들었다. 다행히 나는 스스로 해냈다. 정식으로 섭식 장애 진단을 받지는 않았지만, 거의 비슷한 단계까지 갔던 것 같다.

내 이야기가 무서운 이유는 이런 경우가 아주 흔하기 때문이다. 다이어터 중 35퍼센트는 병적인 다이어트를 한다. 이 중 20~25퍼센트는 완전한 또는 부분적인 섭식 장애로 진전된다. 여성에게 완전 거식증Full-Blown Anorexia의 평생 유병률은 4퍼센트 이상이며, 과식증과 폭식 장애는 각각 2퍼센트 정도다. 남성의 섭식 장애 유병률은 이보다 2~12배 더 낮은데, 남성은 진단율이 낮기도 하지만 병원을 찾을 가능성도 더 낮기 때문이다. 폭식은 남성에게 더 흔한 섭식 장애로 평생 유병률이 1~3퍼센트 정도이며, 운동을 위해 체중을 늘려야 하는 남학생들이 섭식 장애 위험이 가장 크다.

참가자들을 추적 관찰한 결과, 마른 체형에 대한 이상을 가지면 나중에 자신의 몸에 불만을 느끼기 쉽고, 다이어트를 해서 섭식 장애에 빠지게 된다. 다이어트는 몸에 대한 불만과 섭식 장애를 잇는 중간 고리여서, 몸에 불만을 느껴도 다이어트를 하지 않으면 나중에 섭식 장애를 일으킬 확률이 낮다. 이런 모든 위험 요소는 성인보다 청소년에게 더 강한 영향을 미친다. 13세 때 몸에 불만족을 느낀 여학생 중 상위 20퍼센트는 8년 후 섭식 장애를 보일 확률(24퍼센트)이 몸에 대해 불만이 적은 여학생(6퍼센트)에 비해 4배 높았다. 우울증이 있고

| 다이어트는 왜 우리를 살찌게 하는가 |

몸에 대한 불만도 높은 여학생은 섭식 장애 발병 확률이 훨씬 높았다. 몸에 대해 불만이 적은 여학생 중 강도 높은 다이어트를 하는 상위 12퍼센트의 아이들이 섭식 장애를 일으킬 확률(18퍼센트)은, 그렇지 않은 아이들(5퍼센트)에 비해 3.6배 높았다.

텍사스대학교 오스틴캠퍼스의 에릭 스티스Eric Stice와 동료들은 이 악순환을 깨기 위해 고등학생과 대학생의 미래 섭식 장애 위험을 줄이려는 '보디 프로젝트Body Project'를 실시했다. 이 프로그램은 3~4시간 정도고 교직원들이 효율적으로 지도할 수 있다. 자신의 몸에 불만을 가진 젊은 여성들이 글쓰기와 롤플레이를 통해 날씬함의 중요성에 맞서도록 하여, 마른 몸에 대한 잘못된 믿음을 개선하도록 구성되어 있다. 참가자들은 그룹 토론을 진행하면서 마른 몸에 맞서는 지금의 행동과 자신의 원래 믿음이 상충한다는 사실을 깨닫는다. 자신의 행동과 믿음에 괴리가 있다는 사실을 인식하여 심리학자들이 '인지부조화Cognitive Dissonance'라 부르는 문제에 부딪히면, 사람들은 보통 믿음을 바꾼다. 즉, 우리는 다름 아닌 나 자신의 행동을 통해 자기가 누구인지 파악하고 바꿀 수 있다.

보디 프로젝트는 바로 이 같은 방식으로 작동한다. 인지부조화에 초점을 맞추면 학생들은 마른 몸의 가치를 평가절하하게 된다. 다양한 인종의 고등학교 여학생들을 무작위 배정한 연구에 따르면, 소극적으로 표현적 글쓰기만 한 대조군에 비해 적극적으로 다이어트에 개입한 프로그램에 참여한 여학생들은 3년 후 섭식 장애를 일으킬 위험이 60퍼센트 감소했다. 마른 몸에 대한 믿음이 감소하고, 뒤따라 몸에 대한 불만과 부정적인 감정, 다이어트 행동이 줄어든 것이다. 섭식 장애에 대한 안내서를 읽거나 다큐멘터리를 보는 이 프로그램의 온라인 버전을 실행해도, 효과가 덜하기는 하지만 섭식 장애 위험이 줄었고, 2년 후 체중이 늘어날 확률도 대조군보다 줄었다. 다이어트를 억제하여 미래의 체중 증가를 막을 수 있다는 이 무작위 임상 시험의 결과를 보면, 다이어트는 단순히 체중 증가의 상관 요인이 아니라 바로 그 원인이다.

많은 전문가는 다이어트가 영구적인 체중 감소에 거의 도움이 되지 않는다는 사실을 알면서도 다이어트를 추천한다. 뇌의 에너지 조절 시스템이 유지 범위 내로 체중을 되돌려놓기 위해 애쓰는데도 말이다. 대부분의 사람들이 실패하기 쉽지만, 전문가들은 다이어트를 시도한다고 해서 손해 볼 것은 없다고 생각하기도 한다. 하지만 다이어트는 위험할 수 있고, 실제로도 그렇다. 일시적으로 체중을 줄일 수도 있지만, 특히 젊은 여성의 경우 자기혐오와 섭식 장애가 따르고 체중 증가의 위험이 커진다. 자신의 뇌와 싸우려고 작정하면, 현명한 사람은 절대 원하지 않을 이런 잘못된 결과를 맞게 되는 것이다.

뇌는 다이어트를 원하지 않는다

수십 년 전, 인류의 미래를 예측하기 위해 연구자들은 굶주림이라는 과거의 위험을 재현하는 실험을 했다. 1991년 9월 26일, 미래형 점프슈트를 입은 여덟 명의 남녀가 미디어의 엄청난 환호 속에서 '바이오스피어2_{Biosphere2}'(1991년부터 약 2년 동안 미국에서 진행된 인공생태계 프로젝트 –옮긴이)에 입성했다. 유리와 강철로 지어진 12,000제곱미터의 구조물은 텍사스 석유왕의 상속인인 에드 바스_{Ed Bass}가 1억 5000만 달러를 지원해 지은 것이다. 바이오스피어2 프로젝트는 인류가 다른 행성에서 살 미래를 대비해 자립적이고 폐쇄된 생태계의 가능성을 찾기 위한 시도였다. 바스는 '바이오스피어1'인 지구에 더는 생명이 살 수 없을 미래를 걱정했고 대안을 찾으려 했다.

하지만 바이오스피어2는 우주 속 거주지로 보기에는 실망스러웠다. 식물이 이산화탄소를 산소로 충분히 변환하지 못한 탓에, 관리자들은 실험 전 비밀리에 설치한 이산화탄소 제거기를 작동해야 했다. 바이오스피어2 참가자들은 약 2000제곱미터 넓이의 텃밭에서 벌레와 부족한 햇빛과 싸우며 얻은 식량으로 먹고살기 위해 애썼다. 실험 초기에는 인당 하루에 딱 1780칼로리를 먹을 만큼 생산할 수 있었다. 야채로 영양분을 충분히 섭취할 수는 있었지만, 서너 시간의 할당된 노동을 포함한 생활 습관을 겨우 유지할 양이었다. 하지만 상황이 나빠지자 결국 비축된 종자까지 먹어야 했다. 6개월이 지나자 참가자들의 체중은 9~24퍼센트, 평균 15퍼센트 빠졌는데, 대부분 체지방이었다. 시행착오를 거치며 농사가 다소 수월해지자, 마지막 18개월 동안은 빠진 체중을 겨우 유지할 수 있을 만큼 먹을 수 있었다.

연구자들은 이 우연한 체중 감량 결과를 통해 장기적인 식량 부족이 신진대사에 미치는 영향을 확인할 수 있었다. 바이오스피어2를 떠나기 몇 주 전, 참가자들은 모두 신진대사가 낮아졌고 갑상선 호르몬이 부족했으며, 꼼지락거리기 등의 무의식적 움직임을 피하면서 에너지를 비축했다. 몸에 음식이 부족해지면 뇌는 몸이 에너지를 이용하는 방식을 바꿔 음식 부족에 맞선다는 사실을 보여주는 결과다.

뇌의 비밀 무기, 신진대사

바이오스피어2 실험이 진행되는 동안, 참가자들은 식량을 충분히 생산할 수 없었기 때문에 항상 배가 고팠다. 우리 몸의 에너지 조절 시스템은 이런 상황에 대처하며 진화했고, 오늘날 수십억 명의 사람들은 여전히 같은 상황에 놓여 있다. 2년 동안 바이오스피어2에 살면서 감량된 체중을 유지했으니, 참가자들의 체중 유지 범위가 낮아졌을까? 만약 그렇다면 다시 음식을 마음껏 먹을 수 있게 되어도, 뇌가 원래의 체중으로 돌아가지 못하게 막을 것이다. 하지만 이것은 장기간의 굶주림에 대한 반응이라고 보기에는 말이 되지 않는다. 뇌는 자발적으로 굶은 사람들에게도, 아무리 오랫동안 굶었더라도 가차 없이 같은 논리를 들이댄다.

컬럼비아대학교의 루디 라이블Rudy Leibel은 뇌가 체중 변화에 반응하여 계속 신진대사 보상 반응을 일으킨다는 사실을 발견했다. 뼛속까지 뉴요커인 그는 직설적이고 매력적이며 이단적인 사람이어서, 소신을 위해 거침없이 싸웠다. 그가 이렇게 한 것은 다행이었는데, 그의 주장이 인기가 별로 없었기 때문이다. 앞서 '빼려고 할수록 찌는 살'에서 언급한 줄스 허시의 실험 참가자들이 어째서 필연적으로 다시 살이 쪘는지 궁금했던 라이블은 연구를 진행한 끝에, 체중이 올라가든 내려가든 유지 범위를 넘어서면 신진대사가 변한다고 주장했다. 체중이 유지 범위보다 10퍼센트 줄어든 사람은, 같은 체중이지만 유지 범위 이내에 있는 사람보다 하루에 칼로리를 10~15퍼센트 덜 소모한다. 이런 실험은 참가자의 음식 섭취와 운동을 몇 달 동안 면밀하게 조절해야 하므로, 어렵고 돈이 많이 든다. 라이블과 동료들은 참가자들을 입원시켜 연구 기간 동안 대체 유동식을 공급하고 규칙적인 운동 습관을 유지하게 해서 연구를 성공적으로 마쳤다.

연구 결과, 감량 체중을 1~6년 정도 유지한 다이어터는 신진대사가 저하된 상태를 지속했다. 이를 근거로 라이블은 일시적으로 체중이 감량된 사례를 들어 그의 이론이 틀렸다고 주장하는 이들에게 정면으로 반박했다. "직접 경험한 사람들과 얘기해봐요. 연구 자료만 들여다보지 말고, 살을 빼고 체중을 유지한 사람들과 직접 이야기해 보면, 그들도 나와 똑같은 이야기를 할 거요." 즉, 감량 체중을 유지하는 유일한 방법은 신체 활동을 늘리고 항상 배고픈 상태를 유지하는 것뿐이다. 사실, 미국 체중조절연구소National Weight Control Registry에 등록된, 14킬로그램 이상을 감량하고 1년간 유지한 사람들의 식이와 운동 습관 자료도 라이블의 주장을 뒷받침한다. 칼로리 계산기에 따르면, 데니스는 하루 2100칼로리만 먹으면 68킬로그램의 체중을 유지할 수 있었지만, 실제로는 그보다 400~500칼로리 덜 먹어야 했다. 이런 신진대사 저하는 체중 유지 범위 내에 있느냐, 그 아래에 있느냐에 따른 차이다. 많은 사람이 식이나 운동을 자발적으로 완벽하게 통제할 수 있다고 오해하면서, 뚱뚱한 사람은 너무 많이 먹고 운동은 하지 않는다고 비난한다. 하지만 다이어트로 몸이 에너지를 태우는 방식이 바뀐 사람들에게 책임을 떠넘기는 비난은 정당하지 않다.

이렇게 비난하는 사람들은 신진대사가 식이와 운동에 미치는 영향을 자기가 제대로 이해하지 못한다는 사실을 감추려고, 신진대사

| 다이어트는 왜 우리를 살찌게 하는가 |

를 종종 신비한 마술처럼 포장한다. 하지만 신진대사는 측정할 수 있는 신체적 속성이며, 과학적으로 정의될 수 있다. 음식을 먹으면 몸은 그 에너지로 세 가지 작용을 한다. 첫째, 무거운 물건 들기 등의 일을 하고, 둘째, 지방 형태로 저장하고, 셋째, 태워서 열을 낸다. 단연 에너지 대부분은 열로 전환된다. 열의 일부는 체온을 유지하는 데 이용되지만, 대부분은 그대로 방출되어버린다. 소화 과정은 음식을 이용 가능한 에너지로 바꾸는 데 상당히 비효율적인 방법이기 때문이다.

기술적으로 보면, 신진대사는 단순히 몸이 내는 열의 양으로 정의할 수 있다. 그 열은 식품 라벨에 적혀 있는 것처럼 칼로리로 측정되며, 사람을 물로 가득 채운 벽으로 단열 처리된 방에 넣었을 때 물의 온도가 변하는 정도로 나타낼 수 있다. 신진대사율Metabolic Rate은 더 쉽게 측정할 수 있는데, 어떤 음식을 섭취한다고 가정했을 때 산소 소비량을 이용하면 된다. 신진대사는 갑상선 호르몬으로 주로 조절되지만, '싸움-도피Fight-Or-Flight 반응'에서 분비되는 아드레날린이나, 추위로 몸을 떨거나 불안으로 긴장하는 것과 같은 근육 활동의 영향을 받기도 한다.

너무 많이 먹으면 비슷한 보상 반응이 반대 방향으로 일어난다. 즉, 몸이 잠깐 동안 에너지를 더 태우는 것이다. 배불리 먹은 후 몇 시간이 지나면 몸이 더워지는 이유다. 이런 반응 때문에 마른 사람의 체중을 늘리려는 실험적 시도는 실패했다. 1970년대에 죄수들의 살을 찌우는 실험이 시도된 적이 있다. 결과적으로 겨우 성공하기는 했지만, 참가자 중 일부는 체중의 20~25퍼센트를 늘리기 위해 4~6개월 동안 하루 1만 칼로리까지 먹어야 했다. 먹는 양을 늘리자 신진대사율도 증가해 에너지를 50퍼센트 더 태웠다. 연구진은 체중이 늘어난 죄수들과 체중을 감량해 같은 몸무게가 된 비만인들을 비교했다. 하지만 신진대사 기능의 차이 때문에, 같은 체중을 유지하려면 다이어터들은 과하게 먹어 살을 찌운 죄수들보다 절반 정도만 먹어야 했다. 과식으로 유발된 체중 증가는 굶주림으로 유발된 체중 감소보다 금방 나타냈다. 설치류와 사람 모두에서, 체중 증가를 억제하는 저항은 고작 몇 달 만에 사라졌다.

「더 비기스트 루저The Biggest Loser」라는 TV 프로그램의 참가자들은 대상 상금을 거머쥐기 위해 엄격하게 칼로리를 제한하며 과격한 운동을 하고, 심지어 시청자의 즐거움을 위해 트레이너의 막말까지 참아내면서 엄청난 체중을 감량했다. 이런 방법으로 근육은 유지한 채 지방을 뺐고, 여전히 약간 뚱뚱한 상태이기는 해도 체중을 평균 38퍼센트 감량했다. 하지만 신진대사가 급격히 저하되어 기초 대사량이 하루 500칼로리나 떨어졌다. 체중을 많이 감량한 참가자들은 더 급격한 신진대사 저하를 겪었다.

살을 뺀 후 신진대사가 저하되면, 가장 큰 변화는 휴식을 취할 때가 아니라 주차장 가로지르기와 같은 중등도 신체 활동을 할 때의 에너지 효율에서 나타난다. 에너지 균형 시스템은 신진대사를 낮추기 위해 골격근의 효율, 즉 태우는 칼로리당 생산하는 힘의 양을 15~20

| 다이어트는 왜 우리를 살찌게 하는가 |

퍼센트 증가시킨다. 다시 말하면, 체중을 많이 감량할수록 움직일 때 연비가 좋아진다는 말이다. 에너지를 많이 쓰지 않고도 음식을 찾으러 더 멀리 걸어갈 수 있다는 의미이므로 굶주릴 때는 유용한 변화다. 하지만 다이어터에게는 결코 좋은 소식이 아니다. 같은 양의 칼로리를 소모하기 위해 더 오래 운동해야 한다는 뜻이기 때문이다. 더 나쁜 점은, 신진대사 저하 상태는 체중 감량 후 최소 6~7년간 유지되는데, 이 기간은 지금까지 측정한 기간 중 가장 긴 기간일 뿐이고 실제로는 평생일 수도 있다는 사실이다.

뇌의 체중 조절기

뚱뚱한 사람도 날씬한 사람의 생활 습관을 따르기만 하면 살을 뺄 수 있다고 믿는다면, 뇌의 시상하부에 있는 에너지 균형 시스템, 즉 체중 조절기Weight Thermostat의 힘을 무시하는 셈이다. 이 시스템은 몸에서 보내는 장기적, 단기적 요구에 대한 정보를 바탕으로 배고픔, 신체 활동, 신진대사를 직접 제어한다. 체중 조절을 지시하는 시상하부는 몸의 각 부위에서 오는 칼로리나 특정 영양소의 가용성에 대한 정보를 전달받는다. 그리고 이 정보를 활용해 무엇을 먹을지 파악하고, 무의식적인 신호를 보내 실제로 먹는 행위를 하도록 유도한다.

뇌의 에너지 균형 시스템은 장이 미주신경을 활성화해 뇌로 보내는 정보를 받아 식사 때마다 얼마나 먹을지 결정한다. 식사 전에는 그렐린ghrelin이라는 전달자가 분비되어 배고픔을 유도한다. 배불리 먹으면 장은 콜레시스토키닌cholecystokinin이라는 펩타이드peptide를 포함한 포만감 신호를 뇌로 보내 그만 먹도록 유도한다. 그러면 우리는 배고픔을 덜 느끼게 되고 음식은 뇌의 보상 시스템을 덜 자극한다.

포만감 신호를 받으면 음식이 덜 맛있게 느껴져서 먹기를 멈추게 된다. 첫 한 입과 마지막 한 입의 만족감 차이에 주의를 기울여보면 이 효과를 알 수 있다. 포만감 신호는 식사량을 결정하지만, 체중을 조절하지는 않는다. 마음껏 먹게 둔 쥐에게 매 식사 전 콜레시스토키닌을 투여하면 사료를 덜 먹는다. 하지만 살이 빠지지는 않는데, 적은 양을 보충하기 위해 더 자주 먹기 때문이다. 그래서 쥐는 결국 같은 양의 칼로리를 섭취하게 된다. 사람에게도 이 조절 시스템은 같은 방식으로 작동한다.

식이와 체중 조절 방식이 사람과 매우 유사한 설치류 실험 결과를 보면, 체중 조절에 대해 많은 사실을 알 수 있다. 쥐는 사람처럼 잡식동물이다. 사람과 마찬가지로 설치류의 체중 조절 시스템은 체중 증가에 취약하고, 반대로 체중 감소는 강하게 억제한다. 달고 기름진 음식을 많이 주어도 유전자에 따라 각 개체의 체중 증가량은 각각 다르며, 이는 사람도 마찬가지다. 스트레스를 받으면 설치류는 달고 기름진 음식을 더 많이 먹고, 반복적으로 체중을 줄이면 앞서 본 사례처럼 오레오 쿠키 같은 맛있는 음식을 폭식하게 된다. 마지막으로 짚어야 할 것은, 인간과 마찬가지로 야생 쥐나 실험용 쥐 모두 지난 수십 년 동안 점점 뚱뚱해졌다는 사실이다. 이는 곧 사람의 비만율을 늘리는 환경적 변화가 무엇이든 설치류에게도 같은 영향을 미쳤음을 시사한다.

설치류와 사람 모두, 체중은 지금 저장된 지방량이 체중 유지 범위에 적합하다고 뇌에 알려주는 렙틴의 피드백 신호로 조절된다. 이 점을 생각하면 체중 유지 범위라기보다 '지방 유지 범위'라 부르는 것이 더 정확할 수도 있을 것이다. 즉, 이 시스템은 몸에 근육이 얼마나 있는지, 체중이 얼마나 나가는지는 신경 쓰지 않고, 단지 에너지가 지방 형태로 얼마나 저장되어 있는지만 신경 쓴다. 유지 범위 아래로 체중이 내려갈 정도로 지방을 빼면, 혈중 렙틴 수치가 떨어지고 뇌의 굶주림 알람이 켜진다. (뇌가 의도한 대로) 굶주린 사람을 구하기 위해, 시상하부는 신진대사를 감소시켜 신체 활동을 줄이고 배고픔을 강하게 느끼게 한다. 이럴 때 렙틴을 투여해서 뇌를 속이면, 뇌는 체중이 다시 돌아온 것으로 착각하고 위급 상황에서 벗어났다고 여기기 때문에 배고픔이 사라진다. 설치류의 시상하부에서 렙틴이 보내는 신호를 받는 단백질을 제거하면, 뇌가 체지방이 0이라고 착각하고 엄청난 과식을 유도해 체중이 늘어난다. 따라서 렙틴의 작용은 시상하부에서 일어나는 것으로 볼 수 있다.

체중을 많이 감량한 이들에게 렙틴을 조금만 투여해도 효과가 나타난다. 체중을 감량할 때 느껴지는 지속적인 배고픔이나 신진대사 저하 같은 굶주림 증상이 대부분 사라지는 것이다. 렙틴이 에너지 조절 시스템을 속여 몸에 지방이 충분하다고 여기게 만들기 때문이다.

하지만 소화기에서 분해되는 렙틴은 주사로 투여해야 하므로, 지금까지 렙틴을 이용하는 방법은 실험적으로만 가능했다. 더 골치 아픈 문제도 있다. FDA 표준심사 규정상 비만 관련 의약품은 체중 감소 효과는 꼭 입증해야 하지만, 체중이 다시 늘어나지 않도록 하는 효과는 유효 목표로 삼을 필요가 없다는 사실이다. 제약회사들은 굳이 필요 없는 목표를 검증할 임상 시험을 하지 않는다.

혈당이 높아지면 췌장에서 분비되는 인슐린insulin도 비슷한 효과를 낸다. 인슐린은 혈당이 너무 높으면 에너지를 저장하고, 혈당이 너무 낮으면 에너지를 내라고 지시한다. 시상하부에 작용하여 음식 섭취를 줄이라고 명령하기도 하지만, 그 작용은 렙틴보다는 약하다. 그래도 과도한 인슐린만으로 조금 살이 빠지기도 한다.

렙틴과 인슐린은 모두 포만감 신호에 반응하는 뇌의 민감도를 증가시키므로, 렙틴이 높아지면 보통 몸에 지방이 많은 상태라서 사람들은 식사를 바로 중단한다. 장기적으로 체중을 늘리거나 줄여 유지 범위 내에 머물도록 하는 에너지 균형 시스템은 이런 방식으로 단기적 행동에도 영향을 주어, 평소보다 더 먹거나 덜 먹도록 신호를 보낸다. 단기적으로 음식을 얻을 수 있는 가용성이 변하더라도, 에너지 균형 시스템은 매우 효과적으로 체중을 안정적으로 유지한다.

뇌의 에너지 균형 시스템은 무의식적으로 작동한다. 잠깐은 숨을 참을 수 있는 것과 마찬가지로 식이와 운동도 그 균형을 잠깐은 조절할 수 있는데, 그러기 위해 의식적으로 생각해야 할 필요는 없다. 데니스는 이렇게 말했다. "생존을 위한 신체 활동이 어떻게 일어나는지는 모릅니다. 음식이 어떻게 소화되는지, 지방이 어떻게 에너지로 바뀌는지도요. 포도당이 '혈관-뇌 장벽'을 어떻게 통과하는지도 몰라요. 하지만 다 제 몸에서 일어나는 일이죠. 아무것도 몰라도 다 자동으로 일어납니다." 엄격하게 식이와 운동을 조절하는 방법이 생각보다 효과가 없었기 때문에, 데니스는 마음 가는 대로 먹는 마음챙김 식사법이 시도해볼 만한 가치가 있다고 확신했다. 첫 단계로, 데니스는 일주일 동안 칼로리를 계산하거나 체중을 재지 않고 배고픈 신호가 오면 건강한 음식을 골라 먹었다. 놀랍게도 체중이 200그램 빠졌고, 칼로리나 체중을 재지 않으면 식욕을 통제할 수 없을 것이라는 불안이 사라졌다. "칼로리를 계산할 필요가 없었어요. 몸이 알아서 계산했으니까요. 완벽했어요."

다이어트를 멈춘 직후, 나도 비슷한 경험을 했다. 한 달 동안 배고프면 먹고, 배부르면 숟가락을 놓았다. 다이어트할 때처럼 먹은 것을 모두 관찰했다. 결과는 놀라웠다. 하루 섭취량은 1400~2400칼로리로 달랐지만, 일주일 평균은 하루 1800칼로리였다. 파티나 특별한 행사가 있어 많이 먹은 날 다음 이삼일은 배가 덜 고파서 적게 먹었다. 다이어트 선수였던 내가 일일이 기록해가며 하는 것보다 내 시상하부가 칼로리 추적을 훨씬 잘한다는 사실에 감명을 받았다. 지금 생각해보면 먹을 음식을 계획하고, 무게를 달고, 칼로리를 재고, 기록하면서 시간과 노력을 낭비했던 것 같다. 그 뒤로 나는 내 책임이라 여겼던 칼로리 계산을 내면의 신호에 맡겨두고, 가공되지 않은 자연식품을 먹으면서 뇌가 제 할 일을 할 수 있도록 놔두었다. 그제야 나는 편안해졌다.

인간의 체중 유지 범위는 계속 오른다

문제는 에너지 균형 시스템의 작동 방식이 아니다. 과학자들도 이 사실을 잘 알고 있다. 진짜 문제는 '왜 어떤 사람들은 체중 유지 범위가 계속해서 올라가느냐'다. 이 과정을 막거나 되돌릴 수 있다면 대부분 다이어트는 효과가 있을 것이다. 보상에 대한 끊임없는 유혹이 난무하는 세계에서 체중을 감량하고 유지하는 일은 너무 어렵다. 온라인상에 퍼진 믿음처럼, 의지력을 이용하면 효과를 볼 수도 있다. 우리 문화의 십 대 소녀 또는 수많은 성인에게 원하는 만큼 날씬해질 수 있는 수단을 부여해도 될지 모르겠지만, 체중 유지 범위를 낮추는 약이 개발된다면 엄청난 돈을 긁어모을 것이다.

체중 유지 범위가 증가하는 것은 위급 상황에서는 신중한 계산이 쓸모없기 때문이라고 설명할 수 있다. 뇌는 혈당의 주요 성분인 포도당만 연료로 사용할 수 있는 매우 취약한 장기다. 연료가 5분만 부족해도 치명적인 손상을 입을 수 있으므로, 이를 방지하기 위해 긴급 연료 공급 시스템이라는 일련의 회로가 장기적 에너지 목표를 무시하고 작동한다. 점심 식사 등을 걸러서 저혈당 상태가 되면 인슐린 분비가 줄어들고, 스트레스 호르몬이 늘어나 스트레스 연쇄반응이 활성화된다. 이 신호가 활성화되면 혈당을 정상 수준으로 회복하기 위해 포도당 사용이 줄어들고 생산이 늘어난다. 긴급 연료 공급 시스템이 활성화되면 최근에 얼마나 먹었는지, 혈액에 렙틴이 얼마나 있는지에 관계없이 식욕이 강해진다. 워싱턴대학교 연구원인 마이크 슈워츠Mike Schwartz는 긴급 연료 공급 시스템이 반복해서 활성화되면 비만과 당뇨가 증가한다고 예측했다.

세부적으로는 아직 밝혀지지 않았지만, 연구자들은 체중 유지 범위가 왜 올라가는지 조금씩 파악하고 있다. 체중 유지 범위가 올라가는 기본적인 원인은 '렙틴 저항성Leptin Resistance'으로, 이는 렙틴에 대한 신경 반응이 약해지는 것이다. 렙틴 저항성은 쿠키를 너무 많이 먹은 사람부터 유전자 돌연변이로 에너지 균형 시스템이 손상된 사람까지, 모든 비만 환자에게서 공통으로 발견된다. 렙틴 저항성이 있는 사람은 혈중 렙틴이 많아도 뇌가 그 신호를 알아채지 못한다. 1994년 렙틴이 처음 발견되었을 때 사람들은 렙틴 투여로 비만을 치료할 생각에 흥분했었지만, 비만 환자는 렙틴을 투여해도 뇌가 정상적으로 반응하지 않아 체중이 줄지 않는다. 제2형 당뇨병의 원인인 '인슐린 저항성Insulin Resistance'과 원리가 비슷하다. 최근 연구에 따르면, 렙틴 저항성은 연구자들이 오랫동안 생각해왔듯이 비만의 결과일 뿐 아니라 그 원인이기도 하다.

렙틴 저항성의 원인은 아무도 정확히 모르지만, 현재 가장 유력한 가능성은 시상하부의 뉴런 손상을 일으키는 세포 염증 반응이다. 세포 염증 반응은 국소 면역 반응으로, 흔히 생리적 불균형 때문에 발생한다. 시상하부에 염증이 일어난 설치류는 과식하고 체중이 증가하며, 인슐린과 렙틴에 대한 반응성이 떨어지며 식이성 비만에 취약해진다. 시상하부에서 염증을 유도하는 화학적 연쇄반응을 차단하면 반대 효과가 일어난다. 장기적으로 고지방 식이를 급여하면 쥐의 식사를 차단하는 시상하부 뉴런이 죽고, 영구적으로 과식을 선호하게 되어 체중이 계속 늘어날 가능성이 크다는 연구 결과도 있다. 혈액 내 염증 분자를 살펴보면 개인의 당뇨병 발병 확률을 예측할 수 있는 것처럼, 고지방 식이를 시작하기 전 쥐들의 염증 반응 차이를 살펴보면 비만에 대한 종 특이적 경향성을 파악할 수 있다.

염증 반응은 체중 유지 범위를 높이는 초기 단계다. 시상하부의 염증이 렙틴 저항성을 유발한다면, 염증은 렙틴 저항성 이전에 생겨야 한다. 식이성 비만에 취약하도록 길러진 쥐에게서 바로 이런 현상이 일어난다. 쥐에게 고지방 식이를 시작하면 24시간 이내에 시상하부에서 염증 표지자가 발견되고, 3일 차까지 증가하다가 2~3주간 안정화되고 다시 증가한다. 이 과정에서 사료 섭취량이 증가하면서 같은 경향이 계속 반복된다. 염증 표지자 증가 과정이 반복된다는 사실을 보면, 염증은 체중 유지 범위를 올려 지방이 더 많이 저장되게 하고, 또다시 체중 유지 범위를 올리면서 이 순환이 반복되게 한다는 것을 알 수 있다. 사람의 경우에도 염증은 비만 환자에게서 흔히 관찰되지만, 염증 때문에 체중 증가가 일어나는지는 아직 확실하지 않다.

렙틴 저항성이 있는 동물은 혈당을 높이는 등 다양한 긴급 연료 공급 반응을 보인다. 렙틴이 부족한 쥐는 당뇨 증상을 보이는 것으로 보아, 뇌는 긴급 연료 공급 시스템을 사용하여 단기적 에너지 부족뿐만 아니라 낮은 렙틴 신호가 보내는 장기적인 연료 부족 경고에 대처하는 것으로 보인다. 뇌에 렙틴을 투여했더니 당뇨 설치류와 렙틴 부족 설치류 모두 혈당 정상 수치가 회복됐다는 사실은 이 가설을 뒷받침한다. 긴급 연료 공급 시스템은 시상하부의 궁상핵이라는 주요 에너지 균형 부위가 손상을 입어도 여전히 작동하므로, 부분적으로는 에너지 균형 시스템과 분리되어 작동하는 듯하다.

궁상핵은 식사를 자극하고 억제하는 뉴런을 둘 다 포함한다. 식사 자극 뉴런은 장에서 분비되는 단기 배고픔 신호인 그렐린에 의해 활성화되고 렙틴과 인슐린에 의해 억제된다. 굶주림 뉴런이 활성화된 실험동물은 최근에 얼마나 먹었는지에 상관없이 폭식하고, 음식을 더 갈망하게 되고 식욕도 늘어난다. 체중을 감량하면 굶주림 뉴런이 활성화되어 배고픈 감각이 증가하는데, 체중을 많이 빼면 엄청난 배고픔을 느끼기도 한다. 반대로 렙틴이 분비되면 식사를 억제하는 뉴런이 활성화되고, 약 하루 정도 되는 짧은 시간 동안 음식 섭취가 줄어든다.

뇌의 신경 회로는 몸의 영양소와 에너지 요구를 감지하여 식사, 운동, 신진대사를 조절한다. 의식적인 노력으로 뇌의 이런 결정을 어느 정도, 또 잠깐은 조절할 수 있다. 하지만 그래야만 할 이유는 없다. 에너지 균형 시스템에 맡겨두면, 칼로리 요구와 섭취를 힘들게 계산하는 것보다 효과적으로 체중을 유지할 수 있기 때문이다.

마른 몸 증후군에서 벗어나자

다이어트를 하려면, 평균적인 사람을 기준으로 삼아 개발되고 모든 사람의 몸이 똑같아 보이게 만들도록 고안된 엄격한 규칙을 따르면서, 체중 조절에 '개인적 책임'을 져야 한다. 하지만 우리는 다이어트가 아니라 각자의 몸에 맞는 삶을 가꾸는 데 책임을 져야 한다. 체중 감량에 성공하는 소수를 포함해 다수의 대중을 실망시키지 않기 위해, 체중 감량이 어렵다는 진실을 발설하면 안 된다고 주장하는 이들도 있다. 이런 논리는 살이 빠졌다 쪘다 반복하면서 자신을 실패자라고 느끼는 많은 사람이 소모하는 막대한 비용을 고려하지 않은 것이다. 게다가 이런 논리는 현실도 외면한다. 키 크려고 다리를 늘이는 것은 부질없는 짓이며, 이런 행동을 하는 사람은 당연히 말려야 한다. 장기적으로 봤을 때, 많은 사람에게 다이어트는 다리 늘이기나 마찬가지다.

다이어트 산업은 체중 감량이 그들의 공이라 생색을 내면서도, 다이어트 뒤에 이어지는 체중 증가를 뇌의 에너지 균형 시스템 작동의 자연스러운 결과가 아닌 개인의 의지력 부족으로 치부하는 전략

을 취해왔다. 배고픔이 늘어나고 신진대사가 저하되며 심리적 고통
이 커지는 증상이 체중 감소에 따르는 당연한 반응이라고 인정해버
리면, 다이어트 클리닉은 마케팅에 심각한 타격을 입을 것이다. 그래
서 다이어트 업계는 진실을 말하지 않는다. 물론 무시한다고 문제가
사라지는 것은 아니지만, 그렇게 해야 다이어트를 반복하는 고객이
충분히 공급되어 이익을 얻고 시침 뚝 떼며 평생 회원권을 팔 수 있
다. 이제 우리는 왜 많은 사람이 스스로를 이 과정에 계속 밀어 넣는
지 생각해봐야 한다. 배고픔으로 고통받고 러닝머신 위에서 숨을 헐
떡여도, 결국 장기적으로는 뇌가 또다시 승리할 것이다. 우리의 노력
은 낭비되고, 마지막에는 이 결과가 내 탓이라고 인정하게 될 뿐이다.

다이어트는 몸의 배고픔 신호를 무시하도록 가르쳐서, 결과적으
로 기회가 생길 때마다 과식하게 만든다. 장기적으로 식이를 제한하
면 예민한 사람은 폭식하게 되고, 따라서 다이어트로 바로잡으려 했
던 체중 증가가 또다시 일어난다. 대신 의식적인 마음챙김 식사를 하
면 에너지 균형 시스템에 통제권을 넘겨주고, 더 중요한 일에 의지력
을 집중할 자유를 얻게 된다. 연구로 검증된 이에 관한 다양한 방법을
알아보기 전에, 먼저 체중 증가를 불러오는 요인을 살펴보자.

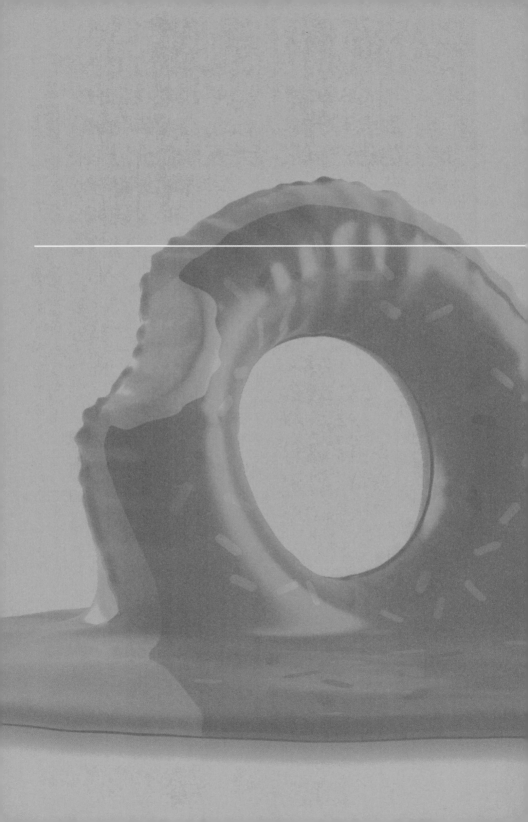

PART 2

자꾸만 살이 찌는 이유

Why diets make us fat

어린 시절의 체중과
성인기의 체중

1944~1945년, 북유럽의 겨울은 유난히 추웠지만 좋은 소식이 이어졌다. 연합군이 빠르게 진군해왔고, 전쟁은 곧 끝날 듯 보였다. 9월에서 10월에 사이에는 1940년부터 나치가 점령했던 네덜란드 남부 지방에서 포로로 잡혀 있던 군인들이 풀려났다. 네덜란드 망명 정부는 연합군의 공격을 지원하기 위해 철도 파업을 요청했고, 3만 명의 노동자가 이에 응답했다. 하지만 독일군이 자체적으로 열차를 동원해 군대를 끌어오는 바람에, 서부 지방을 해방하려던 네덜란드 공수부대의 착륙 시도는 실패했고, 연합군은 베를린으로 밀려갔다.

독일은 네덜란드 레지스탕스에 대한 보복으로 나치가 점령한 지역을 봉쇄해 물자가 공급되지 못하게 했다. 이에 민간인들은 최대한 에너지와 열을 긁어모아야 했다. 식량 배급량은 11월에 하루 1200칼로리였다가, 다음 해 1월에는 800칼로리, 2월에는 600칼로리로 떨어졌는데, 그나마 대부분이 빵과 감자였다. 전쟁 초기에는 임산부와 수유부는 추가 배급을 받을 수 있었지만, 늦가을이 되자 그럴 식량도 다 동이 났다. 사람들은 가구를 태우고 튤립 구근을 먹었다. 농부들은 식량을 도시 사람들의 멋진 옷감과 교환하지 않겠다는 팻말을 내걸었다. 1944년 11월에서 1945년 5월 사이에 2만 명 이상이 굶어 죽었고, 모두가 기아에 시달렸다. 이 '네덜란드 대기근Dutch Hunger Winter'은 생존자들과 그 자녀들의 여생, 심지어 손주 세대의 삶에까지 생물학적 영향을 주었다.

전쟁 희생자들의 사례는 어린 시절의 경험이 이후의 삶에 어떤 영향을 주는지 이해하는 데 실마리를 준다. 당시 건강 관리가 중앙 집중적으로 이루어지고 기록이 잘 보존된 덕에, 일정 시점, 일정 기간에 영양실조를 겪으면 이후에 잘 먹어도 그 영향이 이어지는지 알아보는 연구를 하기에 수월했다. 태아 때 겪는 영양실조는 평생 체중에 영향을 미친다는 사실도 확인되었다. 임산부가 임신 말기 몇 달 동안 굶주리면, 아기는 작게 태어나고 후에 평균 이상을 먹어도 체구가 평생 작았다. 이 여성들의 손주들도 출생 체중이 낮았다. 반대로 임산부가 임신 초기에 굶주렸다가 나중에 잘 먹은 경우에는, 아기가 정상 체중으로 태어났지만 성인이 되면 체중이 늘었다. 이런 임산부의 딸은(아들은 제외) 성인이 되면 체중과 허리둘레가 늘어났다. 딸들은 성인기 체중과 관계없이 당뇨에 걸릴 가능성도 컸다. 마오쩌둥의 '대약진大躍進' 기간에 중국 대기근을 겪은 임산부들과 그 딸들에게서도 비슷한 현상이 확인되었다. 임신 초기의 굶주림이 왜 아들에게는 영향을 덜 주는지는 명확하지 않지만, 체중 조절은 생식에 영향을 미치므로 여성에게 더 중요하게 작용하는 것으로 보인다.

태아 시절 체중이 평생 간다?

임신 기간을 아이가 앞으로 살아갈 외부 환경에 적응하도록 돕는 기간이라고 생각한다면, 태아 발달 과정의 환경이 성인이 되어서도 영향을 미친다는 사실을 금방 이해할 수 있다. 사람과 동물은 외부 환경의 정보에 따라 생물학적 기능을 발휘해 아기를 키운다. 외부에 음식이 부족하면 체구가 작고 말라야 충분히 먹고 살아남기 쉽다. 임산부가 먹은 음식의 맛은 태아의 혀에 닿아 안전한 음식이 무엇인지 알려주고, 아이의 음식 기호를 형성한다. 곳곳에 위험이 숨어 있는 환경에서는 위험한 낌새만 보여도 즉각 반응하는 예민한 시스템이 생존에 필수적이므로, 장기적 스트레스에 대처하기 위해 신체적 대가를 치를 만하다. 하지만 그럭저럭 지낼 만한 환경이라면, 작은 문제에 호들갑 떨며 에너지를 낭비하기보다 체구를 키우는 데 풍부한 자원을 활용하는 편이 훨씬 낫다. 임산부의 환경이 아기가 살아갈 환경과 정확히 일치하면 태아의 발달 가소성 덕분에 아기는 성공적으로 살아남을 것이다. 하지만 스트레스 반응성에서 볼 수 있는 내재적 트레이드오프trade-

_{off}(한 형질의 강화가 다른 형질의 감쇄를 수반하는 상충관계 –옮긴이)가 일어나거나, 성인기의 환경이 어린 시절 몸이 적응했던 환경과 더는 맞지 않으면 문제가 발생한다.

식량 부족일 때 태어났지만 자라면서 음식이 풍부한 환경에 놓인 사람들에게 이런 발달 불일치가 흔히 발견된다. 선진국에서는 출생 체중이 높은 아기보다 낮은 아기가 향후 복부 비만(건강에 가장 위험한 유형), 심장병, 당뇨병, 고혈압을 겪을 확률이 크다. 빈곤 상태에서 정제 곡물, 설탕, 지방 함량이 높은 가공식품이 흔한 환경으로 바뀌면, 특히 당뇨병에 걸릴 위험이 크다. 단백질을 섭취하지 못한 임산부가 낳은 아이들도 비슷한 현상을 보인다. 반면에, 출생 체중이 높았던 아기는 성인이 되어서 음식을 더 많이 요구하고 배고픔을 잘 견디지 못한다. 식량이 풍부한 환경에서는 저체중이나 과체중 아기 모두 비만이 될 확률이 높다. 이는 사람뿐 아니라 실험동물도 마찬가지이며, 자라면서 달고 기름진 음식을 많이 먹으면 이 확률은 더 높아진다.

의지력이나 식이, 운동 습관이 문제가 되기 훨씬 전인 생후 6개월 아기들을 비교해보아도, 요즘 아기들은 이전 세대 아기들보다 체중이 더 나간다. 이런 경향은 노르웨이, 스웨덴, 덴마크, 캐나다 등 많은 나라에서 1970년대에 시작되었고, 정도는 덜하지만 미국에서도 같은 현상이 진행 중이다. 체중이 높은 아기는 체중이 높은 성인이 되므로, 비만율은 유아에서 먼저 증가하고 다음으로 어린이, 성인 순으로 증가한다. 발육이 빠른 아기들은 성인이 되어서도 비만이 될 확률이 높다.

10~15세 사이의 과체중 아이 80퍼센트는 25세가 되면 비만이 된다. 따라서 식이조절과 운동은 개인의 책임이라는 강박관념을 지우고, 어떤 생물학적 변화 때문에 어릴 때부터 살이 찌는지 질문해야 한다. 그리고 이 질문에 대한 가장 타당한 대답은 음식이 풍족해진 탓에 뇌의 체중 유지 범위가 올라갔다는 설명이다.

임신 중 엄마의 체중이 많이 늘면 아기의 출생 체중도 높아진다는 사실은 이 설명을 뒷받침한다. 하지만 아기는 보통 엄마로부터 유전적 영향을 받으므로, 엄마와 아기 체중 사이의 상관관계는 다 유전적인 것이라고 할 수도 있다. 한 재미있는 연구에서, 엄마가 형제들을 임신했을 때 체중 증가량이 달랐던 사례를 비교하여 이 문제를 해결했다. 이 연구의 결과에 따르면, 보통 임산부의 체중이 늘면 아기의 체중도 따라 올라가서, 엄마의 체중이 4.5킬로그램 늘 때마다 아기의 출생 체중은 34그램씩 늘어났다. 엄마의 체중이 23킬로그램 늘면, 출생 체중이 높은 아기가 태어날 가능성은 거의 2배가 되었다.

연구자들은 임산부의 비만이 태아의 뇌 발달에 어떤 영향을 미치는지 알아보았다. 인간 아기로 하는 실험은, 당연한 일이지만 윤리적 장벽이 높아 대부분 연구는 설치류를 대상으로 진행되었다. 렙틴은 어린 쥐의 식이를 조절하는 뇌 회로의 정상적인 발달에 필수적이다. 청소년 쥐는 렙틴이 부족해지면, 시상하부의 궁상핵에서 다른 부위로 신호를 전달하는 '축삭'이라는 섬유의 밀도가 아주 낮아진다. 이 쥐에게 렙틴을 투여하면 축삭이 정상적으로 자라지만, 이 변화는 어릴 때만 일어난다. 성체의 경우 렙틴이 여전히 뉴런 연결 부위인 시냅스에 작용하지만, 렙틴 투여로 축삭이 더 자라지는 않는다. 수유하는 엄마 쥐에게 고지방 식이를 먹이면 새끼 쥐의 궁상핵 축삭이 줄어들고 혈당 조절 장애가 일어난다. 하지만 궁상핵 뉴런에서 인슐린 작용을 억제하면 이런 문제를 예방할 수 있다. 따라서 새끼 쥐의 뇌에 과도한 인슐린이 작용하면 정상적인 시상하부 발달이 저해된다는 사실을 알 수 있다.

일반적으로 쥐는 생후 2주가 되면 뇌 발달에 큰 영향을 미치는 렙틴이 급증한다. 고지방 식이를 먹고 비만이 된 엄마 쥐로부터 태어난 새끼 쥐에게서 분비되는 렙틴은 그 양이 정상보다 많고 오래 유지된다. 생후 1개월째까지도 새끼 쥐의 체중은 정상이지만 시상하부 궁상핵에서 식이를 제한하는 렙틴의 능력이 낮아지고, 이 현상이 성인기까지 이어진다. 즉, 청소년기에 마른 상태라도 렙틴 저항성 때문에 뇌의 에너지 조절 시스템에서 몸에 지방이 얼마나 있는지 알지 못한다. 렙틴 저항성은 이후 이 쥐들이 계속 체중이 느는 원인일 수 있다. 당뇨병이 있는 엄마 쥐에서 태어난 새끼 쥐도 비슷하다. 어린 설치류에게 렙틴을 투여해도 성인기에 렙틴 저항성을 갖게 된다. 사람도 당뇨병이 있거나 비만한 임산부는 혈중 렙틴과 인슐린 수치가 높은 아기를 낳는데, 이런 변화의 기능적 의미는 아직 명확히 밝혀지지 않았다.

렙틴은 시상하부 발달 중 신생 뉴런의 형성, 대뇌피질의 발달, 기억 및 공간 탐색에 중요한 성인 해마 기능 등도 조절한다. 렙틴이 부

109

족한 쥐는 정상 쥐보다 시상하부의 뉴런 밀도가 낮다. 엄마 쥐에게 임신과 수유 중 고지방 식이를 먹이면, 새끼 쥐의 시상하부에서 오렉신orexin과 멜라닌 농축 호르몬Melanin-Concentrating Hormone을 함유하는 뉴런 생성이 늘어나 음식 섭취가 는다. 성체 쥐에게 고지방 식이를 급여하면 해마의 신생 뉴런이 4배 증가한다. 해마에서 뉴런이 새로 생성되지 못하게 하면 고지방 식이를 먹여도 살이 훨씬 덜 찌는데, 이는 신생 뉴런이 식이성 비만에 대한 취약성을 높인다는 사실을 시사한다.

스트레스를 받은 어린이는 뚱뚱한 어른이 된다

성인의 비만 확률을 높이는 또 다른 어린 시절 경험은 가난이나 학대로 발생한 극심한 아동기 스트레스다. 사람을 포함한 많은 동물 종은 어릴 때 스트레스를 받으면 스트레스 반응 시스템이 영구적으로 활성화되어, 위협적인 환경에서 생존율이 높아진다. 어린 시절의 스트레스로 뇌가 변하면 스트레스 호르몬 반응이 더 쉽게 활성화되고 잘 꺼지지 않는다. 이런 과도한 반응을 보이는 원인 중 하나는 반응을 중단하라는 피드백 신호를 받는 스트레스 호르몬 수용체가 감소했기 때문이다. 설치류와 원숭이 실험으로 이런 변화의 생물학적 원인이 파악되었는데, 그 경향은 사람에게서도 거의 비슷하다.

과민한 스트레스 시스템으로 인해 계속 스트레스 호르몬에 노출되면 심각한 문제가 일어난다. 복부 비만에 취약해지고 신체 및 정신 건강 문제를 겪게 되는 것이다. 살기 위해 항상 극도의 경계 상태를 취해야 하는 교전 지역에서 자라는 아이들에게는 이런 트레이드오프가 어느 정도 가치가 있을지 모르지만, 그 대가는 너무 크다.

아동 학대나 유기도 성인 비만을 유발한다. 잦은 신체적 학대를 당한 어린이는 성인기에 비만이 될 확률이 71퍼센트, 성적 학대를 당한 경우는 40퍼센트, 잦은 공포를 느낀 경우는 34퍼센트라는 연구 결과도 있다. 이 연구는 성인 비만의 8퍼센트, 성인 고도 비만의 17퍼센트는 아동 학대 때문이라고 추정한다. 다른 연구에서는, 교사가 볼 때 부모가 거의 또는 완전히 유기한 정상 체중 어린이는 청년기에 또래보다 과체중이 될 확률이 7배 높고, 비만이 될 확률이 8배 이상 높았다. 19만 명 이상의 어린이를 관찰한 40건의 연구를 이용한 메타 분석 결과, 학대받은 어린이는 성인이 되어 비만이 될 확률이 36퍼센트 증가했고, 보통 청소년기에 비만이 발생했다. 정서적 유기는 뚜렷한 영향을 주지 않았다. 오랜 시간에 걸쳐 참가자들을 추적 조사한 여러 연구를 봐도, 학대는 체중 증가의 결과가 아니라 선행 원인이라는 사실을 확인하게 된다.

산모의 흡연이 아이의 체중에 미치는 영향

니코틴은 단기적으로 식욕을 억제하지만, 출생 전 니코틴에 노출된 아기는 장기적으로 비만이 될 확률이 높다. 엄마가 임신 중 흡연하면 아기가 나중에 비만이 될 가능성이 50퍼센트 높아진다는 증거도 있다. 지난 수십 년 동안 공중 보건 캠페인 덕분에 흡연율이 줄어 임신 중 흡연하는 여성과 그렇지 않은 여성 사이에 사회문화적 차이가 더 벌어졌기 때문에, 흡연과 소아 비만의 관계를 해석하기는 오히려 더욱 복잡해졌다. 임신 중 흡연하는 여성은 가난하고 교육 수준이 낮으며 뚱뚱하고 모유 수유할 가능성이 적은데, 이런 특성은 모두 아동 비만을 유발한다. 이런 특성을 차치한다 해도, 통계적으로 흡연의 위험성을 무시할 수는 없다. 흡연 여성과 비흡연 여성 사이에 차이가 적었던 과거 미국과 유럽의 연구에서도 비슷한 위험이 확인되었다. 임신 중 흡연하는 여성과 출산 후 흡연하는 여성 사이에 차이가 거의 없어도, 출산 후 흡연은 자녀의 비만 확률을 높이지 않는다. 실험동물 연구에서도 같은 상관관계가 발견된다. 임신 중 니코틴 수치가 높으면 새끼의 출생 체중이 낮아지고 커서 체지방이 증가한다. 즉, 임신 중 흡연과 아이의 향후 비만이 관련 있다는 주장은 거의 사실이다.

니코틴이 어떻게 체중에 영향을 주는지는 알 수 없지만, 연구자들은 니코틴이 성인 흡연자의 체중 유지 범위를 낮추므로 아기의 초기 몸 크기를 결정한다고 추정한다. 호주의 쌍둥이를 조사한 장기적 연구에 따르면, 임신 중 흡연은 DNA에 영구적인 화학적 변화를 일으켜 평생 영향을 미친다. 임신한 쥐에게 저용량의 니코틴을 투여하면, 외측 시상하부에서 음식 섭취를 늘리는 데 관여하는 오렉신과 멜라닌 농축 호르몬을 함유한 뉴런의 생성을 늘인다. 시상하부의 뇌실곁핵과 편도체에서는, 모르핀과 유사한 천연 진통제인 엔케팔린enkephalin을 포함한 뉴런을 더 많이 만들어낸다. 정상 성체에게서 이 뉴런이 활성화되면 고지방 식이에 대한 욕구가 늘어난다. 임신 중 니코틴을 투여한 쥐의 자손은 뇌 변화를 일으켜, 청소년기가 되면 고지방 사료, 니코틴, 술을 더 많이 섭취한다. 일반 사료를 과식하는 경향은 보이지 않았는데, 이는 뇌가 보상에 더 민감하게 변했다는 사실을 나타낸다. 사람도 비슷하다면, 임산부의 흡연이 소아 비만을 늘리는 이유를 설명할 수 있을 것이다.

환경 호르몬과 비만

최근 비만이 늘어난 현상이 의지력 부족 때문이라면, 고양이나 개도 자제력을 발휘해야 할 것이다. 실험쥐나 야생 쥐도 마찬가지다. 사람과 함께 살거나 사람 주변에 사는 12종 2만여 마리 이상의 동물을 연구한 결과, 수십 년에 걸쳐 동물도 체중이 점점 늘었기 때문이다. 실험동물의 결과는 특히 흥미롭다. 식이와 생활 조건이 그다지 변하지 않았고 정확히 기록되는데도, 요즘 실험동물은 이전 세대보다 같은 사료를 훨씬 더 많이 먹는다. 마카크 원숭이의 체중은 지난 10년간 7.7퍼센트 증가했고, 비만율은 2배 이상 늘었다. 마모셋 원숭이도 비슷하다. 침팬지는 체중이 3분의 1 이상 증가했고, 비만율은 10배 이상 늘었다. 야생 쥐조차 시골 쥐나 도시 쥐 모두 비만율이 10년마다 20~25퍼센트씩 증가했다. 모든 종에서 암컷의 비만율이 수컷의 비만율보다 훨씬 높아졌다. 야생동물보다 실험동물에게서 이런 현상이 더 뚜렷했는데, 이는 비만 예방을 위해 먹이 급여량을 줄이라는 수의사의 권고를 받아들여 관리자가 식이를 억지로 조절하려고 했기 때문으로 추정된다. 동물의 체중이 늘어난 이유가 동물이 게으르거나 폭식해서, 또는 편의점이 많아지고 자동차 이동이 늘어서라고 말할 수는 없다. 대신에 우리는 환경 전반에 퍼져 있는 원인을 찾아야 한다. 바로 산업 화학 물질이 그 예다.

적어도 실험동물에 대해서는, 임신 중 노출된 환경 호르몬이 자녀의 비만과 연관된다고 할 수 있다. PVC 플라스틱의 공통 성분은 어린 설치류의 지방 세포 분화를 증가시키고 체지방을 늘린다. 하지만 사람에게도 같은 효과를 유발하는지는 확실하지 않다. 유기 인산염 살충제는 설치류에게 비만을 일으키고 건강을 악화시키지만, 이 역시 사람에게 어떤 영향을 미치는지는 아직 제대로 밝혀지지 않았다. 생수병 같은 가정용 플라스틱에 널리 이용되는 화학 성분인 BPA는 에스트로겐estrogen 수용체를 활성화하는데, 최근에는 태아를 포함한 거의 모든 사람의 체내에서 발견되어 우려를 낳았다. 동물 실험 결과 BPA가 인슐린 분비를 늘리고 지방 세포 발생을 촉진한다는 사실이 확인되었지만, 사람을 대상으로 한 연구는 아직 미미하다. 연구자들은 보통 출생 후 훨씬 시간이 지난 특정 시점에서만 환경 호르몬의 영향을 측정해왔기 때문이다. 게다가 체중 증가와 BPA 노출은 둘 다 우리 사회에 광범위하게 만연되어 있어서, 통계적으로 둘 사이의 연관관계를 파악하기는 상당히 어렵다. 하지만 체중이 걱정되는 임산부와 어린이는 플라스틱을 되도록 피해야 한다는 증거가 많다.

태아기에 받은 영향 때문에 발생하는 DNA의 영구적인 화학적 변형은 1~3세대까지 이어질 수 있다. 네덜란드 대기근은 당시 직접 피해를 입은 세대의 손주 세대까지 영향을 미쳤고, 그 영향은 평생 지속되었다. 태아기 때 영양이 부족했던 사람의 DNA에서 일어난 화학적 변형은 60년이 지나서도 발견되었고, 세대를 넘어 전달되었다. 특히 영양부족을 겪은 아이는 그렇지 않은 형제에 비해 인슐린 유사 성장인자II_{Insulin-Like Growth Factor-II}를 유도하는 유전자에서 메틸화가 적게 일어났지만, 이 현상은 임신 초기에 굶주림을 겪은 태아에게서만 발견되었다. 임신 말기에 굶주림을 겪은 태아는 성인이 되어도 유전자 변형이 발견되지 않았다. 실험동물에게서 일어난 이런 유전자 변형이 정자나 난자를 통해 자손에게 전달되면, 환경적 영향이 세대를 넘어 이어지는 한 방식이 된다.

화학 물질의 영향이 다음 세대에서야 명확히 드러나는 때도 있다. 말라리아를 일으키는 모기를 잡기 위해 사용되는 살충제인 DDT는 미국에서는 금지되었지만, 개발도상국에서는 아직도 자주 사용된다. 태아 상태에서 DDT에 노출된 쥐들은 체중이 변하지 않는다. 하지만 그들의 손주 세대 절반 이상은 비만이 된다. 이런 현상은 부모가 모두 유전자 변형을 전달하기 때문인데, 비만이 된 손주 세대에서 DNA 메틸화의 변화가 발견된다는 사실은 이 설명을 뒷받침한다.

세대를 넘어 전달되는 식습관의 영향

설치류에게 고지방 식이를 급여하면 태아기에 이런 식단에 노출된 자손에게도 영향을 미친다. 고지방 식이는 DNA 변형을 유발하고, 이 변형은 부모 양쪽이 물려주는 유전자를 통해 전달된다. 엄마 쥐가 임신 중 고지방 사료를 먹으면, 자녀와 손주 모두 몸길이가 늘어나고 인슐린 감수성이 낮아지는 당뇨병 전조 증상을 보인다. 하지만 사료를 더 먹지 않는데도 체중이 느는 현상은 자녀에게만 일어났다. 대신에 자녀 세대는 에너지 사용에서 더 효율적이었다. 여러 설치류 실험 결과를 보면, 임신 중 부족하게 먹거나 과도하게 먹어서 생긴 당뇨병 관련 대사 기능의 이상은 여러 세대에 걸쳐 이어진다.

역사적 기록을 보면 사람에게서도 비슷한 현상을 발견할 수 있다. 1800년대 스웨덴 교구의 출생, 혼인, 사망 기록을 보자. 마을 회의록에 기록되어 있는 곡물 가격과 수확량 통계를 보면 여러 해의 식량 생산량을 알 수 있다. 연구자들은 이런 정보를 조합하여 수많은 개인과 그들의 부모, 조부모의 인생 궤적을 추적했다. 부모 세대는 흉년에도 근대 교통수단을 이용해 다른 지역에서 식량을 공수해 올 수 있어 굶지 않았으므로, 연구자들은 조부모 세대 때 일어난 식량 부족이 이후 세대에 미치는 영향만을 추적할 수 있었다. 많은 연구에 따르면, 여성 8~10세, 남성 9~12세에 해당하는 '느린 성장 기간Slow Growth Period', 즉 사춘기 직전 시기의 영양 상태가 손주 세대의 향후 건강에 특히 큰 영향을 미쳤다. 할아버지가 느린 성장 기간에 흉작을 겪지 않고 풍족하게 먹으면, 손주 세대의 당뇨병 발병 위험은 4배 높아졌고 심혈관 질환 발병률도 높았다. 남인도 지역에서 이루어진 한 연구의 결과에 따르면, 부모의 출생 체중이 낮으면 자녀가 성인이 되어 당뇨병이나 심근 경색 같은 심각한 질병의 위험 요인인 대사 증후군, 즉 굵은 허리둘레와 혈압, 혈당, 콜레스테롤 증가 등의 복합적 증상을 겪을 확률이 높다.

태아기와 어린 시절 발달기의 경험은 어린 시절 뇌의 에너지 조절 시스템이 통제하는 체중 유지 범위를 조절하여 성인기 체중에 영향을 미친다. 지역적 조건이나 부모의 경험은 아이들이 채 결정권을 갖기도 전에 성인기에 비만이 될 가능성을 높일 수 있다. 너무 많이 먹거나 적게 운동하는 것이 비만을 유발하는 유일한 요인이 아닐 수 있다는 의미다. 식습관이나 운동 습관을 한결같이 유지한 사람도 1988년보다 2006년에 체중이 더 많이 나갔다. 이런 사실은, 환경 호르몬이나 장내 세균, 처방 약 등 신진대사에 영향을 줄 수 있는 여러 요인이 체중을 늘린다는 것을 시사한다.

그런데도 우리는 과체중인 아이들을 비난하고, 괴롭히고, 벌준다. 유치원생 아이들에게 식이제한의 필요성을 가르친다고 비만을 줄일 수 없고, 오히려 심리적으로 부담을 주고 향후 체중이 불어날 가능성만 늘릴 뿐이다. 극단적인 경우, 비만한 어린이가 부모에게서 격리되어 강제로 다이어트를 하거나 체중 감량 수술을 받게 되는 일도 있었다. 하지만 다이어트는 어른들에게 그렇듯이 아이들에게도 지속적인 효과를 주지 못하며, 오히려 성장을 방해할 수 있다. 아무튼 간에, 뇌의 에너지 균형 시스템에 기능 장애를 일으키는 유전자 변형 때문에 일어난 소아 고도 비만은 부모가 고칠 수 없다. 어린이의 체중을 두고 부모를 비난하는 일은 성인의 비만이 개인의 책임이라고 비난하는 것과 같다. 이런 문화는 부모와 아이 모두에게 끈질긴 스트레스를 준다. 그리고 이제 알겠지만, 이런 스트레스는 체중 증가로 이어진다.

| 다이어트는 왜 우리를 살찌게 하는가 |

스트레스가 늘면
몸무게도 늘어난다

몸과 인생을 바꾼 일련의 불행한 사건이 일어나기 전까지 실비아 버만Sylvia Berman은 평생 체중 걱정을 한 적이 없었다. 날씬하고 운동신경이 좋아 춤이나 달리기, 수영, 스키, 하이킹에는 선수였다. 자신의 신체 능력을 믿었고, 영양과 건강 관리에 무엇이 필요한지 잘 안다고 확신했다. 첫아들을 낳고 연구실 관리직을 그만두어야 했지만, 여전히 과학을 사랑했다. 그녀는 친구들과 아이들에게 무지개가 생기는 이유 같은 세상의 원리를 설명해주는 일도 좋아했다.

1985년, 실비아는 딸을 낳은 후 세균에 감염되어 패혈증으로 병원에 입원했다. 패혈증은 급성 장기 부전을 일으켜 심하면 사망에 이를 수도 있는 전신 염증 반응이다. 그녀가 너무 고통스러워해서 그녀의 어머니가 교회에 사람을 보내 기도해달라고 부탁할 정도였다. 의사는 패혈증을 치료하기 위해 강력한 항생제를 투여했다. 하지만 퇴원한 후에도 감염은 이어졌고, 몇 달이나 경구용 항생제를 먹어야 했다. 항생제 치료로 목숨은 건졌지만, 체중에 중요한 장내 세균은 거의 다 죽은 것 같았다.

얼마 후, 의사는 실비아를 진료하다가 신진대사를 조절하는 호르몬을 분비하는 갑상선이 부어 있는 것을 발견했다. 갑상선 기능 저하증의 증상이었다. 갑상선 기능 저하증에 걸리면, 대사가 저하되고 쉽게 피로해지며 추위를 느끼고 수년에 걸쳐 천천히 체중이 는다. 이 병은 대부분의 경우 발병한 지 한참 후에야 진단된다. 실비아는 잘 기억나지 않는 이유로 스테로이드를 처방받았고, 다시 달리기를 시작했는데도 체중이 23킬로그램 늘었다.

병이 거의 다 나았다 싶었을 때 마지막 일격이 찾아왔다. 어느 겨울날 실비아는 꽁꽁 언 미시간 호수 위로 달려가는 친구 아이를 뒤쫓다 얼음 위에서 미끄러져 발목이 부러지고 말았다. 의사가 숙련된 솜씨로 발목을 금속 핀으로 고정했지만, 그녀는 그 뒤로 제대로 걸을 수 없게 되었다. 지금까지 그녀는 지팡이를 짚고 다닌다. 규칙적으로 하던 운동을 갑자기 못 하게 되자 체중은 계속 늘었다. 6개월 만에 몸무게가 또 23킬로그램 넘게 불었다.

그러자 사람들이 대하는 태도가 달라졌다. 실비아는 즉각 알아차렸다. 시어머니 선물을 사러 니만 마커스 백화점에 들렀을 때였다. 지난번에 갔을 때 그녀는 날씬했고 쇼핑을 즐길 수 있었다. 하지만 이번에는, 예전에 만났었는데도 자신을 애써 무시하는 점원을 불러 세우기 위해 계산대 앞에서 한참이나 기다려야 했다. 그녀는 이렇게 말했다. "뚱뚱해질수록 보이지 않죠." 수영을 다시 시작하려 하자, 아이들은 그녀를 큰 소리로 놀려댔다. 그런 일이 반복되자 수영장에 가는 일을 그만두었다. 운동을 위해 더는 스트레스를 감수할 수 없었다. 때로 스트레스가 삶을 모두 갉아먹는 것처럼 느껴졌다. 식료품 가게에서 스친 낯선 사람의 말조차 그녀를 지치게 했다.

살을 빼기 위해 30년 넘게 온갖 그럴듯한 방법을 시도했지만, 실비아의 뇌가 이미 높아진 체중 유지 범위를 방어하기 시작했기 때문에 아무런 효과가 없었다. 수많은 사람이 갖가지 조언을 했지만, 실비아는 똑같은 이야기에 지쳐버렸다. 기공 수련은 운동 욕구를 충족해주었고 건강을 유지하는 데도 어느 정도 도움이 되었지만, 그녀는 살을 빼지 못했다는 사실이 부끄러웠다. 몸이 그렇게 바뀐 이유를 안다 해도, 다시 날씬해지지 못한다는 책임감을 떨쳐버릴 수는 없었다. 우리처럼, 그녀 또한 체중이 엄청난 스트레스의 근원이라고 여겼다. 자신의 몸을 그대로 받아들일 수 있겠냐고 묻자, 그녀는 대뜸 이렇게 대답했다. "그렇다고는 절대 말 못 하겠네요. 전혀 괜찮지 않거든요."

스트레스는 우리를 병들게 한다

스트레스 시스템은 가난이나 불행한 결혼, 불공평한 상사 같은 장기적인 문제가 아니라, 사자의 공격 같은 즉각적이고 단기적인 위협에 대처하도록 맞춰져 있다. 스트레스 호르몬 반응은 효율적으로 빠르게 시작되고 단 몇 분에서 몇 시간 정도만 작용하다 끝난다. 스트레스를 받으면 시상하부는 부신에 코르티솔cortisol이라는 호르몬을 분비하도록 명령한다. 코르티솔은 장기적인 결과와 상관없이 우선 생명을 위협하는 긴급 상황에서 벗어나도록 한다.

코르티솔은 각성 수준을 높이고, 사고력을 향상하고, 도망치거나 싸울 때 근육이 에너지를 충분히 사용할 수 있게 하여 당면한 위험에서 벗어나게 한다. 성장과 복구, 생식, 소화, 면역 반응은 억제해서 장기적 문제에는 신경 쓰지 않게 만든다. 하지만 이런 장기적 문제를 너무 오랫동안 멈출 수는 없으므로, 지속적인 스트레스를 받으면 건강에 해롭다. 코르티솔 수치가 계속 높으면 감염에 대처하기 어려워지고, 기억과 감정에 중요한 뇌의 여러 부위가 손상된다. 따라서 혈중 코르티솔은 스트레스 반응을 짧게 유지하기 위해 뇌에 피드백 신호를 보내 그 생성을 중단시킨다. 하지만 불행히도 스트레스가 지속되면 코르티솔 분비를 차단하는 뉴런이 손상되어 피드백이 막히고, 결국 스트레스 반응을 멈추기 어려워진다.

코르티솔이 지속적으로 과다 생성되면 내장 지방이 늘어난다. 특히 복부 지방은 염증 반응이나 질병과 밀접한 연관이 있다. 허리둘레를 늘리는 복부 지방은 남성이나 폐경 여성에게 흔한 '사과형' 비만에서 특히 두드러진다. 하지만 마른 사람도 내장 지방이 많은 경우가 있어 쉽게 단정할 수는 없다. 내장 지방은 나이가 들며 늘어나는데, 특히 남성에게서 그렇다. 반면에 피하 지방이 엉덩이나 허벅지에 주로 축적되는 '서양배형' 비만인 경우, 생활 습관과 연관된 질병이 발생할 위험은 낮다. 피하 지방은 복부 지방보다 지방 세포당 렙틴을 2~3배 더 분비한다. 렙틴은 가용할 수 있는 에너지가 얼마나 저장되어 있는지 뇌의 에너지 균형 시스템에 알려주므로, 렙틴을 덜 분비하는 내장 지방은 지방을 더 저장하지 말라고 뇌에 알려주는 기능을 제대로 수행하지 못한다.

스트레스는 피하 지방보다 코르티솔 수용체가 더 많은 내장 지방에 더 큰 영향을 준다. 한 연구에서는 체중이 평균 17킬로그램 차이 나는 일란성 쌍둥이들을 비교했다. 이때, 뚱뚱한 쌍둥이 형제가 복부 지방이 있는 경우에만 스트레스에 반응하는 둘의 생물학적 지표에 차이가 있었다. 구체적으로 살펴보면, 뚱뚱한 쌍둥이 형제는 코르티솔 수치가 높고 수면 장애가 있었지만, 그가 피하 지방이 많은 '서양배형'일 경우 두 사람의 스트레스 신호는 차이를 보이지 않았다. 내장 지방이 있는 사람은 스트레스 요인에 대한 반응성이 증가하는 등 장기적 스트레스에 대한 생물학적 신호를 보이는데, 이는 어린 시절 스트레스를 받은 경험의 결과가 지속되었기 때문이다.

장기적 스트레스는 대사 증후군을 유발하는 중요한 요인이다. 실험용 쥐는 스트레스 호르몬을 섞은 물을 급여하기만 해도 체중이 늘어나고 혈당과 콜레스테롤 수치가 높아진다. 원숭이가 계속 스트레스를 받으면 복부에 살이 찌고 인슐린 저항성과 콜레스테롤, 혈당이 증가한다. 또 심장병에도 취약해진다. 사회적으로 우세한 동료 쥐와 함께 사육해 스트레스를 받은 쥐는 처음에는 체중이 줄지만 동료 쥐가 사라지면 내장 지방이 늘어나며, 내장 지방은 스트레스를 주고 없애기를 반복할 때마다 늘어난다.

사람도 스트레스를 계속 받으면 대사 증후군 위험이 높아진다. 한 연구에 따르면, 연구 시작 당시 코르티솔 수치가 높은 사람들은 5년 후 체중과 혈압, 인슐린 저항성이 증가하는 경향을 보였다. 스웨덴 중년 남성을 대상으로 35년간 추적 관찰한 결과, 지속적인 스트레스를 받으면 당뇨병 발병률이 50퍼센트 증가했다. 세계 요트 경주 참가자 16명을 추적한 연구도 있다. 바다에서 스트레스를 받으며 5개월을 보내면 체중이 평균 4.5킬로그램 줄었다가 나중에 다시 늘었는데, 주로 내장 지방이 늘었다. 경주 후 혈액검사 결과, 초기 대사 증후군이 나타났고 혈압도 약간 상승했다.

지속적인 스트레스는 위기 상황에 대처하는 '싸움-도피 반응'을 일으키는 교감신경계를 활성화한다. 설치류와 사람의 교감신경계가 계속 활성화하면 신경펩티드 Y$_{Neuropeptide\ Y}$라 불리는 신경 전달 물질이 분비된다. 고지방 식이를 먹인 쥐에게 신체적, 사회적 스트레스를 주면 2주 이내에 내장 비만이 생기고, 3개월이 지나면 대사 증후군이 발생한다. 내장 지방을 늘리는 신경펩티드 Y의 활성을 억제하면 쥐가 계속 과식해도 증상은 급격하게 감소한다. 사람에게서 같은 현상

| 다이어트는 왜 우리를 살찌게 하는가 |

을 확인하지는 못했지만, 사람의 내장 지방에도 지방 저장을 촉진하는 신경펩티드 Y 수용체가 있으므로 비슷한 결과를 보일 것이다.

이런 연구 결과들을 미루어볼 때, 스트레스는 흔히 비만으로 유발되는 당뇨병, 고혈압, 고콜레스테롤, 심장 질환 등 여러 질병을 직접 유발한다는 것을 알 수 있다. 그렇다면 이론적으로는 스트레스를 줄이면 장기적으로 건강을 개선할 수 있을 것이다. 하지만 현실은 그렇게 간단하지 않다.

사회적 낙인이 주는 스트레스

고강도 노동 같은 스트레스 요인은 스스로 조절할 수 있지만, 다른 요인 대부분은 개인이 통제하기 힘들다. 특히 타인 때문에 받는 스트레스는 피하기 어렵다. 비만 때문이라 여기는 질병이 실은 편견과 차별 때문일 수 있다는 가능성을 무시한 채 뚱뚱한 사람을 비난하는 일은 공정하지 않다. 사회적 낙인은 전 세계 수많은 사람에게 영향을 미치는 건강 불평등의 중요한 요인이다. 뚱뚱한 사람들에 대한 차별을 멈추지 않는 한, 사회적 낙인이 주는 스트레스가 얼마나 건강을 위협하는지 알기 어렵다.

생활 습관이 건강에 미치는 영향은 4분의 1 미만인 데 반해, 타인이 우리는 대하는 방식 등 사회적 환경의 영향은 절반 이상이라고 추정하는 이들도 있다. 사회적 지위가 낮은 사람들은 특히 대사 증후군을 겪을 확률이 높다. 영국 공무원의 건강 예측 요인을 장기적으로 연구한 '화이트홀 연구Whitehall Study'도 이 상관관계를 명확하게 밝혔다. 처음에는 과체중이 아니었던 여성들도 15년 동안 직장에서 스트레스를 겪는 기간이 3회 이상이면, 스트레스를 덜 받은 사람들에 비해 대사 증후군을 겪을 확률이 5배 높았다. 같은 조건의 남성은 대사 증후군 확률이 2배 높았다. 흡연이나 운동처럼 건강에 영향을 주는 행동은 건강 상태를 바꾸는 전체 요인 중 3분의 1에 불과했다.

사회적 경시, 즉 사회적 위치로 인해 존중받지 못하거나 무시당하는 경험을 하면 스트레스가 유발된다. 인간의 친척인 영장류도 하위 서열 개체들을 계속 제 밑에 두기 위해 시간과 노력을 쏟지만, 사람이야말로 다른 사람을 비참하게 만드는 데 선수다. 대놓고 모욕하거나 참여의 노력을 무시하는 등, 다른 사람을 내 발밑에 있다고 느끼게 하는 데 얼마나 많은 방법이 있는지 떠올려보자. 일상적으로 표현되는 부정적인 고정 관념과 적대감은 물론, 널리 퍼진 체중 차별은 비만인에게 사회적 낙인을 찍는다. 사회적 낙인에 대한 일반적인 반응인 수치심을 느끼면 스트레스 호르몬이 분비된다. 성인 비만인의 머리카락에서는 과체중이나 정상 체중인 사람에 비해 장기적 스트레스 때문에 축적된 코르티솔이 거의 4배 많이 발견된다. 8~12세에 이른 비만 아동의 머리카락에서도 보통 체중인 아동에 비해 코르티솔이 더 많이 발견된다.

여성은 자신을 직접 겨냥하지 않는 비만 편견에 노출되어도 스트레스를 받는다. 한 연구에서, 뚱뚱한 사람을 놀리는 실제 텔레비전 프로그램 영상을 본 여성들은 자신이 과체중인지 아닌지에 상관없이 코르티솔 수치가 올라갔다. 몸에 대한 불만이 모든 체중의 여성에게 널리 퍼져 있기 때문이다.

여러 연구 결과를 보면, 차별은 건강을 악화시키기도 한다. 아프리카계와 아시아계 미국인을 포함한 여러 그룹을 살펴본 결과, 눈에 띄는 인종차별을 받으면 심장 질환과 고혈압, 비만 및 다른 질병이 발생할 위험이 증가했다. 차별이 질병을 유발하는 잠재적인 생물학적 요인이 되는 이유는 장기적인 염증 때문이다. 차별을 겪은 사람은 염증이 증가하고, 이 염증은 이어 질병을 유발한다. 체중 차별은 당뇨병과 심혈관 질환을 유발하는 염증 표지자인 혈중 C-반응성 단백질 C-Reactive Protein 농도를 높인다. 이 현상은 정상 및 과체중인 사람에게서 일어나고 고도 비만 환자에게서는 일어나지 않는데, 이들은 C-반응성 단백질의 기준치가 이미 높아져 있기 때문이다. 체중 낙인을 많이 겪은 비만 여성은 코르티솔 수치가 더 높고, 염증을 유발하는 산화 스트레스 Oxidative Stress(체내 활성산소 생성과 분해의 불균형으로 생체 산화 균형이 무너진 상태 -옮긴이)를 더 많이 겪는다.

지속적인 스트레스는 가난한 사람에게 비만이 더 흔한 이유 중 하나다. 10세를 기준으로, 사회적 지위가 낮고 경제적으로 어려운 가정의 어린이는 잘사는 가정의 어린이에 비해 코르티솔 수치가 2배 높다. 차별은 의지력도 감소시킨다. 잘못된 대우에 부정적으로 반응하려는 욕구를 억누르는 데 상당한 정신적 노력이 들기 때문이다. 무시당한 경험이 있는 중산층 사람은 집중하지 못하고 부적절한 행동에 대처하기 힘들다는 실험 연구 결과도 있다. 가난한 사람은 매번 무시당하면서도 시간과 돈의 제약으로 인해 중요한 결정을 많이 내려야 한다. 그래서 그들은 매우 큰 스트레스를 주는 체중 조절까지 신경 쓸 의지력이 남아 있지 않다.

너무 슬픈 이야기지만, 실제로도 스트레스와 우울, 비만은 서로 깊은 연관이 있다. 장기적 연구에 따르면, 이 요소들은 서로 영향을 주어 시간이 지나면서 우울과 비만은 상호 발생 확률을 각각 50퍼센트가량 증가시킨다. 우울증은 염증을 유발하고 코르티솔 생산을 계속 늘린다. 몸에 대한 불만은 우울증과 비만을 모두 유발한다. 우울증과 비만의 유사성을 볼 때, 한 사람에게서 우울증과 비만이 다 일어나는 경향이 있다는 사실은 놀랍지 않다. 우울증은 비만과 마찬가지로, 심장 질환과 당뇨병 등의 다양한 질환을 유발하는 요인이다.

스트레스를 받으면 과자가 먹고 싶어

다이어트나 몸에 대한 불만 때문에 스트레스를 받으면 체중이 늘고, 이어 더 많은 스트레스가 생긴다. 저체중이거나 정상 체중 하단에 있는 사람이 스트레스를 받으면 보통 살이 빠지지만, 정상 체중 상단에 있거나 이보다 체중이 무거운 사람들은 살이 찐다. 뇌는 이 사람이

| 다이어트는 왜 우리를 살찌게 하는가 |

왜 굶고 있는지는 고려하지 않으므로, 다이어트를 하면 스트레스 호르몬이 증가한다. 에너지 균형 시스템은 굶주림과 다이어트를 똑같이 받아들이기 때문이다. 스트레스를 받으면 스트레스 호르몬이 분비되어 배고픈 느낌이 커지고 배부름 신호에 둔해져, 결과적으로 더 먹게 되고 체중이 늘어난다.

이런 현상은 특히 통제하며 먹는 사람에게서 두드러진다. 항상 음식 섭취에 신경 쓰는 사람은, 배고픔과 포만감에 따라 직관적으로 먹는 사람보다 다이어트를 하지 않을 때도 스트레스 호르몬 수치가 높다. 통제하며 먹는 식습관을 가진 사람은 염색체의 텔로미어가 짧은데, 이는 지속적인 스트레스나 다양한 대사 장애로 세포 노화가 가속되었기 때문이다. 하지만 이런 염색체 손상은 예방할 수 있다. 규칙적으로 운동하는 사람은 계속 스트레스를 받아도 텔로미어 길이가 짧아지지 않는다.

스트레스를 받으면 음식 보상이 더 크게 느껴진다. 스트레스 호르몬이 활성화되면 내인성 아편 유사제Endogenous Opioid가 계속 방출되는데, 이 신경 전달 물질은 뇌의 통증 완화 시스템에서 헤로인 같은 마약성 진통제와 동일한 수용체에 작용한다. 내인성 아편 유사제가 분비되면 달고 기름진 음식의 보상성이 강화되어 '스트레스를 받으면 단 음식이 당기고, 이런 간식을 먹으면 기분이 좋아진다'는 순서가 반복되며 각인된다. 스트레스가 중독을 유발하고 중독의 재발 위험을 높이는 것도 이런 이유 때문이다. 이것이 스트레스의 함정이다. 다이어트를 하면 스트레스를 받고, 특히 다이어트를 멈춘 후에 살이 찌기 더 쉬워지는 것이다.

스트레스와 과식 사이의 연관 고리 중 하나는, 위에서 분비되어 뇌에서 식사를 자극하는 그렐린이다. 설치류나 사람이 스트레스를 받으면 그렐린 분비가 늘고, 고칼로리 음식의 보상 가치가 높아져 감정적 섭식Comfort Eating(배고프지 않아도 기분이 나아지기 위해 음식을 먹는 것으로 'emotional eating'이라고도 한다 −옮긴이)을 하게 된다. 그렐린 유전자가 없는 쥐는 스트레스를 받아도 간식 섭취가 늘지 않는다. 스트레스를 받을 때 흔히 정크푸드를 탐식하게 되는 것은 그렐린 때문이다. 실험적으로 스트레스 호르몬을 투여받은 사람은 고칼로리의 달고 기름진 간식을 더 먹는데, 스트레스에 취약한 사람 역시 마찬가지다. 마른 청년에게 스트레스 호르몬을 투여하면 칼로리 섭취가 상당히 늘어난다는 연구 결과도 있다. 감정적 섭식은 사람과 동물 모두에게서 스트레스 호르몬 분비를 일시적으로 낮춰 기분 좋게 만든다.

설치류의 식이를 제한하면 뇌에 변화가 일어나 스트레스성 폭식이 유발되고, 이 순환이 강화된다. 쥐를 3주간 식이제한하면 체중이 10~15퍼센트 감소하고, 스트레스 호르몬과 스트레스성 행동이 는다. 체중이 감소하면 유전자에 변화가 일어나 식이와 스트레스를 주관하는 뇌 영역에서 스트레스 호르몬 분비가 증가하고, 다음 스트레스 요인에 더 강하고 지속적으로 반응한다. 중요한 사실은 쥐가 다시 마음껏 먹을 수 있게 되고 체중이 정상으로 돌아와도 이런 변화는 사라지지 않는다는 점이다.

칼로리 섭취를 제한하지 않고 고지방 식이에서 저지방 식이로 전환한 쥐에게서도 비슷한 현상이 나타났다. 식이를 전환하고 8주가 지나도, 다이어트한 쥐는 스트레스를 받으면 고지방 사료를 폭식했다. 고지방 사료는 배고픔, 특히 보상 반응에 의한 식사를 늘리는 호르몬을 생성하는데, 다이어트하지 않은 쥐는 이런 폭식 행동을 보이지 않는다. 따라서 체중을 감량하면 쥐의 뇌에 변화가 일어나 스트레스에 더 취약해지고, 스트레스에 반응해 고지방 식이를 폭식한다. 이것은 다이어터가 원하는 결과와는 정반대지만, 굶주림이 흔했던 환경에서는 생존율을 높이는 적응방식이었을 것이다. 다가오는 힘든 시기에 대비하려면, 음식을 구할 수 있을 때 많이 먹어둬야 했을 테니 말이다.

수면 시간을 점검하자

스트레스가 과식을 유도하는 또 다른 방식은 불면증 유발인데, 불면증은 결과적으로 더 많은 스트레스를 불러온다. 수면 부족은 스트레스의 원인이 되므로, 코르티솔은 수면 부족에 비례하여 증가한다. 수면 부족인 사람은 '싸움-도피 반응'을 조절하는 교감신경계가 더 활성화되어 있다. 잠이 부족하면 깨어 있는 시간이 늘어 자연히 먹는 시간이 늘어나고, 뇌의 에너지 균형 시스템을 속여 살이 빠지고 있다고 착각하게 만들어 더 살찌게 한다.

요즘 사람들은 대부분 충분히 잠을 자지 못한다. 침대에서 10시간을 보내게 해도 실제로 잠을 자는 시간은 9시간 정도인데, 연구자들은 이 시간이 생리적으로 필요한 수면 시간이라고 주장한다. 1960년대에는 성인의 일반적인 수면 시간이 8~9시간으로 생리적으로 필요한 수면 시간과 비슷했다. 하지만 1995년이 되면 평균 수면 시간은 7시간으로 떨어진다. 2004년이 되면 30~64세의 성인 30퍼센트는 밤에 6시간 미만으로 잔다. 손목 밴드를 이용해 조사해보면, 평균 수면 시간은 1990년 이래로 점점 짧아져 약 6시간이 되었다. 수면 습관의 변화가 비만율의 증가와 일치하는 것으로 볼 때, 이 둘 사이에 연관관계가 있을 것으로 생각된다.

아동기와 청년기에 수면이 부족하면 이십 대에 걸쳐 체중이 늘 확률이 높다. 0~9세 어린이 수천 명을 추적한 장기적 연구 7건의 결과를 보자. 모든 연구에서 수면이 부족한 어린이는 3~27년 후 과체중이 될 확률이 더 높았다. 중년과 노년에는 수면 부족이 향후 체중 증가와 별다른 연관이 없었는데, 이미 충분히 체중이 늘어난 상태이기 때문으로 풀이된다. 하지만 5시간 이내로 과도하게 수면 시간을 단축하면, 노년층도 체중이 늘었다. 야간 교대 근무는 수면 주기를 방해하고 코르티솔 분비를 증가시켜 체중을 늘린다. 야간 교대 근무자의 장기적 코르티솔 변화는 체중 증가와 분명한 연관이 있다.

수면 시간이 단축되면 배고픔의 강도를 높이는 여러 호르몬이 영

| 다이어트는 왜 우리를 살찌게 하는가 |

향을 받는다. 수면이 부족하면 혈중 렙틴이 줄고, 뇌의 에너지 균형 시스템에서 체중이 줄었다고 착각해 체중을 다시 늘린다. 한 실험에서는, 건강한 청년들에게 6일간 매일 밤 4시간만 자게 하고, 이후 회복을 위해 일주일간 밤에 12시간을 자게 했다. 결과를 살펴보니, 수면 부족 직후 혈중 렙틴 수치는 회복 후보다 20퍼센트 낮았다.

수면 부족은 그렐린 분비를 늘려 식욕을 높이기도 한다. 실험 연구와 대규모 연구에 따르면, 밤에 4~6시간 잠을 잔 사람들은 8~10시간 잔 사람들보다 혈중 렙틴 수치는 낮고 그렐린 수치는 높았다. 결과적으로 적게 잔 사람들은 배고픔을 더 느끼고 밤에 간식을 더 먹는다. 수면 부족은 의지력을 약화해 더 커진 배고픔에 저항하기 어렵게 만들기도 한다.

수면 부족은 비만은 물론 질병을 유발하는 숨겨진 요인이다. 수면이 부족하면 체중에 상관없이 제2형 당뇨병 발병률이 높아진다. 하루 5시간만 자는 수면 부족이 일주일만 지속되어도 인슐린의 혈당 조절 능력이 손상되기 때문이다. 최소 3년 이상 총 9만 명 이상을 조사한 10건의 연구를 조합한 메타 분석 결과를 보자. 연구 시작 당시 수면 유지에 문제가 있었던 참가자들은, 연구가 끝날 때 당뇨병을 진단받을 위험이 84퍼센트 높아진 것으로 드러났다. 잠드는 데 어려움을 겪는 문제가 있는 경우 그 위험이 48퍼센트 증가했고, 밤 수면 시간이 6시간 미만인 경우에는 28퍼센트 증가했다. 수면 부족과 당뇨병의 연관성은 3~10년 동안 연구 시작 당시 50~71세였던 참가자 17만

5000명을 대상으로 한 대규모 연구에서도 입증되었다. 그들 중 밤에 5시간 미만으로 자는 참가자들은 연구가 끝날 때 당뇨병 위험이 46 퍼센트 증가했다. 이런 연관성은 체중 증가와 관계없이 모든 체중의 참가자에게서 발견되었다. 또 1시간 이상 낮잠을 자면, 밤 수면 시간 과 관계없이 당뇨병 발병 위험이 55퍼센트 증가했다.

스트레스와 수면 부족은 확실히 체중을 늘리고 비만 관련 질병을 유발한다. 성인의 수면 시간을 늘리면 살을 뺄 수 있는지 알아보는 임 상 시험이 진행되고 있지만, 장기적인 체중 증가가 뇌의 체중 유지 범 위를 올린다는 점을 고려하면 그리 낙관적인 결과가 나올 것 같지 않 다. 어릴 때 충분히 잠을 자면 나중에 체중이 늘거나 질병에 걸릴 확 률이 낮아진다는 주장이 사실일 가능성이 훨씬 높아 보인다.

운동과 명상의 힘

스트레스를 피하기는 어렵다. 게다가 적절하고 통제 가능한 스트 레스는 회복력을 높이는 긍정적인 기능이 있으므로, 모든 스트레스 를 피할 필요는 없다. 스트레스가 만병의 근원이라는 이야기를 너무 많이 들어서, 오히려 이제는 그 말만 들어도 코르티솔이 분비될 지경 이다. 하지만 힘든 환경에서 긴장을 풀 수 있는, 실험적으로 입증된 방법이 있다. 이를테면 명상이나 운동인데, 이런 방법은 여러 면에서 건강에도 좋다.

│ 다이어트는 왜 우리를 살찌게 하는가 │

만성 통증을 앓고 있는 환자를 대상으로 고안된 스트레스 감소 프로그램은 현재 널리 이용되고 있으며, 여러 종류의 스트레스에 효과를 보인다. 매사추세츠대학교의 존 카밧진Jon Kabat-Zinn 교수가 고안한 '마음챙김 기반 스트레스 저감 프로그램Mindfulness-Based Stress Reduction Program'은 일주일에 8~10회의 명상과 요가, 일일 수련회를 통해 마음챙김을 가르치고, 그 사이에는 집에서 스스로 매일 명상을 수련하게 한다. 마음챙김은 과거나 미래에서 문제를 끌어오지 않고, 현재를 바꾸려 애쓰지 않으면서 지금 이 순간에 집중하고, 스트레스에 과도하게 반응하지 않도록 가르친다. 이 프로그램에 참여하면 지금 그대로의 내 몸을 편견 없이 보살피고 내 몸과 친구가 될 수 있다. 지속적인 스트레스에 사로잡혔다고 느끼는 사람들은 스트레스를 부드럽게 다루는 법을 배우면 큰 도움을 받을 수 있다. 여러 연구에 따르면, 이 프로그램의 참가자 대부분이 고통과 장애에 대처하고 불안과 우울, 삶의 질을 크게 개선할 수 있었다. 이 수업을 찾기 어렵거나 참가할 수 없는 이들을 위해 카밧진 교수는 『마음챙김 명상과 자가치유Full Catastrophe Living』라는 책을 쓰기도 했다. 명상 지도 수업 동영상도 있다.

스트레스에 노출되는 기회를 줄일 수 있든 없든, 생활 습관을 바꾸면 질병으로 이어지는 염증의 고리를 끊을 수 있다. 몇몇 연구는 연어나 호두 같은 식품에 든 항염증 성분인 오메가-3omega-3 지방산을 섭취하면 염증이 유발하는 대사 증후군을 예방할 수 있다고 밝혔다. 오메가-3 지방산은 많이 섭취해도 해가 되지 않는다. 운동하면 염증이 감소하므로, 평균보다 염증이 더 많은 비만인과 노인에게 운동은 특히 유용하다. 염증은 나이가 들면서 체중이 느는 요인 중 하나기 때문이다. 운동이 고지방 식이 때문에 생기는 시상하부 염증을 예방할 수 있다는 쥐 실험 결과도 있다. 운동을 하면 내장 지방도 줄고, 근육에서 항염증 물질이 생성된다. 운동은 스트레스를 받은 몸을 위한 최고의 약이다.

칼로리 걱정은 그만

다이어트 프로그램을 개발한 영양학 교수인 수전 로버츠_{Susan} Roberts는 이 프로그램이 효과가 있는지 직접 실험해보기로 했다. 자신이 정상 체중을 유지할 수 있다면, 다른 이들에게도 제대로 작동한다는 확신을 가질 수 있기 때문이다. 하지만 프로그램에 따라 식단을 잘 지킬 수 있는 것은 집에서 직접 요리해 먹을 때뿐이었다. 동일한 칼로리가 들어 있다고 생각해서 구매한 식품도 먹고 나면 체중이 늘었다. 이유를 알아보기 위해 저칼로리 냉동식품의 칼로리를 직접 측정해봤더니, 놀랍게도 표기된 양보다 평균 8퍼센트가 많았다. FDA는 식품 라벨에 적힌 칼로리와 실제 측정값의 차이가 20퍼센트 이내면 된다고 규정하고 있으므로, 사실 그 표기가 법에 어긋나지는 않았다.

흔히 말하는 대로 체중 감량이 수학처럼 딱 떨어지는 계산이라면,

이런 부정확성은 문제를 일으킨다. 잡지나 인터넷에는 '하루 100칼로리만 줄이면 1년에 4.5킬로그램을 뺄 수 있다'는 식의 조언이 흔하다. 3500칼로리는 지방 0.45킬로그램이 내는 에너지에 해당하므로, 100칼로리씩 365일이라면 지방이 4.5킬로그램 이상 빠진다는 논리다. 이렇게 체중을 조절할 수 있다고 보는 순진한 논리에는 여러 문제가 있다. 몇 가지만 살펴보자. 일단 체중이 유지 범위 이하로 떨어지면, 몸은 줄어든 100칼로리를 상쇄하기 위해 신진대사를 억제해 에너지를 덜 태운다. 게다가 체중이 줄어 가벼워진 몸을 유지하는 데는 에너지가 덜 필요하므로, 시간이 지나면서 부족한 칼로리는 결국 0이된다.

에너지 불균형과 (신진대사 저하는 고려하지 않은) 몸의 역학 모델에 따르면, 하루 100칼로리를 줄여 체중을 4.5킬로그램 빼려면 평균 3년이 넘게 걸린다. 그것도 영원히 칼로리를 제한해야 줄어든 몸무게가 유지된다. 하지만 사람들은 이런 평균값은 보지 않고 '나는 할 수 있다'라고만 생각한다. 사람마다 장내 세균이나 생리적 기능이 달라서 같은 양의 칼로리를 줄여도 감량할 수 있는 체중은 크게 다르다. 게다가 하루 100칼로리를 줄이는 방법을, 그것도 몇 년 동안 정확히 계산할 수 있는 사람은 거의 없다. 칼로리를 계산한다는 발상은 합리적이고 정량적으로 보여서 우리 안의 괴상한 열망을 자극하지만, 사실 정확한 숫자를 계산해내기는 생각보다 훨씬 어렵다.

| 다이어트는 왜 우리를 살찌게 하는가 |

칼로리는 수학이 아니다

식품 라벨에 적힌 정보는 상당히 정확해 보인다. '170그램당 152 칼로리'라고 적혀 있으면 굉장히 정밀한 측정값처럼 보이지만, 사실 그 숫자는 사람이 그 식품을 섭취할 때 얻는 에너지의 근사치일 뿐이다. 칼로리 측정부터 요리, 소화에 이르는 모든 과정에서 오차가 발생하기 때문이다. 에너지 균형에서 5퍼센트만 차이가 나도 시간이 지나면 체중이 눈에 띄게 늘기에 충분하므로, 음식의 칼로리를 계산해서 체중을 관리할 때 이런 불확실성은 큰 문제가 된다. 그러므로 우리는 각자의 신체 특성이나 습관적으로 먹는 음식, 조리 방법 등에 따라 자신만의 에너지 요구량을 파악해야 한다.

분명 그 누구도 열역학 제1 법칙을 부정할 수 없다. 몸에 들어가는 에너지는 어딘가로 나와야 한다. 그냥 사라지지는 않는다. 하지만 체중 감량을 위해 '섭취 칼로리 대 소비 칼로리'를 계산하는 사람은 몸에서 에너지를 소비하는 방식이 사람마다 크게 다르다는 사실을 쉽게 간과한다. 이렇게 말하는 것이나 마찬가지다. "봐, 험비Humvee 나 프리우스Prius나 그게 그거야. 기름 넣으면 굴러가는 건 똑같잖아." 하지만 기름 값을 내는 사람은 이 말에 절대 동의하지 않을 것이다(험비는 미국의 군용차이고, 프리우스는 일본의 하이브리드 자동차다 −옮긴이). 같은 에너지 부족을 겪어도 사람마다 반응은 전혀 다르다.

음식 에너지가 신체 활동의 연료로 사용되거나 지방으로 저장된다는 사실은 다들 알지만, 그것이 전부는 아니다. 소화되거나 흡수되지 않은 음식은 그대로 배설된다. 임신 상태나 모유 수유 시에는 신체 조직을 성장시키고 복구하는 데 에너지가 사용된다. 하지만 에너지 대부분은 아무 일도 하지 않고 있을 때 몸을 공회전시키는 기초 대사에 쓰인다. 기초 대사에 사용되는 에너지는 체구나 근육 대 지방 비율에 따라 다르고, 체구가 같은 사람끼리도 하루 약 250칼로리 정도 차이가 난다. 흔히 예상하는 것과 달리, '하루 몇 끼를 먹느냐'나 '언제 먹느냐' 등과는 관련이 없다. 에너지는 음식, 특히 단백질을 소화하는 과정에서 열을 내는데, 이를 음식의 '식이성 발열 효과Thermic Effect of Food'라 한다. 이런 효과도 사람마다 다르지만, 어쨌든 배불리 먹으면 더워져서 두꺼운 스웨터를 벗어야 하는 것은 이 효과 때문이다. 체중이 줄면 기초 대사, 신체 활동에 소비되는 칼로리(큰 체구의 몸을 움직이려면 에너지가 더 많이 소모된다), 식이성 발열 효과라는 에너지 소비의 3대 요소가 줄어들어 새로운 평형을 이루고, 칼로리를 더 줄이지 않는 한 더는 살이 빠지지 않는다.

식품 라벨에 적힌 칼로리, 믿어도 될까

칼로리 계산의 문제는 첫 한 입을 먹기 전부터 시작된다. 영화 제작자인 케이시 나이스테트Casey Neistat는 자신이 좋아하는 몇 가지 음식을 분석한 결과, 식품 라벨이 상당히 부정확하다는 사실을 발견했다. 건강에 좋다고 광고하는 두부 샌드위치를 실험실에서 분석해보니, 라벨에 적힌 것보다 거의 2배 높은 칼로리가 나왔다. 식품회사는 칼로리를 낮춰 표기해야 건강을 걱정하는 소비자들의 구매를 유도할 수 있다. 수전 로버츠와 그 연구진이 체인점 식당에서 500칼로리 미만의 낮은 칼로리로 표기된 식품을 구매해 분석했을 때도, 표기된 것보다 평균 18퍼센트에서 많게는 2배까지 칼로리가 높았다. 곁들여지는 무료 반찬은 주요리만큼 칼로리가 높았지만, 칼로리가 각각 표기되어 있어서 주의 깊게 보지 않으면 그 사실을 알 수 없었다. 교훈은 명확하다. 칼로리 표기에만 의존하면 체중이 엄청나게 늘 수 있다는 것이다.

집에서 요리할 때도 칼로리를 정확히 계산하기는 어렵다. 음식에 포함된 칼로리를 확인하는 가장 정확한 방법은 봄베 열량계Bomb Calorimeter를 이용하는 것이다. 밀폐된 통에 음식을 넣고 전기로 태운 뒤 열에너지가 통을 둘러싼 수조의 물 온도를 얼마나 올리는지 측정하면 된다. 지방 0.45킬로그램이 3500칼로리에 해당한다는 아이디어는 이 봄베 열량계에서 나왔다. 하지만 모든 식품을 이렇게 측정해서 표기하려면 시간과 돈이 너무 많이 든다.

그래서 식품 라벨에는 다른 방식으로 측정한 값을 쓰는데, 이것은 100년도 전에 윌버 애트워터Wilbur Atwater가 개발한 방법을 이용하여 산출하는 값이다. 애트워터는 실험 참가자들에게 탄수화물, 지방, 단백질이 여러 비율로 들어 있는 음식을 먹이고, 이들이 먹은 음식과 배설물의 칼로리를 봄베 열량계로 측정했다. 그다음 참가자들이 탄수화물(1그램당 4칼로리), 지방(1그램당 9칼로리), 단백질(1그램당 4칼로리), 알코올(1그램당 7칼로리)에서 얻은 에너지를 계산했다. 섬유질이 많은 식품을 계산할 때는 몇 가지 조정이 필요하기는 하지만, 오늘날에도 과학자들은 칼로리를 계산할 때 이 방법을 이용한다.

하지만 모든 탄수화물이 같은 에너지를 내는 것은 아니다. 단백질도, 지방도 마찬가지다. 식품에서 에너지를 추출하는 모든 과정에서 에너지 일부가 손실된다. 얼마나 손실되는지는 상황에 따라 다르다. 음식은 장내 화학 반응을 거쳐 당, 지방산, 아미노산으로 분해되어 혈액으로 흡수된다. 이런 반응의 효율성은 여러 요인이 좌우하며, 요인들은 음식, 사람, 또는 이 둘 모두에 따라 달라진다.

몸의 식품 에너지 추출 과정

음식이 소화되려면 먼저 장내 효소와 만나야 한다. 위로 들어가는 음식은 조각이 작을수록 더 잘 분해된다. 씹거나 자르면 더 좋다. 예를 들어, 당근을 그대로 먹는 것보다 퓌레로 갈면 칼로리를 더 많이 얻을 수 있다. 때로 이 차이는 크다. 아몬드 한 알은 170칼로리지만, 지방 일부는 소화되지 않기 때문에 우리는 130칼로리만 뽑아낼 수 있다. 마찬가지로 구운 땅콩보다 피넛 버터를 먹으면 지방 칼로리를 더 흡수할 수 있다. 애트워터 수치는 보통 가공식품에는 잘 맞지만, 자연식품에서는 상당히 차이가 난다.

| 다이어트는 왜 우리를 살찌게 하는가 |

음식을 조리하면, 에너지를 가두어 소화되지 못하게 하는 세포벽과 다른 여러 구조가 파괴되어 에너지를 추가로 뽑아낼 수 있다. 이제껏 연구된 모든 인류 문화에서 요리가 발달한 이유다. 하버드대학교의 리처드 랭엄Richard Wrangham 교수는, 인류의 조상은 조리법의 발견으로 진화 역사상 처음으로 큰 뇌를 유지할 수 있는 에너지를 더 얻을 수 있었다고 주장한다. 연구자들의 계산에 따르면, 인간이 다른 영장류처럼 날것 상태의 식물만 먹는다면 충분한 칼로리를 얻기 위해 하루 9.3시간은 먹기만 해야 한다. 실제로 생식하는 사람은 익혀 먹는 채식주의자보다 훨씬 날씬하다. 생식만 하는 여성 절반은 체지방이 훨씬 적어 몸에 에너지가 충분하지 않으므로 월경도 하지 않는다.

조리 효과는 전분에서 가장 두드러진다. 익힌 통감자에서 쓸 수 있는 에너지는 생감자의 2배가 되고, 삶아 으깬 감자에서는 에너지를 좀 더 추출할 수 있다. 밀을 익히면 칼로리를 3분의 1 더 얻을 수 있다. 익힌 고기는 날고기보다 가용할 수 있는 칼로리가 더 많다. 이 차이를 확인하기 위해 연구자들은 버마왕뱀의 산소 소비량을 측정했다. 소화에 쓰이는 산소 소비량은 익힌 고기를 먹을 때 12.7퍼센트, 간 고기를 먹을 때 12.4퍼센트, 갈아서 익힌 고기를 먹을 때는 23.4퍼센트 감소했다. 달걀흰자를 익히면 사람이 소화 가능한 단백질량이 날달걀보다 50퍼센트 증가한다. 쥐에게 구운 땅콩을 주면 생땅콩보다 사용할 수 있는 지방량이 늘어난다.

식품에서 에너지를 모두 얻지 못하는 또 다른 이유는 소화작용 자체에도 에너지가 필요하기 때문이다. 지방은 가장 소화하기 쉬운 다량 영양소_{macronutrient}(생물이나 조직의 구성 물질에 많이 함유되어 있으며 생장에 다량으로 필요한 영양소 –옮긴이)라서 손실률이 3~5퍼센트밖에 되지 않는다. 이 말은 사람이 지방 100칼로리를 먹으면 이 중 96칼로리 정도는 사용할 수 있다는 뜻이다. 탄수화물 소화에는 에너지의 5~15퍼센트가 소모되므로, 100칼로리를 먹으면 약 90칼로리만 사용할 수 있다. 단백질은 소화하기 가장 어려워서 소화하는 데 에너지의 20~35퍼센트가 들기 때문에, 100칼로리를 먹어도 겨우 65칼로리밖에 사용하지 못한다. 고기를 소화하기 얼마나 어려운지 고려하면, 고단백 저탄수화물 식단을 먹으며 칼로리 제한을 하고 있지 않다는 생각은 틀렸다.

굶주린 상태라 음식에서 가능한 한 칼로리를 많이 추출해야 한다면 섬유질 섭취는 최소한으로 줄여야 한다. 장기적 연구 결과에 따르면, 감자튀김이나 감자 칩, 탄산음료를 먹으면 체중이 금방 늘어난다. 이런 음식을 먹으면 요리하는 시간과 에너지는 줄어들지만, 결국 나중에 질병으로 이어질 수 있다. 음식에서 건강상의 이점과 포만감을 최대한 얻으려면 집에서 요리한 자연식품을 먹는 편이 좋다. 같은 연구는 통곡물, 야채, 과일, 견과류를 먹으면 체중 증가를 예방할 수 있다는 결과를 내놓기도 했다.

장에 더불어 사는 친구, 세균

사람마다 음식에서 추출할 수 있는 칼로리가 다른 마지막 요인은 장내 세균 군집이다. 사람의 장에는 수십조 개의 세균이 있다. 우리 세포보다 장내 세균이 더 많은 셈이다. 다른 동물처럼 인간도 우리 장에 무임승차한 세균을 먹여 살린다. 음식을 소화하려면 장내 세균이 필요하기 때문이다. 장에 상주하는 세균은 의간균류Bacteroidetes, 후벽균류Firmicutes, 방선균류Actinobacteria라는 세 가지 군으로 나뉜다. 이 균류들은 음식을 분해해 그냥 배설되지 않게 한다. 의간균류는 필수영양소이지만 인간 스스로 합성할 수 없는 비타민 K를 합성하기도 한다. 이 균류들이 우리 식량을 야금야금 갉아먹기만 하는 것만은 아니다. 사실 이들은 많은 공헌을 한다. 이들이 없으면 우리는 영양 필요량을 채우기 훨씬 힘들 것이다. 장내 세균은 세포 손상이나 감염에 반응하는 백혈구 세포인 T 세포의 초기 숫자에 영향을 주어, 면역 체계의 정상적인 발달에 중요한 역할을 한다.

제왕절개로 장내 세균이 없는 '무균 쥐'를 얻어 격리실에서 키운 실험을 보자(신생아는 태어날 때 산모의 질에서 다량의 초기 세균 군집을 얻는다). 무균 쥐는 정상적으로 자란 쥐보다 사료를 29퍼센트 더 먹었지만 체지방은 42퍼센트 적었다. 고지방 고탄수화물 사료를 먹이면 무균 쥐는 정상 쥐와 비슷하게 먹지만, 체중 증가는 훨씬 덜했다. 많이 먹고 덜 살찌는 것이 다이어터의 꿈이지만, 식량을 얻기 어려웠던 인류 역사 전반을 볼 때 이런 현상은 큰 문제가 된다. 장내 세균은 소화 효소보다 훨씬 많은 에너지를 음식에서 추출한다. 분변 이식을 하면, 다시 말해 정상 쥐에게서 채취한 장내 세균을 무균 쥐에 이식하면, 이 쥐는 정상 쥐보다 27퍼센트 적게 먹는데도 2주 만에 체지방이 60퍼센트 증가한다.

무균 상태는 극단적인 실험적 경우지만, 장내 세균총은 왕성하게 살아 있는 공동체로 음식, 질병, 항생제 사용 등에 따라 변화한다. 한 실험에서는 참가자들이 칼로리의 70퍼센트는 지방에서, 나머지는 단백질에서 얻고 섬유질은 거의 섭취하지 않도록, 고기, 달걀, 치즈로 구성한 식단을 먹게 했다. 그러자 하루 만에 지방을 소화하는 분비액인 담즙에 내성이 있는 의간균류가 증가했고, 동시에 식물 전분을 소화하는 후벽균류 수는 감소했다. 통곡물을 먹는 채식 식단을 먹게 한 참가자들은 반대 효과를 보였다. 이 차이는 육식 종과 채식 종에서 나타나는 차이와 비슷했다. 참가자들이 다시 정상적인 식사를 하자, 이틀 만에 장내 세균은 원래대로 돌아갔다.

세균은 몸무게에 영향을 미친다

장내 세균은 몸 전체의 에너지 경로에 광범위한 영향을 미치는데, 각 세균류의 상대적인 수는 체중에 따라 다르다. 렙틴을 생성할 수 없어 비만이 된 쥐는 날씬한 쥐에 비해 의간균류가 50퍼센트 적고 후벽균류가 50퍼센트 많다. 비만인과 마찬가지로, 고지방 고당 식이로 비만이 된 쥐에게서도 비슷한 양상이 나타난다. 무균 쥐에게 비만 쥐나 비만인에게서 채취한 장내 세균을 이식하면, 날씬한 쥐의 세균을 이식했을 때보다 체중이 2배 더 늘었다. 쥐에게 저지방 저탄수화물 사료를 먹이면 살이 빠지면서 세균 분포가 원래대로 되돌아가는데, 이 세균 분포는 감량한 체중이 그대로일 때만 유지된다.

　상대적으로 우세한 장내 세균은 세대와 집단에 따라 달라진다. 헬리코박터 파일로리*Helicobacter pylori*는 고대부터 인간의 장에 가장 흔하게 서식하는 종으로 위 내 세균의 절반 이상을 차지했지만, 지난 세기 동안 전 세계 선진국 사람의 장에서는 꾸준히 감소했다. 미국, 독일, 스웨덴 어린이 중 헬리코박터 파일로리가 있는 아이들의 비율은 1990년에는 80퍼센트였지만, 2000년에는 6퍼센트밖에 되지 않았다. 어릴 때 중이염 치료에 흔히 처방되는 항생제를 투여받은 사람 중 20~50퍼센트는 헬리코박터 파일로리가 없는 것으로 보아, 항생제는 이 균의 감소 이유 중 하나다. 헬리코박터 파일로리는 산을 많이 생성하는데, 박멸하면 역류성 식도염과 그 연관 질환이 늘어나기도 하지만 위암이나 위궤양은 줄어든다. 그러므로 이 균이 사라지는 것은 축복이자 불행이다. 헬리코박터 파일로리가 사라지면 식욕을 조절하는 호르몬 분비가 달라져 위장 내 렙틴이 줄어들고 혈중 그렐린이 늘어나, 어린 시절 뇌의 체중 유지 범위 설정에 영향을 준다. 성인이 항생제 요법으로 헬리코박터 파일로리를 성공적으로 제균하면 종종 체중이 늘기도 한다.

어떤 장내 세균은 숙주인 사람이 가진 유전자에 영향을 받지만, 다른 종은 그렇지 않다. 의간균류 분포는 식이에 영향을 받는데, 이는 유전적 요인과는 관련이 없다. 반면에 쌍둥이 연구에 따르면, 크리스텐세넬라시아에Christensenellaceae균은 유전적 영향을 크게 받는 데 비해 식이와는 그다지 연관이 없었다. 이 균을 무균 쥐에게 이식하면 체중이 줄고 체지방이 감소한다. 다른 연구에서는 한 명은 날씬하고 한 명은 비만한 쌍둥이에게서 채취한 장내 세균을 무균 쥐들에게 각각 이식했다. 이 쥐들을 따로 사육하면 날씬한 쌍둥이에게 균을 받은 쥐는 날씬해지고, 비만한 쌍둥이에게 균을 받은 쥐는 비만이 되었다. 하지만 이들을 함께 사육하면 날씬한 쌍둥이의 균이 두 쥐에 모두 정착해 비만 쥐도 살이 빠졌다. 단, 이 현상은 저지방에 야채가 듬뿍 든 사료를 먹일 때만 발생했다. 고지방에 야채가 적은 사료를 먹였을 때 비만 쥐의 체중은 그대로였다.

비만인에게서 흔히 발견되는 장내 세균은 음식으로부터 더 많은 에너지를 추출하므로 결과적으로 살을 찌운다. 비만인의 장내 세균은 셀룰로스, 자일란, 펙틴 같은 복합 탄수화물을 쉽게 분해한다. 과일이나 야채를 많이 먹는 사람의 탄수화물 분해 능력이 개선되면, 하루에 140~180칼로리의 에너지를 더 얻을 수 있다. 장내 세균은 다양한 방식으로 영양소 흡수에 영향을 미친다. 장에서 음식이 느리게 이동하게 해서 영양소를 더 완벽하게 추출하고, 소장에서 혈액으로 포도당을 옮기는 효소 생산을 늘린다. 또 장내 세균은 평소에 혈액에서 지방산과 중성지방을 흡수하는 지방 세포의 능력을 제한하는 지단백질 지방분해 효소lipoprotein lipase를 억제하여, 결과적으로 저장 지방을 늘리기도 한다. 이 메커니즘은 비만 유발과 관련해 특히 중요하다. 무균 쥐에게 장내 세균을 이식해도 이 경로가 차단되면 체중이 60퍼센트가 아니라, 10퍼센트밖에 증가하지 않는다. 장내 세균은 간과 근육에서 지방을 에너지원으로 덜 사용하게 만들기도 한다.

체중 감량 수술로 뇌의 에너지 균형 시스템이 조정하는 체중 유지 범위가 바뀌는 것은 장내 세균의 이런 경로들과 관계가 있을지 모른다. 장내 세균은 배고픔과 배부름 신호를 조절하여 뇌의 에너지 조절 시스템에 관여한다. 실험용 쥐와 사람 모두 체중 감량 수술을 받으면, 식이조절을 해서 체중이 감소할 때처럼 장내 세균이 변하고 당뇨병 증상이 줄어든다. 이 두 가지 효과는 모두 식이와 무관하며 체중이 줄어들기 전에 나타난다. 비만대사 수술을 받은 쥐의 장내 세균을 무균 쥐에 이식하면 아주 날씬한 쥐라도 체중이 줄어든다.

한 환자의 경우는, 장내 세균 이식으로 비만이 유발된 것으로 추정되는 사례를 보여준다. 항생제를 투여해 다른 장내 세균이 죽으면 클로스트리디움 디피실Clostridium difficile균이 과다 증식해 끊임없는 설사를 유발하는데, 이 감염증을 치료하는 데는 장내 세균 이식이 효과적이다. 클로스트리디움 디피실균을 항생제로 박멸하려 여러 번 시도했지만 실패한 한 여성은, 결국 분변 이식을 받고 감염을 치료했다. 당시 이 여성은 체중이 62킬로그램이었고 뚱뚱한 적은 없었다. 분변 기증자인 딸은 당시 체중이 64킬로그램이었지만 기증 후 곧 77킬로그램으로 치솟았다. 기증받은 엄마 역시 몸무게가 불어났고, 식이요법과 운동으로 여러 번 체중 감량을 시도했지만 이식 3년 후 결국 체중이 80킬로그램까지 늘었다. 엄마와 딸 모두 같은 기간에 체중이 증가한 것을 보면, 두 사람이 공유한 장내 세균이 이 현상의 중요한 요인인 것으로 보인다.

체중을 줄이는 장내 세균

연구자들은 장내 세균이 어떻게 체중에 영향을 미치는지 잘 알고 있지만, 장내 세균을 체중 감량에 어떻게 이용할지는 아직 알아내지 못했다. 한 가지 가능한 답은 아커만시아 무시니필라*Akkermansia muciniphila*라는 균류에서 찾을 수 있다. 이 균은 체중 감량 수술 후 훨씬 우세해지며, 쥐에게 고지방 식이를 먹여도 체중이 늘지 않게 한다. 아커만시아 무시니필라균을 사람에게 적용한 임상 시험이 진행되고 있지만, 실제로 장내 세균총*microbiome*을 비만 치료에 적용하기까지는 아직 갈 길이 멀다.

연구자들은 체중 감량 수술이 장내 세균에 미치는 효과를 모방한 약물을 쥐를 대상으로 실험하고 있다. 체중 감량 수술을 받은 사람은 혈중 담즙산이 매우 증가한다. 담즙산의 주요 역할은 지방 소화를 돕는 것인데, 이외에 식사 도중 분비되어 지방과 당 대사를 조절하

| 다이어트는 왜 우리를 살찌게 하는가 |

는 FXR 수용체를 활성화하기도 한다. 담즙산은 직접적으로 그리고 FXR을 통한 간접적인 방식으로 장내 미생물 수와 구성에 영향을 준다. 유전자 변형으로 FXR 수용체를 없앤 쥐는 체중 감량 수술을 받아도 체중이 일시적으로 줄어들 뿐, 5주 안에 원래대로 되돌아온다 (수술로 위가 작아져도 체중이 늘 수 있다는 연구 결과를 보면, 체중 감량 수술의 효과가 단지 식사량 감소 때문이 아니라는 주장은 일리가 있다). FXR 수용체를 없애면, 체중 감량 수술 후 장내 세균 변화도 일반적인 양상과 달랐다. 의간균류 수도 많이 감소하지 않았고, 당뇨병 환자에게 적은 로세부리아Roseburia균도 많이 증가하지 않았다.

펙사라민Fexaramine이라는 약은 담즙산의 기능을 모방하여 FXR 수용체를 활성화한다. 펙사라민을 쥐에게 투여하면 장에서 작용하여, 사료 섭취량을 줄이지 않고 고지방 식이를 먹여도 체중이 크게 늘지 않는다. 염증이 줄고, 간에서 생성되는 포도당이 감소하며, 인슐린 감수성과 기초 대사량이 증가하여 당과 지방을 더 태워 체온이 1.5도 올라간다. 하지만 펙사라민을 투여해도, FXR 수용체가 결핍된 쥐에게서는 이런 현상이 일어나지 않는다. 따라서 펙사라민의 효과는 FXR 수용체의 활성화 때문이라고 볼 수 있다.

동물 실험과 임상 치료 사이의 가장 큰 차이는 무균 인간에게 세균을 이식할 수 없다는 점이다. 대신에, 연구자들은 사람마다 다른 장내 세균 군집과 싸워야 한다. 각 균이 서로 어떤 상호작용을 할지 예측할 수 없는 상황에서 장내 세균총을 바꾸는 일은 약물 하나를 투여하는 일보다 오히려 훼손된 서식지를 복구하는 일에 가깝다. 이를 테면, 해안에서 불가사리를 모두 없애면 홍합이 전보다 더 많은 영역을 차지하고 다른 경쟁자들을 몰아내서, 종 다양성이 절반으로 줄어든다. 이와 마찬가지로 각각의 세균은 다른 종과 서로 경쟁하므로, 한 종이 너무 우세해지면 의사가 의도적으로 넣은 다른 종을 밀어낼 수도 있다. 가능한 결과의 수는 셀 수 없이 많아서, 정확한 결과를 파악하는 데는 엄청난 시간이 걸린다.

장내 세균 관련 연구를 임상에 적용할 때 발생하는 또 다른 문제는 가장 이상적인 장내 세균 군집을 어떻게 정의할 것인가 하는 문제다. 언뜻 생각하기에는 현대 수렵 채집인의 장내 세균을 따와서 세균총 원형을 복제하면 될 것 같지만, 그들과 우리 사이에는 몇 가지 큰 차이가 있다. 수렵 채집인은 우리보다 적게는 50퍼센트에서 많게는 2배까지 장내 세균 종류가 많다. 세균총을 복제한다는 생각에도 문제가 있다. 장내 미생물은 수렵 채집인 집단에 따라 다양하고 계절마다 변하는 식량 공급원에 따라서도 변하므로, 단일한 세균총 원형이란 존재하지 않는다. 더 중요한 사실은 수렵 채집인의 장내 세균이 그들의 생활 습관에 맞춰져 있어, 지금 우리의 생활 습관에는 맞지 않을 수 있다는 것이다. 섬유질 소화에 특화된 세균은 전형적인 대도시 사람의 장에서는 먹을 것을 찾기 어렵다.

비만인 사람과 정상인 사람의 장내 세균총 차이

장내 세균총은 질병에도 영향을 준다. 장내 세균은 어릴 때 면역 체계의 발달, 특히 공격 대상을 인식하기 위해 자기self과 비자기nonself를 구분하는 능력을 기르는 데 도움을 준다. 성인의 장내 세균총이 달라지면 침입자를 공격하는 면역 체계가 자가면역 질환을 일으킬 가능성도 있다.

당뇨병은 체중이 어떻든 상관없이 장내 세균의 변화와 연관이 있다. 정상 쥐와 달리 무균 쥐는 고지방 고탄수화물 식단을 먹어도 인슐린 저항성을 나타내지 않는다. 하지만 정상 쥐의 장내 세균을 이식하면 무균 쥐도 혈당과 인슐린 저항성이 매우 증가한다. 장내 세균이 혈액으로 포도당이 흡수되는 데 영향을 주기 때문이다. 어떤 장내 세균은 당뇨병을 유발한다. 이 세균은 특히 고지방 식이를 먹은 동물에게서 다량의 염증 분자를 생성하는 지질 다당류lipopolysaccharide라는 신호 물질을 만든다. 지방 세포와 그 외 곳곳에서 염증이 일어나면 제2형 당뇨병과 비만이 발생한다. 마찬가지로, 날씬한 사람의 장내 세균을 대사 증후군을 겪는 비만인에게 이식하면, 6주 이내에 인슐린 감수성이 증가한다. 하지만 세균 생태계가 변화에 저항하는 성질을 가지고 있으므로, 6개월 정도 지나면 장내 세균은 원래의 상태로 돌아온다.

연구자들은 고도 비만인의 장에서 지질 다당류를 생산하는 세균 한 종류를 분리했다. 체중이 원래 174킬로그램이었던 이 참가자의 전체 장내 세균총 중 이 세균이 차지하는 비율은 35퍼센트였는데, 6

개월 동안 50킬로그램을 빼자 이 균은 사라졌다. 무균 쥐에게 이 균을 이식하자 비만과 당뇨병이 발병했지만, 이 현상은 고지방 식이를 먹을 때만 발생했다. 다른 실험에서는 한 달 동안 쥐에게 고지방 식이를 투여했더니 지질 다당류를 생산하는 세균 수가 증가하고, 혈중 지질 다당류 농도가 2~3배 증가했다. 체중이 늘고 당뇨병 증상도 나타났다. 일반 사료를 먹는 쥐에게 지질 다당류를 투여해도 비슷한 현상이 일어났다. 하지만 지질 다당류에서 오는 신호를 받는 수용체를 차단하면, 고지방 식이를 먹어도 이런 증상이 나타나지 않았다. 운동을 할 수 없거나 제대로 먹을 수 없는 사람들의 당뇨병 진전을 막을 수 있는 약물의 개발이 요원하다고 할지라도, 이 같은 실험 결과를 볼 때 가능성은 있다고 할 수 있다.

임신 상태에서는 장내 세균이 바뀌어 지방이 늘고 인슐린 감수성이 낮아지면서, 임산부는 태아의 성장과 모유 수유에 에너지를 쓰게 된다. 핀란드 여성 91명을 대상으로 한 연구에서는 임신이 장내 세균에 큰 영향을 준다는 사실이 밝혀졌다. 임산부 대부분은 프로테오박테리아Proteobacteria와 방선균류가 많아졌고, 후벽균류나 의간균류 수에서는 전체적으로 별다른 변화가 없었다. 임신 말기의 세균 가짓수는 초기보다 적어, 비임신 여성의 장내 세균 가짓수와 비슷했다. 임신 말기 3개월부터 출산 후 1개월까지 임산부의 세균 군집은 임신 초기보다 개인차가 컸다. 아기도 생후 6개월까지는 세균 다양성에서 개인차가 컸지만, 네 살이 되면 개인차는 어른과 비슷하게 줄었다. 이 나이가 되면 장내 세균은 엄마의 장내 세균 분포와 비슷하게 나타났다. 무균 쥐에게 임산부 다섯 명에게서 채취한 세균을 이식해보았는데, 동일한 식이를 급여해도 임신 말기 세균을 이식하면 임신 초기 세균을 이식한 경우에 비해 체중이 3분의 1 더 증가했다. 임신 말기 세균 이식 후에는 포도당내성Glucose Tolerance 감소도 뒤따랐다. 이런 변화는 당뇨병 위험을 높이므로, 일부 여성의 임신성 당뇨 발병의 한 원인이 되기도 할 것이다.

장내 세균의 가짓수가 다르다는 사실은 중요하다. 장내 세균 가짓수가 적은 사람은 비만이나 대사 증후군을 앓을 가능성이 크다. 실제로 연구에서 어떤 사람이 뚱뚱할지 말랐을지 예측할 때 유전자를 이용하는 것(정확도 58퍼센트)보다 장내 세균성 게놈을 이용하는 것(정확도 90퍼센트)이 훨씬 효과적이다. 장내 세균의 다양성은 항생제 치료로 감소할 수 있는데, 항생제는 세균 자체를 죽일 뿐 아니라 특정 종에 유리하게 작용하기도 한다.

지난 수십 년간 축산업에서 식육용 동물을 살찌우기 위해 사료나 물에 항생제를 조금씩 타왔다는 사실을 떠올려보면, 어떤 장내 세균이 더 생존력이 높은지에 대한 실마리를 얻을 수 있다. 소, 양, 돼지, 닭, 칠면조를 사육할 때 항생제를 이용하는 방법이 사용된다. 동물이 어릴 때 항생제를 먹일수록 체중이 더 많이 는다. 쥐가 태어날 때 항생제를 저용량 투여하면 후벽균류는 많아지고 의간균류는 줄어들어 비만과 관련한 양상을 보이며, 항생제 투여를 받지 않은 한배 새끼들에 비해 지방 조직이 더 많아진다. 새끼 쥐에게 4주간 항생제를 투여해도 장내 세균 군집은 시간이 지나면 정상으로 돌아오지만, 그 쥐가 청소년기에 이르면 복부 지방이 늘고 지방간이 되면서 비만과 대사 문제가 발생한다. 어릴 때, 특히 태어나기 전에 항생제에 노출되면 체중이 더 많이 는다. 항생제를 투여한 쥐에게 고지방 식이를 주면 체중이 가장 많이 느는데, 특히 식이성 비만에 취약한 수컷 쥐에게서 그 영향이 더욱 뚜렷하다.

사람에게서도 비슷한 결과가 나타난다. 생후 첫해에 항생제를 투여하지 않은 캐나다 아기들은 12세에 과체중이나 비만이 될 확률이 18.2퍼센트였다. 하지만 항생제를 투여하면, 그 확률은 32.4퍼센트로 늘었다. 출생 체중이나 산모의 체중 같은 잠재적인 교란변수를 조정하면 남아에게서는 통계적으로 뚜렷한 연관성이 보였지만, 여아는 그렇지 않았다. 남아는 어릴 때 항생제를 투여받으면 12세 때 과체중이 될 가능성이 5배 이상 높고, 내장 지방이 늘어날 가능성이 거의 3배 높았다. 마찬가지로, 정상 체중 엄마에게서 태어난 덴마크 아기 2만 8000명을 대상으로 한 연구에서는, 생후 6개월 이내에 항생제를 투여하면 아이가 7세에 과체중이 될 확률이 54퍼센트 높은 것으로 나타났다. 하지만 과체중 엄마에게서 출생한 경우는 그 확률이 절반으로 줄었는데, 이는 항생제가 아기의 초기 장내 세균 군집에 따라 다른 효과를 낸다는 사실을 보여준다.

나는 내 장내 세균이 궁금해서 '아메리칸 거트 프로젝트American Gut

| 다이어트는 왜 우리를 살찌게 하는가 |

_{Project}'에 참여해 시료를 보냈다. 이 프로젝트 연구자들은 식이나 생활 습관이 사람의 장내 세균총에 어떤 영향을 미치는지 알아보기 위해 크라우드 펀딩을 하고 있었다. 이 프로젝트에 참여하면 과학 연구에 기여하면서 자신의 장내 세균에 대해 알아볼 수 있다. 결과 보고서에 따르면, 나는 후벽균류보다 의간균류가 많은데, 비만이 아닌 사람에게서 예상되는 결과였다. 하지만 대장균이나 살모넬라균 같은 흔한 감염성 미생물을 포함하는 프로테오박테리아 비율도 약 18퍼센트로 높은 편이었다. 이 세균은 염증과 대사 질환을 유발하는 지질 다당류를 생산한다. 나는 과일과 야채를 많이 먹고 평균 미국인보다 섬유질을 많이 섭취하기 때문에, 식단 탓은 아닐 것이다. 같은 음식, 같은 집, 같은 개를 공유하며 나와 함께 사는 남편의 장내 프로테오박테리아는 2퍼센트밖에 되지 않았다.

아마 내가 10여 년 전 고질적인 감염병에 걸렸을 때 받은 항생제 치료가 이런 차이를 설명하는 한 가지 이유가 될 수 있을 것이다. 항생제를 여러 번 투여하면 장내 세균이 회복되기 어렵다. 40대 후반인 지금까지 나는 알레르기도 대사 증후군 증상도 없어서, 이 장내 세균 양상이 의미하는 바를 아직 명확히 알 수 없다. 내 경우에서 알 수 있듯이 우리가 아직 설명할 수 없는 장내 세균의 특성은 아주 많다.

이 연구에서 우리는 몇 가지 교훈을 얻을 수 있다. 부모는 특히 생후 첫해에는 아이에게 항생제 사용을 최소화해야 한다. 이 시기 장내 세균 변화의 결과는 이후에도 계속 이어지기 때문이다. 미국 평균 아이들은 18세 이전에 10~20회 항생제를 투여받는데, 그러면 천식이나 알레르기, 염증성 장 질환의 위험이 늘고, 비만과 당뇨 위험도 증가한다. 이런 연구 결과를 바탕으로 약물이나 항생제 사용을 조절할 날도 오겠지만, 아직은 아닌 것 같다. 그때까지 우리는 남을 뚱뚱하다고 비난하기 전에 한 번 더 신중히 생각해야 한다. 장내 세균 조성은 우리 몸에 큰 영향을 미친다. 하지만 우리 몸을 바꾸기 위해 그 지식을 어떻게 활용해야 하는지는 아직 아무도 모른다.

| 다이어트는 왜 우리를 살찌게 하는가 |

이게 다 유전자 때문이다

애너마리 레지노Anamarie Regino의 부모는 아이가 병원 복도에서 뒹굴며 아빠를 부르는 비명을 들었지만, 무장한 경비원이 막는 바람에 아무 대답도 할 수 없었다. 뉴멕시코 주 병원은 애너마리가 고도 비만이 될 때까지 그대로 방치한 것이 아동 학대에 해당한다고 판결했다. 애너마리는 다른 아이들의 평균 체중이 14킬로그램 정도인 세 살 때 이미 54킬로그램에 이르렀는데, 그것도 그해 초 최고치인 59킬로그램에서 조금 빠진 체중이었다. 두 살 때 이미 32킬로그램이나 나가서 할머니가 애너마리를 안을 수 없었기 때문에, 아빠 미겔 레지노Miguel Regino는 직장을 그만두고 애너마리를 돌봐야 했다.

애너마리의 엄마인 아델라 마르티네스 레지노Adela Martinez-Regino는 애너마리가 어릴 때부터 병원에 데려가, 왜 분유를 열 병에서 열두 병이나 먹고도 더 달라고 우는지 알아내려 했다. 의사들은 희귀 염색체 장애인 프라더-윌리 증후군Prader-Willi Syndrome이 아닐까 생각했지만, 증상이 달랐다. 다른 프라더-윌리 증후군 환자와 달리 애너마리는 정상 아이들보다 키가 1.5배 더 컸고, 조기 뼈 성장, 이른 치아 발달, 성인처럼 두꺼운 모발 등의 이상 증상을 보였다. 렙틴 수용체 결핍이 아닐까 의심한 내분비학자도 있었지만, 그것도 아니었다.

아이의 문제를 진단할 수는 없었지만, 애너마리가 입원해 있을 때보다 집에 있을 때 더 살이 찌는 것이 의심스러웠던 의사는 아동청소년가족부에 애너마리의 부모를 신고했다. 사회복지사인 리사 페레스Lisa Perez는 애너마리의 엄마가 계속 영어 대신 모국어인 스페인어로 이야기한다고 짜증을 냈다. 페레스는 법원에 제출한 진술서에 애너마리의 이름을 틀리게 썼고, 애너마리의 부모가 언어와 문화 장벽 때문에 아이의 증상이 얼마나 심각한지 이해하지 못한다면서 아이를 위탁 보호해야 한다고 주장했다.

애너마리는 2000년 8월 25일에 집에서 나와야 했지만, 그 뒤 11월 10일에 가족의 변호사가 합의를 얻어내 겨우 집에 돌아올 수 있었다. 몇 달이나 집에서 사회복지사와 면담하며 자신들이 애너마리를 제대로 돌본다는 사실을 확인받고 나서야, 애너마리의 부모는 2001년 1월에 겨우 법적 양육권을 돌려받았다. 사회복지사가 더는 방문하지 않았지만, 애너마리의 문제는 계속되었다. 열한 살에 당뇨병에 걸렸고, 열두 살에 키 160센티미터, 체중 136킬로그램이 되었다. 의사는 애너마

| 다이어트는 왜 우리를 살찌게 하는가 |

리의 상태에 대한 진단을 내리지 못했지만, 의료기록을 보면 뇌의 에너지 균형 시스템이 제대로 작동하지 못하는 유전적 돌연변이가 의심된다. 애너마리의 사례는 극단적이기는 하지만 일반적인 원리를 보여준다. 바로, 어떤 사람들은 다른 이들보다 더 쉽게 살이 찌며, 그 이유는 대체로 유전적 요인 때문이라는 원리다.

원시인은 왜 살이 안 쪘을까

식량이 풍족해지면서 사람들 간의 선천적인 차이는 명백해졌다. 인류의 진화 역사상 패스트푸드를 먹은 시기보다 기근을 겪은 시기가 더 많았기 때문에, 뇌의 에너지 균형 시스템은 식량 부족에 대처하는 데 최적화되어 있다. 해부학적 현대인이 존재한 20만 년 넘는 시간 동안 식량이 끊이지 않고 공급된 시기는 고작 1세기 정도에 불과하다. 지금도 10억 명이 넘는 사람들이 하루 1달러 이하로 생존한다. 인류가 살아온 기간 전반에 걸쳐 인간은 흉작, 긴 겨울, 사냥 실패, 계절에 따른 야생 식물의 변동 등으로 인해 수시로 배고픔을 겪었다. 제한된 칼로리만 먹으며 몇 주에서 몇 달을 견딜 수 없었던 사람은 살아남아 후손을 남길 수 없었다. 하지만 지금 우리가 직면한 문제는 정반대다. 우리는 이제 음식으로 충분한 에너지를 얻을 수 있다. 하지만 농업이 발달하고 정제 곡물이나 공장에서 제조된 식품 유사물이 개발되면서, 음식을 너무 쉽고 편하게 먹을 수 있게 된 탓에 식품의 영양가는 오히려 크게 떨어졌다. 동시에 직장과 가정에서 자동화가 일어나면서 일상생활에서 필요한 에너지양은 줄었다.

오타와대학교의 비만 전문 의사인 요니 프리드호프Yoni Freedhoff는 다음과 같이 말한다. "타임머신이 있다면, 아마 세계 최고의 다이어트 프로그램이 될 겁니다." 우리 선조들은 철마다 얻을 수 있는 식량을 구하러 떠돌았던 유목 수렵 채집인이었고, 과식하기가 절대 쉽지 않아 체중이 크게 늘지 않았다. 음식을 얻으려면 식용 식물이 어디에 있는지, 동물을 어떻게 추적해서 잡는지 알아야 했는데, 이런 지식과 기술은 어렵고 장소에 따라 달라 배우는 데 시간이 오래 걸렸다. 식량을 얻으려면 장거리를 이동해야 했기 때문에, 보온을 위해 옷을 짓는 일 같은 다른 중요한 일을 할 시간은 부족했다. 토머스 홉스Thomas Hobbes가 묘사한 대로 선조들이 "고독하고, 가난하고, 형편없고, 야만스럽고, 단명했다"라는 얘기가 아니다. 사실, 적당한 지역에 사는 현대 수렵 채집인은 식량을 구하는 일은 하루 세 시간밖에 하지 않고, 남는 시간에는 사교 활동을 하거나 아이를 돌보고 도구나 예술 작품을 만든다. 하지만 아무리 식량이 풍족해도 수렵 채집인이 식량을 구하는 일은 편의점에 들러 도리토스 과자봉지 하나를 집어 드는 일과는 차원이 다르다.

원시 시대부터 생존해온 뇌는 칼로리를 최대한 얻고 신체 활동은 가능한 한 제한하도록 진화했다. 사실 게부터 까마귀까지 모든 동물은 최소한의 에너지 소비로 최대의 에너지 이득을 얻어 먹이를 찾는

| 다이어트는 왜 우리를 살찌게 하는가 |

최적의 패턴을 보여준다. 식료품을 많이 갖고 있지만, 모두 1킬로미터 이상 떨어진 친구 집에 보관하고 있다고 생각해보자. 음식을 먹으려면 거리를 걸어가야 한다고 해서 배고플 때 굶지는 않을 것이다. 하지만 많은 사람의 살을 찌우는 생활 습관, 즉 텔레비전을 보면서 아무 생각 없이 간식을 집어 먹는 일은 줄어들 것이다. 지금 우리는 전혀 힘들이지 않고 음식을 먹을 수 있지만, 우리 뇌는 이런 상황에 대처할 준비가 되어 있지 않다. 따라서 이런 상황에서 살이 찐다는 것은 전혀 이상한 일이 아니다. 궁금한 것은 '왜 어떤 사람은 살이 찌지 않는가'다.

팔레오 다이어트Paleo diet(구석기 다이어트라고도 하며, 원시인처럼 육류와 식이섬유 섭취를 늘리고 곡물 섭취는 줄이는 식이요법 –옮긴이) 추종자들의 주장과는 달리, 우리 선조들은 탄수화물을 포함한 다양한 음식을 먹었다. 곡물 재배가 시작된 것은 1만 년밖에 되지 않았지만, 3만 년 전 인류 화석의 치아에서도 전분이 발견된다. 수렵 채집인도 채소에서 육류까지 다양하게 먹었고, 구할 수 있을 때는 꿀도 엄청나게 먹었다. 우리 선조들은 식량 선택에 상당히 유연한 태도를 보인 덕에 전 세계 다양한 환경에서 살아남을 수 있었다. 석기 시대 사람들이 먹은 식물과 동물은 대부분 멸종했지만, 우리 선조들은 선택적 교배를 통해 대체식품을 만들었다. 농업의 발달로 전분과 곡물의 크기가 커졌고, 식료품점의 고기에는 야생 고기보다 지방이 더 많이 들어 있다.

지난 1만 년 동안 인간 유전자도 변화했다. 연구자들은 수백에서 2000개(전체 유전자의 10퍼센트)의 유전자가 최근 급속한 진화의 징후를 보인다고 주장한다. 이집트에서 처음으로 젖소를 사육하기 시작한 8000~9000년 전에는 우유를 소화하는 락타아제lactase 효소 생성 유전자는 아이들에게만 있었고, 따라서 어른은 우유를 마실 수 없었다. 방목이 널리 퍼지면서 유전자 변이 두 가지가 유럽과 동아프리카 사람들에게 퍼져, 이제 성인도 유당을 소화할 수 있게 되었다. 하지만 조상이 소를 키우지 않았던 아시아와 서아프리카 사람들 사이에는 유당불내증Lactose Intolerance이 여전히 흔하다. 동물을 가축으로 기르면서 사람은 처음으로 동물 및 동물의 균과 접촉했고, 이에 따라 새로운 면역 방어 체계가 진화했다. 전분과 알코올 등 다양한 음식의 소화에 관여하는 유전자는 식습관의 변화에 따라 최근에야 만들어진 것이다. 요리가 발명되면서 소화 기능, 쓴맛 수용체, 치아 법랑질, 턱 근육 조직도 달라졌다. 하지만 유전자 변화는 지난 세기 동안 일어난 식품 환경의 엄청난 변화에 비하면 그리 대단한 것이 아니다.

체중은 유전이다

미국의 공상과학 소설가 윌리엄 깁슨William Gibson은 다음과 같은 유명한 말을 남겼다. "미래는 이미 우리 곁에 와 있다. 골고루 퍼져 있지 않을 뿐이다." 비만이 가족력이 있는 사람에게 집중되는 현상을 보이고 있다는 점에서, 최근의 비만율 증가에 대해서도 같은 말을 할 수 있을 것이다. 1975년에서 2005년 사이, 미국인의 평균 체중은 약

9킬로그램 증가했다(언론에서 금방 주목하지는 않았지만, 그 후로 미국 등 대부분의 나라에서 성인 체중은 더 이상 늘어나지 않고 있다). 그렇다고 우리의 체중이 모두 부모 세대보다 9킬로그램 더 나간다는 의미는 아니다. 부모가 날씬하면 대부분 자식도 날씬하다. 평균 체중의 가정에서 태어난 사람은 부모보다 2.3킬로그램 정도 더 나간다. 부모가 과체중이면 자식은 4.5킬로그램 정도 더 나가서 거의 비만에 가까워진다. 하지만 부모가 비만이면 자식은 체중이 23~45킬로그램 더 나간다. 체중 증가율 평균은 9킬로그램인데, 비만율이 인구의 14~35퍼센트까지 늘어난 것은 이 때문이다. 이와 같은 사실을 보아 알 수 있듯이, 같은 현대 환경에 놓여 있어도 체중 증가율은 유전적 경향에 따라 사람마다 다르다. 여러 연구 결과도 이를 뒷받침한다.

키처럼 체중도 유전되지만, 키는 성인이 되면 크게 변하지 않기 때문에 유전적 영향을 확인하기 쉽다. 일란성 쌍둥이는 다른 가정에서 자라도 키나 몸매가 대체로 비슷하다. 부모가 모두 비만하면 아이가 7세에 비만이 될 확률이 10배 이상 높다. 비만인의 형제는 무작위로 뽑은 사람에 비해 비만일 확률이 3~7배 높다. 신장 대비 개인 간 체중 차이의 50~70퍼센트는 유전자 때문이다. 몸매에 영향을 주는 체지방 분포에는 유전적 요인이 더 강하게 작용해서, 70~85퍼센트가 유전자 탓이다. 쌍둥이를 연구한 다른 연구에서는, 음식이 충분할 때 체중과 허리둘레가 유전되는 비율이 77퍼센트에 달했다. 제2형 당뇨병에 대한 취약성도 유전되어, 부모나 형제가 당뇨병을 앓고 있으면 유전될 위험이 2~6배 높다.

우리 조상이 살았던 환경에서는 식량을 구할 수 있는지가 체중을 제한하는 주요인이었으므로, 개인의 체중에 유전적 요인은 그다지 영향을 미치지 않았다. 유전자가 체중을 늘리는지 알아볼 수 있을 만큼 음식을 충분히 먹을 수 있는 사람은 드물었기 때문이다. 식량이 부족한 환경에서는 체중을 늘리는 유전자가 생존에 부정적인 영향을 주지 않으므로, 진화 과정에서 이 유전자를 제거하려는 선택적 압력이 작용하지 않았다. 사실 당뇨병이나 심근경색 같은 질병은 이미 아이들을 다 키운 어른에게서 주로 나타나기 때문에, 이 유전자를 당장 없애야 할 선택적 압력이 굳이 필요하지 않다. 반면에, 인류 역사상 흔하고 때로는 치명적인 식량 부족을 겪을 때 체중이 금방 빠지도록 유도하는 유전자를 없애는 선택적 압력은 높았다.

특정 유전자가 손상되면 에너지 균형 시스템을 제대로 작동시키는 단백질 생성이 억제되어 체중에 직접 영향을 주기도 한다. 하지만 보통은 유전자가 신체, 특히 뇌 발달 양상을 바꿔 성인의 체중을 조절한다. 체중에 미치는 유전적 영향은 환경이나 행동과 무관하지 않다. 유전자는 우리가 어디에 살지, 무엇을 먹을지, 얼마나 움직일지를 결정하는 생리적 기능을 조절한다. 이런 특성 때문에 현대 환경에서 체중 증가에 대한 취약성은 사람마다 상당히 다르다.

예를 들어, 유전자는 신진대사 조절 호르몬을 분비하는 갑상선 기능에 영향을 준다. 요오드 섭취가 충분한 지역에서 갑상선 기능 장애가 일어나는 비율은 인구의 1~2퍼센트 정도에 불과하다. 갑상선 기능 장애는 남성보다 여성에게서 10배 이상 더 흔하며, 나이가 들며 위험이 증가한다. 갑상선 호르몬 저하증은 여성의 8퍼센트, 남성의 3퍼센트에게서 발생하는데, 이 병에 걸리면 체중이 늘기 쉽다. 갑상선 호르몬은 기초 대사량에 영향을 주므로, 정상 범위 이내에서라도 갑상선 호르몬 수치가 달라지면 체중도 달라진다.

체중에 영향을 주는 특정 유전자를 알아내기는 어렵다. 체중 조절 경로에 관여하는 단일 유전자의 결함 때문에 비만이 일어나는 경우는 극히 드물다. 이런 결함이 있는 사람 대부분은 뇌의 에너지 균형 시스템의 중요한 부분이 손상되어, 애너마리 레지노처럼 어린 시절부터 고도 비만이 시작된다. 이 유전적 변이가 생기면 배부를 때 그만 먹게 만드는 포만감 신호가 방해받아, 배고플 때만 먹는 식사 습관으로도 체중이 안정화되지 않는다. 이런 돌연변이는 사람과 쥐에게 같은 영향을 주므로, 쥐에게서 비만 원인을 파악하면 사람에게서도 같은 원인을 예측할 수 있다.

1990년대 중반, 파키스탄인 사촌 두 명이 비만 상담을 위해 보호자와 함께 런던의 한 병원을 방문했다. 여덟 살 여자아이는 86킬로그램이었고, 두 살 남자아이는 28킬로그램이었다. 둘 다 태어날 때는 정상 체중이었다. 하지만 어릴 때부터 음식을 달라고 부모를 계속 졸랐고, 형제들보다 훨씬 많이 먹었다. 의사들은 아이들에게 렙틴 생성을 억제하는 유전적 변이가 있다고 생각했다. 뇌의 에너지 균형 시스템에서 몸에 저장된 지방량에 대한 정보를 받지 못하기 때문에, 뇌는 아이들이 위험할 정도로 말랐다고 인식하고 체중을 계속 늘린 것이다.

아이들은 운 좋게도 정확한 진단을 받고 치료를 받았다. 여자아이는 아홉 살 때 렙틴 주사를 맞았다. 다음 해 체중은 94킬로그램에서 82킬로그램으로 줄었고, 키는 계속 자랐지만 항상 계속되던 배고픈 느낌은 멈췄다. 사라진 신호를 뇌에 전달하자 문제가 해결되었다. 여자아이와 마찬가지로 유전 때문에 식욕을 억제하지 못했던 남자아이는 두 살 반 때 체중 감량 수술을 받았다. 단일 유전자의 변이 때문에 비만이 유발되는 이런 경우는 극히 드물다. 사실 의사들이 파악한 기능적 렙틴 유전자 결핍 환자는 전 세계적으로 수십 명 정도에 불과하다. 하지만 이 사례를 보면, 정상인의 뇌가 체중을 어떻게 조절하는지 알 수 있다.

어떤 단일 유전자는 시상하부 궁상핵의 식이 억제 뉴런이 사용하는 신경 전달 물질을 없애 비만을 유발한다. 이 유전자는 머리카락 색깔을 결정하는 단백질도 암호화하기 때문에, 이 유전자 결함 때문에 비만이 된 사람들은 보통 머리카락이 붉다. 이 신경 전달 물질의 수용체 결함은 비만을 유발하는 가장 흔한 단일 유전자 변이로, 성인보다 어린이에게 많고 소아 고도 비만의 원인 중 5.4퍼센트를 차지한다. 전체적으로 성인은 1000명당 한 명에 이 수용체 유전자 변이가 있다.

에너지 감지 경로의 신호 분자를 암호화하는 유전자도 있는데, 이 유전자 변이야말로 다이어터의 악몽이다. 이 유전자가 손상되면, 특히 어린이는 배고픔을 더 느끼고 기초 대사에 쓰이는 에너지가 줄어들어 심각한 인슐린 저항성을 보인다. 이 유전자의 정상 사본과 비정상 사본을 하나씩 가진 쥐는 고지방 식이를 먹을 때만 비만이 된다. 기능적 렙틴 수용체의 생성을 저해하는 변이 등, 쥐에게 비만을 유발하는 몇 가지 다른 유전자 변이는 사람에게서도 관찰된다. 하지만 이 원인으로 비만이 발병하는 경우는 드물다.

대부분 사람의 경우, 효과가 미미한 여러 유전자 변이가 모여 체중에 영향을 준다. 예를 들어, FTO 비만 유전자의 고체중 대립 유전자 사본 두 개를 가진 사람은 저체중 대립 유전자 두 개를 가진 사람보다 체중이 평균 2.3킬로그램 높은데, 이 현상은 약 7세 때부터 시작된다(대립 유전자는 특정 유전자에서 나온 변이다. 우리의 유전자는 두 개의 대립 유전자를 갖는데, 이 중 하나는 어머니에게서, 하나는 아버지에게서 물려받은 것이다). 이 변이의 생화학적 작용은 독특하다. 유전자는 나중에 연결되어 완전한 단백질을 형성하는 단백질 일부를 암호화하는 대체 영역인 엑손 영역과, 단백질을 암호화하지 않는 인트론 영역으로 구성된다. FTO 돌연변이는 인트론에서 발생하며, 초기 뇌 발달에 중요한 다른 유전자의 발현을 조절하여 체중에 큰 영향을 미친다. 뇌에 이 유전자가 없는 쥐는 다른 형제들에 비해 기초 대사율이 높고 체중도 25퍼센트 덜 나간다. 개인별 체중 차이를 일으키는 유전자 중 FTO 돌연변이는 그나마 알려진 것 중 효과가 가장 강력한 변이다. 사실 이보다 효과가 덜한 유전자는 발견하기조차 어렵다.

비만을 유도하는 또 다른 유전적 변이는 짝풀림 단백질Uncoupling Protein을 암호화하는 유전자에서 나타난다. 미토콘드리아 막에 있는 이 단백질은 세포 생화학 반응을 촉진해 에너지를 낼지, 아니면 그냥 열로 방출할지 조절한다. 그렇게 해서 음식을 먹을 때 일시적으로 늘어나는 식이성 발열 효과와 체온을 조절한다. 짝풀림 단백질을 암호화하는 유전자의 특정 대립 유전자를 가진 사람은 다른 대립 유전자를 가진 사람보다 평균적으로 체중이 더 나간다. 하지만 그 효과 역시 미미하다.

종합하면, 비만에 영향을 준다고 알려진 수십 종의 유전자가 체중에 각각 미치는 효과는 크지 않아서, 인구의 비만 변이 중 겨우 2~4퍼센트 정도에만 영향을 준다. 그렇다면 유전자가 정말 비만을 유발하는 유의미한 요인이라고 할 수 있을까? 한 가지 가능한 대답은 발견되지 않은 유전자가 훨씬 더 많다는 것이다. 또 비만 관련 유전자는 부모로부터 물려받는 게 아니라, 살아가는 동안 발생하는 새로운 돌연변이로 인해 생긴다는 가정도 가능하다. 어떤 설명이 옳은지 확인하려면 더 많은 사람을 연구해야 한다. 그때까지 유전자를 바탕으로 자신의 비만 확률을 알고 싶다면, 가족을 둘러보면 된다.

렙틴 유전자가 손상된 경우를 제외하면, 비만에 미치는 유전의 영향을 이해하는 과정은 아직 효과적인 치료법으로 이어지지 못했다. 하지만 연구자들은 희망을 걸고 있다. 루디 라이블에게 앞서 언급한

| 다이어트는 왜 우리를 살찌게 하는가 |

요니 프리드호프의 타임머신 이야기를 하자, 그는 이렇게 대꾸했다. "체중 감량을 원하는 사람들 대부분은 그런 트레이드오프를 받아들이지 않을 겁니다." 라이블은 과거로 가는 것보다 시간의 흐름을 따라 앞으로 나아가는 것이 더 현명한 방법이라고 말한다. "알약 하나로 해결할 방법을 찾게 될 때까지 앞으로 가야죠. 그렇게 될 겁니다. 언제일지는 모르지만요."

유전과 환경 모두 체중에 영향을 미친다

일부 독자들은 가족이 체중에 영향을 주는 것은 환경 때문이라고 생각할 것이다. 즉, 어린 시절 부모의 식습관과 운동 습관을 따르면 부모와 같은 체중이 된다는 것이다. 사람들은 흔히 선천적 특성이나 양육 환경 중 한쪽이 개인의 특성에 영향을 준다고 생각하지만, 이 생각은 틀렸다. 유전과 환경은 둘 다 발달 과정에 큰 영향을 준다. 쉬운 예로 근시를 생각해보자. 쌍둥이를 연구한 결과, 근시가 유전될 가능성은 90퍼센트에 달했고, 근시인 부모에게서 태어난 아이들도 보통 근시였다.

하지만 이런 현상은 부모와 자녀가 비슷한 환경에서 자랄 때만 일어나고, 새로운 환경에 적응하면 결과는 달라진다. 1974년, 연구자들은 공교육을 시작한 지 얼마 되지 않은 캐나다 북극권의 이누이트족을 조사했다. 그들 중 30세 이상 성인은 4.5퍼센트만이 근시였다. 하지만 30세 이하 청년들은 45퍼센트가 근시로, 그 확률이 거의 10배 높았다. 한 세대 만에 이들을 강타한 이런 변화는 이후 여러 나라에서 발견되었다. 1970년대 미국 근시율은 25퍼센트였지만, 30년 후에는 42퍼센트까지 치솟았다. 어떤 나라에서는 근시율이 최고에 달했다. 싱가포르에 사는 중국 학생 중 90~95퍼센트는 근시다. 개체군의 유전자 변이보다 더 빠른 이런 변화에는 새로운 환경 요인이 작용한다고 추정할 수 있다.

　연구 결과에 따르면, 근시를 일으키는 주범은 실내에서 너무 많은 시간을 보내는 것이었다. 한 연구에서는 호주 시드니에 거주하는 6~7세의 중국 어린이를 싱가포르에 사는 어린이와 비교했다. 부모의 근시율은 비슷했지만, 싱가포르에 사는 어린이의 근시율(29.1퍼센트)은 시드니에 사는 어린이의 근시율(3.3퍼센트)보다 8배 이상 높았다. 시드니에 사는 어린이는 일주일에 평균 13.75시간을 밖에서 보냈지만, 싱가포르에 사는 어린이는 3.05시간만을 밖에서 보냈다. 마찬가지로, 야외에서 하루 2시간을 보내는 미국 어린이는 1시간 미만을 보내는 어린이보다 근시가 될 가능성이 4배 이상 낮았다. 밖에서 어떤 활동을 하는지에 관계없이 활동 시간과 근시 위험이 연관 있었기 때문에, 밖에서 하는 활동 자체는 근시와 그다지 관련이 없었다. 이전 연구에서는 독서나 바느질처럼 '가까이 보는 활동'이 근시의 원인이라 추정했지만, 바깥에서 같은 시간을 보내면 그런 활동을 많이 해도 큰 영향이 없었다. 하지만 책을 보는 시간이 길어지면 바깥에서 보내는 시간이 상대적으로 줄어들기 때문에, 가까이 보는 활동과 근시는 약한 연관관계가 있다고 볼 수 있다.

실험동물의 연구 결과, 어린 동물의 눈 성장에는 밝은 빛이 필요해서 바깥에서 보내는 시간이 중요하다. 왜 눈 성장은 밝은 빛의 영향을 받을까? 이유는 분명하지 않지만, 인류 역사 대부분의 시간 동안 실내 환경이 존재하지 않았기 때문에, 인간의 눈 성장 역시 바깥에서 보내는 시간에 주로 영향을 받았을 것으로 생각된다. 실내 환경이 '발명'되면서, 우리는 주어진 환경에서 불완전한 임시방편으로 해결책을 마련해가며 진화 과정을 앞섰다. 진화는 많은 작용을 하지만, 사람은 주어진 환경을 변화시키고 생리 기능을 조절해 진화 과정을 넘어선다.

이렇게 환경의 영향이 크지만, 유전자는 여전히 근시에 영향을 미친다. 근시가 될 유전적 소인을 가진 어린이는 부모의 시력이 좋은 어린이보다 근시 또는 심각한 근시가 될 가능성이 높다. 다음과 같이 생각해보자. 환경 요인에 따른 '근시 할당량'을 받을 아이들 100명을 일렬로 세우는 것이다. 아이들이 온종일 바깥에서 보내는 환경이라면, 근시 할당량이 적어 맨 앞에서 3~4명만 근시가 된다. 나머지는 정상 시력이다. 근시가 많은 싱가포르의 경우에는 근시 할당량이 아주 많으므로, 맨 앞의 3~4명 이외의 나머지 많은 아이들도 근시가 된다. 두 경우 모두 아이들이 유전적 영향이 높은 순서로 줄을 섰다고 생각해보자. 환경의 영향과 관계없이 줄 앞에 있는, 근시에 가장 취약한 아이들의 시력이 가장 나쁘고, 맨 끝에 있는 아이의 시력이 가장 좋은 것은 기정사실이다. 하지만 바깥에서 보내는 시간이라는 환경 요인에 따라 근시 할당량을 몇 번째 아이까지 받을지가 달라진다. 이렇게 유전적 요인이 특정 환경에서는 영향을 주지만 다른 환경에서는 그렇지 않은 현상을 '유전자-환경 상호작용Gene-Environment Interaction'이라 부르는데, 이 경향은 어린이의 발달에서 흔하다. 비만 유전자와 현대 환경의 상호작용도 이와 비슷하다.

어떤 유전자가 특정 조건에서만 비만을 유발하는 '유전자-환경 상호작용'은 단일 유전자나 환경의 영향에 이어 비만 유전자를 찾기 어려운 세 번째 이유다. 어떤 유전자는 날씬해지거나 뚱뚱해지는 양쪽으로 체중을 조절하지만, 다른 유전자는 뚱뚱해지는 확률이 높을 때만 영향을 미친다. 특히 쥐에게서 비만을 일으키는 많은 유전자는 달고 기름진 사료를 주었을 때만 체중을 늘린다. 예를 들어, 식욕을 조절하고 지방산에 반응해 저장 지방량을 결정하는 G-단백질 연결 수용체 120G-Protein-Coupled Receptor 120의 일부에 변이가 일어나면 뚱뚱해질 확률이 늘어난다. 이 유전자가 변이를 일으키면, 쥐에게 저지방 식이를 급여할 때는 문제가 되지 않지만 고지방 식이를 먹일 때는 체중이 는다. 이런 유전자를 발견하려면 고지방이나 고당 식이를 먹는 여러 집단을 대상으로 개별적 연구를 해야 한다. 아니면, 이 유전자를 활성화하여 체중에 영향을 주도록 하는 다른 조건에서 연구해야 한다.

근시와 마찬가지로, 환경 요인은 유전적으로 비만에 취약한 이들에게 영향을 준다. 하지만 그 자세한 과정은 몇몇 흔치 않은 사례를 통해서만 확인할 수 있다. 표준화된 운동 프로그램을 적용해도 보통 유전자 때문에 사람마다 체력 증가율이 다르다. 이십 대 초반의 일란성 쌍둥이 남성들에게 약 3개월 동안 1000칼로리를 추가로 먹게 하면, 쌍둥이 형제들은 서로 체중이 비슷하게 는다. 하지만 똑같이 섭취 칼로리를 늘려도 쌍둥이들 각 쌍 사이에는 체중 증가량이 4~13킬로그램까지 차이가 났다. 각 개인의 유전자는 체중 감량에도 영향을 준다. 다른 실험에서는, 일란성 쌍둥이들을 입원시켜 일정한 양의 음식을 섭취하게 하고 운동으로 하루 1000칼로리를 더 태우도록 했다. 그들은 나중에 1~8킬로그램의 체중 감량 차이를 보였는데, 이것은 체중 증가량보다 더 적은 차이였다.

생각해보면, 체중 감소에 잘 저항하는 사람은 3개월 동안 더 먹지 않고 하루 1000칼로리를 더 태워도 체중이 겨우 1킬로그램 줄어든 것이다. '칼로리 걱정은 그만'에서 언급한 체중 감량은 수학이라는 믿음을 가진 사람이라면, 살아 있는 사람에게 수학 공식을 적용했을 때 어떤 일이 일어나는지 눈여겨보아야 한다(그런 사람들은 그저 진실과 상관없이, 속임수를 쓰고 있다면서 불쌍한 다이어터들을 비난하겠지만 말이다). 3500칼로리를 줄여 체중이 0.45킬로그램 빠진다면, 운동 프로그램에 참여한 쌍둥이 모두가 11킬로그램은 뺐어야 하지만, 그렇게 뺀 사람은 단 한 명도 없었다. 감량한 체중은 겨우 평균 5킬로그램 정도였고, 개인차도 컸다. 유전으로 사람마다 휴식 시 신진대사가 10~15

퍼센트 다르고, 장 환경도 차이가 있기 때문이다. 쌍둥이 연구를 보면 똑같이 1000칼로리의 에너지 불균형이라는 조건이 주어져도, 체중을 줄이기는 늘리기보다 훨씬 어렵다는 사실을 알 수 있다.

유전자와 행동

물론 대부분의 사람들은 음식을 통제하는 입원 시설에서 다이어트를 하거나 감량 체중을 유지하려고 하지는 않을 것이다. 유전자가 체중을 늘리는 행동에 대한 감수성에 영향을 준다는 사실은 중요하다. 비만에 취약한 대립 유전자를 가진 사람은 이 대립 유전자가 없는 사람에 비해 비만대사 수술 효과가 떨어진다. 어린 시절과 청소년기를 거쳐 성인이 되면서 비만 유전자의 영향은 증가한다. 자라면서 환경을 더 통제할 수 있게 되면, 자신의 유전적 경향에 맞도록 환경을 조절하기 때문이다. 많이 걸어야 하는 도시에서 살기로 하거나 더 많이 운전하는 교외에서 살기로 할 때, 이런 결정에는 적당하게 느껴지는 신체 활동의 양을 정하는 유전적 요인이 관여한다.

유전자는 식습관에도 큰 영향을 준다. 부부의 하루 칼로리 섭취량의 상관계수는 0.31이지만, 따로 사는 일란성 쌍둥이 성인의 상관계수는 0.69다(0이면 전혀 관계가 없고 1이면 완전히 관련이 있다). 감정적 섭식이나 의도적인 식사 조절에서 보이는 개인차는 60퍼센트가 유전적 요인 때문이다. 앞서 언급한 고체중 FTO 대립 유전자 사본 두 개를 가진 4세 어린이는 식사 후 간식을 더 많이 먹는다. 고체중 FTO 대립 유전자가 있는 사람은 고지방 고칼로리 음식을 먹는 성향도 강하다. 쥐에게 고지방 식이를 줄 때 과식하게 하는 유전자도 여럿 알려져 있고, 고탄수화물 고당 식이를 줄 때 과식 확률을 높이는 유전자도 간혹 확인된다. 하지만 아직은 지방에 대한 반응을 확인한 연구가 더 많으므로, 이 추정은 편향되었을 수도 있다. 인간의 행동에 기반하면, 연구자들은 맛있는 음식을 더 과식하게 하는 유전자를 결국 찾아낼 수 있을 것이다.

유전적 요인은 환경 요인과 상호작용하기 때문에, 어떤 환경에서는 체중 조절에 큰 영향을 주는 유전자라도 다른 환경에서는 그렇지 않을 수 있다. '프래밍햄 심장 연구Framingham Heart Study'라고 불리는 유명한 프로젝트를 통해 연구자들은 FTO 유전자에 대해 이러한 가설을 검증할 기회를 가질 수 있었다. 이것은 1948년부터 매사추세츠 주에서 중년 수천 명을 추적 조사하여, 향후 심장병 발병을 예측하는 위험 요인을 찾고자 하는 연구다. 지금까지 약 1200편의 논문으로 발표된 이 연구는 참가자의 자녀와 증손주 세대까지 이어지고 있다. FTO 유전자 연구자들은 1942년 전과 후에 태어난 사람들을 비교했다. 저체중 대립 유전자 사본 두 개를 가진 사람은 출생 연도와 체중 사이에 아무 관련성을 보이지 않았다. 날씬한 사람은 언제 태어났든 날씬했다. 하지만 고체중 대립 유전자 사본 두 개를 가진 사람은 출생 연도와 상관없이 또래보다 뚱뚱했고, 1942년 이후에 태어난 사람에게서는 그 현상이 더 뚜렷했다. 각 대립 유전자를 한 개씩 가진 사람은 1942년 전에 태어났으면 날씬했지만, 체중이 늘기 쉬운 환경이 된 1942년 이후에 태어났으면 체중이 많이 나갔다. 이런 상황과의 상관성은 현대의 환경에서 비만율이 증가하는 이유를 설명해준다.

날씬한 사람은 조금만 관리하면 살을 빼는 것이 그리 어렵지 않다고 생각한다. 자신의 경험에 근거하여 의도적인 체중 조절이 가능하다고 여기고, 비만은 의지력이 부족해서라고 말한다. 유전에서 우리가 배울 수 있는 교훈은, 살을 빼기 위해 의지력으로 극복해야 하는 충동의 강도가 사람마다 다르다는 점이다. 이 차이는 부분적으로 유전적 요인 때문에 발생해서, 뇌의 특정 부분에서 에너지 균형과 보상 시스템의 차이를 일으킨다. 따라서 체중이 쉽게 느는 이유는 도덕적 실패라기보다 생물학적 특성 때문일 가능성이 훨씬 크다. 어떤 사람이 체중이 느는 원인을 이해하려면 환경뿐만 아니라 그들의 뇌 속에서 들어가 보아야 한다. 단, 유전자는 환경이 기회를 제공하는 경우에만 체중 증가를 유도한다. 그리고 이 과정이 어떻게 작동하는지 알아내려면, 개인을 넘어서 답을 찾아야 한다.

| 다이어트는 왜 우리를 살찌게 하는가 |

다이어트 산업이
절대 알려주지 않는 진실

　프로이트의 조카인 에드워드 버네이즈Edward Bernays는 '마케팅의 아버지'로 명성을 얻었다. 버네이즈는 자신이 파는 제품을 무의식적인 정서적 욕구에 대한 만족감과 연결해 끊임없이 여론을 조장했다. 1929년 아메리칸 타바코 컴퍼니는 버네이즈를 고용하여, 당시에는 품행이 안 좋은 여성의 습관으로 여겨졌던 여성 흡연의 금기를 깨고자 했다. 버네이즈는 정신분석가의 조언을 받아 담배가 남성의 힘을 상징한다고 설정하고, '자유의 횃불Torches of Freedom' 캠페인을 조직해 여성들이 럭키스트라이크 담배를 피우도록 권했다. 버네이즈는 잡지 《보그Vogue》로부터 사교계에 데뷔할 여성들의 명단을 입수하여, 뉴욕의 부활절 퍼레이드 중에 맨해튼 5번가에서 담배를 피우는 일이 여성의 권리를 쟁취하는 획기적인 사건이 될 것이라고 그들을 설득했다.

논란을 일으킬 만한 사건과 유명인의 결합이라는 거부할 수 없는 유혹을 발견한 언론은 이 사건을 대대적으로 보도했다. 흡연이 여성의 자유를 신장시키지 않았다는 사실은 말할 필요도 없지만, 버네이즈는 서로 다른 개념을 연관 지어 새로운 고객 시장을 창출했다.

담배 산업과 마찬가지로, 식품 산업에는 문제가 있다. 다이어트 산업도 마찬가지다. 하지만 식품 산업과 다이어트 산업 모두 소비자 개인에게 문제가 있다고 믿게 한다. 즉, 우리가 의지력이 약해 식욕을 조절하지 못하고, 체중을 조절해야 할 책임을 회피하고 있다는 것이다. 식품회사나 다이어트 회사는 지금까지 소비자에게 이런 메시지를 팔아왔다. 자기네가 가진 문제로부터 우리 시선을 돌리는 영악한 방법을 쓴 것이다. 그들은 사람들을 설득해 상품을 팔아야 하지만, 업계의 수익 창출 구조를 들키면 안 되는 문제를 가지고 있다. 다이어트 산업이 요요 때문에 다시 찾아오는 재구매 소비자에게 의지하고 있다는 사실이 밝혀진다면, 누가 다이어트 프로그램에 가입하고 체중 감량을 위한 책을 사겠는가? 포장에 라벨이 정확하게 적혀 있다면, 누가 맛있고 바삭하다고 심장 발작이나 일으킬 초가공hyperprocessed 감자 칩을 흔쾌히 가족에게 사주겠는가? 하지만 사람들이 한번 뺀 체중을 계속 유지할 수 있다면 다이어트 산업은 돈을 벌지 못하고, 아삭하고 신선한 사과 따위만 팔아서는 식품회사도 돈을 벌지 못한다.

식품 산업과 다이어트 산업은 모두 마케팅과 로비에 엄청나게 돈을 들여 자기 제품에 대해 목소리를 높인다. 미국 요식업협회National

| 다이어트는 왜 우리를 살찌게 하는가 |

Restaurant Association에 따르면, 2014년 미국 요식업계는 6830억 달러가 넘는 식품을 판매했다. 식품마케팅협회Food Marketing Institute에 따르면 식료품점은 이보다 6200억 달러어치를 더 팔아치웠는데, 이 중 절반 이상은 미국 10대 식품 대기업의 제품이었다. 연방거래위원회Federal Trade Commission의 분석 결과, 2009년 식품 산업은 어린이 마케팅에만 18억 달러를 지출했다. 인기 영화나 텔레비전 프로그램, 만화 캐릭터, 비디오 게임에 자사 제품을 넣어 어린이들이 건강에 해로운 가공식품을 사달라고 부모에게 조르도록 만들었다. 이 중 패스트푸드, 탄산음료, 아침 식사용 시리얼 광고가 13억 달러를 차지했다. 어린이는 연간 4만 개의 식품 광고를 보는데, 그 대부분은 고지방, 고염분, 고당 제품이다. 마케팅 담당자들은 어린 시절의 식습관이 식품 기호에 평생 영향을 미친다는 사실을 잘 알고 있는 것 같다.

시장조사 기관인 마켓데이터 엔터프라이즈에 따르면, 2014년 다이어트 시장의 매출은 식품 시장 매출보다 600억 달러 넘게 적었지만, 보통 식품 산업과 다이어트 산업은 엄밀히 구분되지 않는다. 게다가 식품회사 일부는 다이어트 클리닉을 소유하고 있다. 다이어트 시장의 매출에는 거대 식품기업인 코카콜라의 다이어트 콜라나 네슬레의 린 퀴진 같은 다이어트 식품도 포함된다. 벤 앤 제리스를 소유한 유니레버는 슬림패스트 같은 다이어트 사업체도 갖고 있다. 네슬레는 2006년 체중관리 회사인 제니 크레이그를 인수해 가공식품 제국을 다각화했다가 2014년에 매각했다. 하인즈는 1978년에서 1999

년까지 웨이트 와쳐스사를 소유했고 지금도 이 회사의 다이어트 식품을 제조한다. 다이어트 산업에는 (2015년 2월 기준) 아마존에 등록된 10만 권 이상의 다이어트 서적도 포함되는데, 출판사들은 자기계발서 독자가 평균 18개월마다 새 책을 산다는 사실을 스스로 알아차리지 못하기를 바랄 것이다. 체중 감량 산업이 효과가 있다면, 재구매 소비자가 이렇게나 많지는 않을 것이다.

수십 년 동안 우리는 건강에 해로운 음식을 팔고 체중을 늘리는 식품 산업 마케팅에 낚이고, 한편으로 체중 감량과 건강을 약속하는 다이어트 산업 마케팅에 휘둘리면서도, 둘 다 한통속이라는 사실을 깨닫지 못하고 있다. 무분별한 음식 섭취를 제한하려면 이들의 뒤섞인 메시지의 한쪽 면에 주목해야 하고, 분별 있게 사고하려면 체중 감량이나 건강을 위한 조언이 대부분 선의로 제공되지 않는다는 사실을 깨달아야 한다.

던킨에서 케일 주스를 팔지 않는 이유

식품 산업의 근본적인 문제는 뇌의 에너지 균형 시스템과 싸워 이겨야 한다는 점이다. 이익을 늘리려면 소비를 장려해야 하지만, 그를 위해서는 현재 체중에서 몸이 요구하는 양보다 더 많은 칼로리를 먹도록 사람들을 설득해야 한다. 대량 생산된 대두, 옥수수, 밀로 식품을 만들어 가공량을 늘리면서 재구매율이 높아지도록 맛있게 만드는

| 다이어트는 왜 우리를 살찌게 하는가 |

것도 이윤을 늘리는 방법이다. 둘 다 소비자에게는 좋지 않은 방법이다. 식품을 가공하면 섬유질과 영양소가 제거되어 손실이 커지고, 비타민 보충제를 첨가해도 영양소가 거의 보완되지 않는다.

식품에서 섬유질을 제거하면 칼로리 밀도가 증가해 먹기 쉬워지고, 뇌의 에너지 균형 시스템의 일부 경로를 막아 이미 충분히 먹었다고 인지하지 못하게 된다. 탄산음료에 든 액상 칼로리는 특히 간과되기 쉽다. 설치류 연구에 따르면, 에너지 균형 시스템은 고형 식품보다 가당 음료에 덜 효율적으로 작동한다. 다이어트 회사로서는 오류가 아니라 환영할 만한 일이다. 신체 요구량을 초과해서 먹는 과식을 가로막는 장벽을 제거하면 제품을 더 많이 팔 수 있기 때문이다.

사람에게도 적용되는지는 아직 확실하지 않지만, 쥐 실험 결과 가공식품에 든 첨가물은 비만이나 대사 질환을 유발하여 장내 세균 군집을 바꾼다. 아이스크림이나 샐러드 드레싱에는 제품을 오래 보관할 수 있도록 물과 기름을 결합해 안정화하는 유화제를 첨가한다. 하지만 유화제는 유해 세균이 건강한 동물의 장으로 침입하거나 면역 체계와 반응하지 못하게 하는 장내 점막을 파괴한다. 마시는 물에서 저농도로 흔히 발견되는 유화제인 카르복시메틸셀룰로오스 Carboxymethyl cellulose와 폴리소르베이트-80 Polysorbate-80이 장내 세균 종의 비율을 변화시키고, 장내 세균이 장벽腸壁을 통과할 수 있도록 한다는 연구 결과도 있다. 이렇게 되면 염증이 늘고 과식하게 되며, 체중이 늘고 혈당 조절이 잘되지 않는다. 감염된 동물의 장내 세균을 무균 쥐에 이식하면 같은 결과가 나타나는 것으로 보아, 이런 결과는 실제로 장내 세균의 변화 때문이라는 사실을 알 수 있다. 유화제는 염증성 장 질환에 유전적으로 취약한 쥐에게서 그 질병을 유발한다. 유화제가 사람에게도 비슷한 영향을 미친다면, 지난 반세기 동안 염증성 장 질환이 증가한 원인이 가공식품의 증가 때문일 수도 있다.

전 세계적으로 식품 매출의 4분의 3을 차지하는 가공식품은, 고과당 옥수수 시럽이나 저당 과일주스에 이르는 갖가지 이름으로 포장된 당에서 경화유까지 다양한 값싼 첨가물을 포함한다. 식품 화학자들은 식품에 지방이나 소금, 설탕을 더 첨가하여 음식을 덜 씹어도 소화가 잘되게 만든다. 이런 식품을 먹으면 강한 혈당 스파이크Blood Sugar Spike(공복 시 혈당은 정상이지만 식사 후 혈당이 급격히 오르는 현상 – 옮긴이)가 일어나고, 이는 당뇨병이나 심장 질환으로 이어질 수 있다. 감자 칩이나 치토스 같은 스낵뿐만 아니라 시리얼, 크래커, 빵, 피자 등도 모두 가공식품이다. 봉지나 상자로 포장된 채 가게에서 팔리는 식품은 거의 모두 가공식품이라고 보면 된다. 식품 성분에 신경 쓰는 소비자라면 긴 성분 목록표를 보고 가공식품이라고 판단할 수 있다. 가공식품에 든 첨가물들은 없애는 데도 오래 걸린다. 가공식품에 많이 들어 있는 트랜스 지방은 심장병을 유발하기 때문에, 활동가들은 트랜스 지방을 빼도록 식품회사들에 압력을 넣었다. 하지만 식품회사들은 트랜스 지방을 빼는 대신 건강에 미치는 영향이 불확실한 다른 가공 지방으로 대체했을 뿐이다.

가공식품 소비가 늘자, 우리 체중도 늘었다. 1900년부터 1960년대까지, 기계화 덕분에 일이 쉬워지면서 신체 활동은 감소했지만 뇌의 에너지 균형 시스템이 작동해 칼로리 섭취도 같은 비율로 줄었다. 하지만 1970년대부터 식품에 첨가하기 시작한 지방과 정제 탄수화물이 급격히 늘고 패스트푸드 소비가 일상화되면서, 미국인의 에너지 균형 시스템은 변화했다. 1970년대 후반 어린이의 섭취 칼로리 중 패스트푸드가 차지하는 비율은 2퍼센트였지만, 1990년대에는 10퍼센트까지 늘었다. 비만율이 대폭 증가한 시기는 1980년에서 2000년 사이였는데, 이때는 가공식품의 매출이 급증한 시기이기도 하다.

같은 기간 식품 광고는 60퍼센트까지 늘어서, 인플레이션을 감안한 금액으로 일인당 506달러에서 816달러까지 증가했다. 식품 마케팅은 확실히 효과가 있었는데, 식품기업이 연간 110억 달러를 마케팅에 지출한 것을 생각하면 놀라운 일도 아니다. 광고를 보면 특정 브랜드를 더 많이 떠올리고, 그 브랜드를 선호하고 더 많이 먹게 되며, 전반적으로 먹는 양도 늘어난다. 물론 비만과 텔레비전 시청은 강한 연관이 있다. 하지만 비영리 텔레비전 프로그램이나 영상을 본 어린이는 5년 후에도 체중이 크게 늘지 않았다는 사실을 보면, 비만의 원인은 단지 소파에 앉아 텔레비전을 보는 행동이 아니라 식품 광고라고 할 수 있다. 1996년부터 2005년에 걸쳐 음식이나 음료의 PPL 광고가 나오는 영화의 비율은 69퍼센트였고, 한 편당 평균 여덟 가지 제품이 노출되었다. 노출된 제품으로는 스낵, 탄산음료, 패스트푸드

등이 주를 이뤘다.

이 기간은 식품 과학도 놀라울 정도로 발전한 시기였다. 신제품 출시도 정점에 이르러 1995년 한 해에만 1만 6000종이 넘는 신제품이 출시되었다. 1930년 식료품 가게에 진열된 품목은 1000여 종이었다. 1976년에는 그 수가 8000여 종으로 늘었고, 2000년대에는 4만여 종으로 급증했다. 1980~1990년대에는 식품 1회 제공량도 증가했다. 지금의 '보통' 또는 '작은' 크기도 예전의 기본 제공량보다 많다. 1980년부터는 식품 마케팅이 학교로도 퍼졌다. 2000년까지 전체 4분의 1에 해당하는 중고등학교에서 유명 브랜드의 패스트푸드를 팔았다. 1977년에서 1996년 사이 미국인 일인당 평균 식품 공급량이 하루 342칼로리 늘어난 것은 우연의 일치가 아닐 것이다.

무엇을 먹어야 하는지 혼란스러운 지금, 가공식품 마케터의 일은 한결 수월해졌다. 탄수화물이 독일까, 아니면 지방이 독일까? 삼시세끼를 조금씩 먹어야 할까, 아니면 간식만 건너뛰면 될까? 백색식품은 몸에 나쁠까? 클렌즈 주스는 몸에 좋을까? 앳킨스 다이어트? 팔레오 다이어트? 채식은? 간헐적 단식은 어떨까? 소비자는 이제 영양보다 맛과 비용, 편리성을 식품 선택의 기준으로 삼는다. 이 혼란 속에서 초가공 식품을 얼마나 먹는지는 간과하기 쉽다. 하지만 영양학자 대부분은 가공식품이 건강에 나쁘다는 사실에 동의한다.

역학 조사 결과를 보면, 가공식품 중에서도 특히 정제 탄수화물과 첨가당이 당뇨병을 유발한다는 사실을 확실히 알 수 있다. 2001년 미국인의 식단에서 첨가당은 전체 칼로리의 9.2퍼센트를 차지했고, 40세 이하에서 섭취율이 가장 높았다. 15년간 3000여 명의 청년을 대상으로 한 연구에 따르면, 패스트푸드점을 일주일에 두 번 이상 방문하는 사람은 한 번 이하로 가는 사람에 비해 인슐린 저항성이 2배 높고 체중도 4.5킬로그램 더 나갔다.

식품 산업의 반격

가공식품이 질병을 유발한다는 증거가 속속 드러나면서, 공중 보건을 염려하는 사람들이 가공식품 회사를 비판해왔다. 하지만 식품회사는 담배 업계가 이용했던 방법을 빌려 이 비판에 적극적으로 맞섰다. 여기에는 담배 업계에서 일했던 로비스트와 경영진이 참여하기도 했다. 그들의 전략은 이렇다. 첫째, 소비자 탓을 한다. 식품회사는 소비자가 원하는 상품을 팔았을 뿐이다. 소비자가 건강한 식품을 원했다면 회사도 건강한 식품을 팔았을 것이다. 로비스트들은 영양가 있는 음식을 먹고 운동을 병행하면서 가공식품을 조금 먹는 것은 문제가 되지 않는다고 주장한다(물론 영양가 있는 음식으로만 먹는 것이 건강에 최선이겠지만 말이다). 식품회사는 비만이 소비자의 의지력 부족 때문이라고 강조하면서, 시간과 돈, 노력을 들여 식품 디자인과 마케팅으로 소비자의 의지력을 시험해왔다는 사실은 간과하게 만든다.

연구교육조직센터Center for Organizational Research and Education 같은 단

체는 소비자에게 이 같은 메시지를 퍼트린다. 예전에는 소비자자유센터Center for Consumer Freedom로 불렸던 이들은, 식품회사의 자금을 받고 담배회사와 협력하는 홍보사가 경영하는 여론조작 조직이다. 즉, 이들은 표면상의 조직으로서 식품회사를 위해 일하며, 심지어 사람들을 고용하여 소셜미디어에서 입소문을 퍼트리거나 자신들의 논조에 동조하지 않는 기사에 악성 댓글을 달게 하기도 한다. 이들은 건강한 식품은 맛이 없다는 생각을 퍼트리는데, 이런 편견은 세계 어느 곳보다 미국에 특히 널리 퍼져 있다. 여론조작 조직은 철저한 개인주의 국가에서 통할 만한 이런 편견을 널리 퍼트려, 식품 공급 상황을 개선하려는 정부의 조치에 대한 대중의 지지가 감소하도록 조장한다.

'식품 선택은 개인의 자유'라는 개념은 식품 산업이 조장하는 환상일 뿐이다. 간식을 사러 편의점에 들렀는데 견과류 몇 가지에 시든 바나나밖에 없고, 가공 옥수수 제품은 200가지가 넘는다면 선택의 자유는 이미 내 것이 아니다. 가난한 사람은 먹을 것을 충분히 사려면 가공식품을 살 수밖에 없다. 정부지원 작물로 만들어지는 가공식품은 자연식품보다 저렴하므로, 정부는 이미 식품회사 편에서 식품 가공에 개입하고 있는 셈이다. 2014년 농업 법안에는 900억 달러 이상으로 추산되는 작물 보험과, 향후 10년간 가격 하락 방지를 위한 444억 달러의 보조금이 포함되어 있었다. 정부가 이 보험료 일부를 지불하고 손실을 보전해주기 때문에, 산업작물 농업은 수확이 많든 적든 이익을 얻게 되어 있다. 반면에 과일이나 야채, 허브, 견과류 등의 소

| 다이어트는 왜 우리를 살찌게 하는가 |

위 특수작물은 같은 기간 동안 산업작물 지원금의 1퍼센트도 채 되지 않는 8억 달러를 정액 보조금으로 받는다. 각 주는 이 돈을 연구, 식품 안전, 소비 촉진, 접근성 확대 또는 기타 다양한 목적에 나누어 사용해야 하므로, 실제로 이 보조금이 농부들에게 얼마나 돌아갈지는 미지수다. 게다가 식료품점이 가깝지 않은 지역에 사는 사람은 차가 없으면 자연식품을 구하기도 어렵다.

또한 자연식품을 먹으려면 요리를 해야 하는데, 잠잘 시간도 없는 데다 요리법도 잘 모르는 사람들에게 이는 너무 손이 많이 가는 일이다. 1965년에 미국인의 식사 대부분은 집에서 여성이 만든 음식이었다. 당시 여성의 92퍼센트가 집에서 요리한다고 응답했다. 반면에 2007년에는 집에서 식사하는 경우가 3분의 2에 불과했다. 겨우 절반이 조금 넘는 사람만이 집에서 요리한다고 응답했으며(여성 68퍼센트, 남성 42퍼센트), 그들도 요리에 하루 1시간 미만을 쓴다고 응답했다. 곧 요리할 때 가공식품과 미리 다듬어서 파는 재료에 의존한다는 뜻이다. 지금은 식비의 절반 이상이 외식에 쓰인다.

식품회사의 두 번째 전략은 정부에 압력을 넣는 것이다. 책임정치센터Center for Responsive Politics에 따르면 식품회사는 2004년 정부 로비에 6900만 달러 이상을 지출했다. 회사는 그 돈으로 무엇을 얻었을까? 몇 가지 예를 보자. 식품회사는 그해에 농업 법안, 학교 급식 지침, 연방 식품 지원으로 구매하는 식품 종류의 결정에 영향을 미쳤다. 하지만 장기적으로 더 중요한 사실은 연방 영양 권장지침을 바꾸었다는 것이다. 식품회사의 주요 목표는 5년마다 개정되는 '미국인 식이지침_{Dietary Guidelines for Americans}'이다.

2010년 미국인 식이지침은 구체적으로 '과일과 야채, 통곡물, 무지방 또는 저지방 유제품, 해산물'을 더 많이 먹으라고 제안했다. 하지만 덜 먹어야 하는 것에 대해서는 일반인은 잘 모르는 어려운 영양학적 표현을 써서 '포화 지방, 트랜스 지방, 콜레스테롤, 첨가당, 정제 곡물'을 줄이라고 기술했다. 왜 '붉은 고기, 가공식품, 가당 음료, 흰 밀가루'라고 쓰지 않았을까? 지침이 구체적일수록 사람들이 실제로 받아들이기 쉽다는 사실을 식품 로비스트들은 잘 안다. 그래서 이들은 지침에 기술적인 전문 용어를 사용하도록 압력을 가한다. 2015년 2월, 공개 의견을 수렴하기 위해 발표된 식이지침 초안에서 몇 가지 중요한 정책 변경 사항이 발견되었다. 콜레스테롤 섭취 제한을 풀어야 한다는 지침도 있었지만, 쉬운 언어로 '붉은 고기와 가공육을 덜 먹어야 한다'고 조언하는 지침도 있었던 것이다. 육류 산업 로비스트들은 즉시 행동에 착수했다.

2003년, 설탕 로비를 위한 모임인 설탕 협회_{Sugar Association} 로비스트들은 좀 더 과격한 행동을 취했다. 설탕을 생산하는 주의 상원의원들을 매수한 뒤 연방정부에 압력을 가해, 세계보건기구_{WHO, World Health Organization}가 설탕 소비 제한을 권장하는 보고서를 내면 자금을 회수하도록 했다. 미국 보건복지부는 WHO의 보고서에 대해 업계 로비스트들이 작성한 비판적인 의견서를 냈고, 결국 WHO의 최종 보고서에서 설탕 제한에 대한 언급이 삭제되었다. 영양학자인 매리언 네슬Marion Nestle은 『식품정치Food Politics』라는 저서에서 식품 산업 로비의 이면을 상세히 폭로했다.

세 번째 전략은 로비스트를 활용해 연구 문헌과 이를 보도하는 언론을 혼란스럽게 만드는 것이다(참고로 말해두자면, 이 주제를 다루면서 내가 받은 돈은 출판사에서 받은 원고료뿐이다). 언론은 과학자들의 의견 차이를 의도적으로 강조해, 초가공 식품이 당뇨병이나 심장병과 유관하다는 연구 결과는 논란의 여지가 있고 불확실하다는 인식을 대중에게 심는다. 이렇게 되면 현실을 바꿔야 한다는 대중의 압박이 줄어든다. 그러면 식품회사는 이전 제품보다 영양 면에서 아주 조금 나아졌을 뿐인 신제품에 '현명한 선택'이나 '건강에 좋은' 등의 포장을 씌워 홍보한다. 이런 방법은 법적 규제를 받지 않아, 핵심은 건드리지 않으면서 회사의 이미지를 높일 수 있다. 소비자는 광고가 사실이든 아니든 건강하다고 믿는 제품을 더 많이 구매하기 때문에 이런 전략은 특히 유용하다. 하지만 이런 '더 건강한' 제품은 보통 자연식품보다 영양가가 훨씬 낮다.

식품회사의 위장조직인 연구교육조직센터는 식품 로비에 규제가 필요하다고 주장하는 매리언 네슬 같은 연구자를 '반反쾌락주의자' 또는 '미국에서 가장 히스테릭한 반反식품 산업 광신도'라고 공격한다. 이 단체의 이사이자 변호사이며 로비스트인 리처드 버만Richard Berman은 이렇게 말한다. "우리의 공격 전략은 정보 전달자를 겨냥하는 것이다." 우리 할머니 세대라도 알 만한 식품들로 선택의 폭을 넓히려는 사람들도 이런 전략 아래에서는 '과격파'라고 불린다. 두 세대 만에 식품 공급 상황을 완전히 바꿔놓은 회사도 이런 전략에 따르면 '보수파'가 된다. 이런 상황을 보면, 사람들이 왜 혼란스러워하는지 충분히 이해할 수 있다.

영양 연구에 쓰이는 자금 대부분이 식품회사에서 나온다는 사실은 이해 충돌이 발생할지도 모른다는 우려를 낳는다. 메타 분석에 따르면, 식품회사나 음료회사의 지원을 받은 연구는 독립적으로 자금을 모은 연구보다 자금을 댄 회사에 호의적인 결과를 내는 경우가 4~8배 많다. 이 장을 쓰는 동안, 캘리포니아대학교 데이비스캠퍼스가 식품회사인 마즈와 협력하여 식품건강혁신연구소Innovation Institute for Food and Health를 설립했다는 보도 자료를 받았다. 마즈는 사탕 같은 간식을 제조하는 회사로, 영양 연구도 지원한다. 식품 영양 전문가들로 구성된 세계 최대 조직이라고 홍보하는 영양학아카데미Academy of Nutrition and Dietetics는 코카콜라와 펩시, 식품 대기업인 유니레버의 후원을 받는다. 마찬가지로, 비만 치료제를 제조하는 제약회사의 지원을 받는 비만 연구자들도 비만의 위험성을 강조하고 체중 감량이 유지될 확률을 과대평가하며 재정적 도움을 받는다.

식품회사는 대중 이미지를 개선하기 위해 비만 퇴치 대책에도 투자한다. 회사가 선호하는 방식은 신체 활동을 장려하고 개인의 음식 선택이 중요하다고 강조하는 것이다. 건강한체중감량재단Healthy

Weight Commitment Foundation은 소아비만을 줄이기 위해 '에너지 균형을 이루어 건강하게 체중을 감량하도록' 돕는 'CEO 주도 조직'이다. 하지만 이들의 주장처럼 유치원생부터 초등학교 5학년 아이들에게 신체 활동의 중요성과 균형 잡힌 식단의 중요성을 가르친다고 해서, 기존의 대책보다 더 성공적으로 비만을 줄일 수 있을 것 같지는 않다. 이 나이대의 아이들은 목표를 위해 행동을 선택하는 실행 기능을 개발하는 단계라서, 아직 의지력이나 충동 억제력이 어른만큼 강하지 않다. 겨우 도움 없이 스스로 옷을 입는 법을 배우는 미취학 아동에게 식사량이 자신의 신체 활동에 적절한지 판단할 책임을 지우는 일은 정당하지 않다. 성인도 의도적으로 식사 조절을 하기 어려운데, 아이들에게 그런 의지력을 기대한다는 것은 말이 되지 않는다. 이런 교육은 오히려 아이들의 장점을 낭비한다. 세 살이면 대부분 '배고프지 않을 때 먹는다'는 개념을 모른다. 아이들에게 배고픔을 무시하도록 가르치면, 뇌의 에너지 균형 시스템이 제대로 작용하지 못해 식품 마케팅에 더 취약해진다.

건강한체중감량재단은 회원사들이 2010년 이후 일인당 일일 식품 칼로리를 78칼로리 줄였다고 언급하는데, 이는 회원사 매출 성장의 82퍼센트가 저칼로리 제품 덕택이기 때문이다. 저칼로리 제품의 영양소 함량은 구체적으로 언급되지 않았지만, 주요 회원사인 유니레버는 웹사이트를 통해 자사 제품의 31퍼센트가 2015년 2월 기준 영양지침을 충족하고도 남는다고 언급했다(하지만 어떻게 얼마나 충족하는지 구체적으로 명시되지는 않았다). 영양가 없고 칼로리만 높은 음식을 덜 먹으면 체중이 덜 늘어날 수 있을 것이다. 하지만 앞서 살펴본 바와 같이, 다른 음식으로 덜 먹은 만큼의 칼로리를 채우지 않아도 체중이 줄지는 않는다. 건강을 위해서라면 식품회사의 주장처럼 가공식품을 조금씩 먹는 것보다, 영양가 높은 식단을 먹고 규칙적으로 운동하면서 현재 체중을 유지하는 편이 더 낫다.

다이어트는 개인의 책임이 아니다

전문가들은 살을 빼고 유지하는 것보다 살이 찌는 것을 예방하는 편이 훨씬 쉽다는 데 동의하지만, 다이어트 산업은 굳이 이런 사실을 알리려 하지 않는다. 사실 연방 규정 덕분에 이런 정보가 표기되어 있기는 하지만, 알아보기는 힘든 곳에 아주 작은 글씨로 쓰여 있게 마련이다. 지금까지 살펴본 것처럼, 다이어트의 결과는 보통 암울하다. 평생 칼로리를 계산해도 고작 평균 3.2킬로그램이 빠질 뿐이다. 웨이트 와쳐스 프로그램 고객은 보통 2년에 2.7킬로그램을 감량한다. 하지만 그 정도로 바지 치수를 줄일 수는 없다.

1993년, 연방거래위원회는 다섯 가지 체중 감량 프로그램이 제품 효과에 대해 허위 사실을 적시하거나 근거 없는 주장을 했다고 고발했다. 여기에는 웨이트 와쳐스, 제니 크레이그, 뉴트리시스템 등의 다이어트 회사가 포함되었다. 고객이 체중 감량 목표를 성공적으로 달성하고, 감량한 체중을 평생 유지했다는 주장은 허위로 드러났다. 다이어트 회사들은 고발 취소를 위해 광고 문구에 '대부분 다이어트 효과는 일시적입니다' 또는 '일반적인 결과는 아닙니다'와 같은 면책 조항을 추가해야 했다. 2년 이하의 임상 결과로 장기적 성공을 주장할 수도 없게 되었다. 하지만 2002년 연방거래위원회는 다이어트 회사들의 태도에 거의 변화가 없다는 보고서를 발표했다. 보고서의 저자들은 다이어트 광고의 40퍼센트가 거의 확실한 허위 주장이며, 55퍼센트는 허위에 가까운 주장이라고 평가했다. 연방거래위원회는 2014년 체중 감량 제품 일곱 가지의 사례를 추가하면서, '다이어트 과대광고 방지법Operation Failed Resolution'(체중 감량 제품의 과대광고를 제한하기 위해 2014년 연방거래위원회가 추진한 조치 ―옮긴이)으로 업계를 규제할 노력을 계속하고 있다.

비만인을 가장 적극적으로 옹호하는 조직은 "비만이라는 질병에 걸린 사람들의 삶의 질 개선을 위해 노력하는" 비만행동연합Obesity Action Coalition이다. 이제 독자들도 이 조직의 주요 자금이 다이어트 산업에서 나온다는 사실에 그다지 놀라지 않을 것이다. 2015년 2월 기준 이 조직의 3대 후원사인 '플래티넘 자문위원'은 체중 감량 수술 의료장비 제조사인 코비디언, 체중 감량 의약품 벨빅의 제조사인 에자이, 당뇨병 치료제 제조사인 노보노디스크다. 다른 마이너 후원자들 역시 체중 감량 수술에 관심이 높았다. 체중 감량 수술이 위험하다는 근거가 있는데도, 비만행동연합은 체중 감량 이외의 다른 비만 치료법은 전혀 고려하지 않으면서 수술이 비만을 해결하는 안전하고 효과적인 치료법이라고 홍보한다.

환자를 대상으로 홍보하기도 하지만, 다이어트 회사는 시장을 확대하기 위해 의사와 로비스트에게도 돈을 쓴다. 다이어트 의약품 제조 회사들은 2011년 이후로 연방정부 로비에 연간 1000만~1100만 달러를 썼다. 최근 이들이 초점을 두는 활동은 비만 치료 및 감소법Treat and Reduce Obesity Act이다. 이들은 미국 건강보험인 메디케어Medicare에서 보통 비만으로 사망 위험이 커지지 않는 연령대(65세 이상)의 사람들에게 다이어트 의약품을 보험 적용하도록 압박한다. 다이어트 회사들은 과학계에도 돈을 쓴다. 우연의 일치겠지만, 이 중 일부 과학자는 비만 치료를 권장하는 지침을 낸다. 비만학회Obesity Society와 미국 임상내분비학회American Association of Endocrinologists, 미국 내분비학회Endocrine Society는 2011년부터 제약회사에서 총 400만 달러 이상을 받았다. 마지막으로, 건강보험개혁법Affordable Care Act의 하나로 설립된 연방 공공데이터베이스Federal Open Payments Database에 따르면, 제약회사들은 비만 전문 개원의와 연구자에게 500만 달러 이상을 썼다.

비만에 관한 연구 문헌에는 숨겨진(그리고 숨겨지지 않은) 편견이 가득하다. 체중 조절이 장기적으로 대부분 실패한다는 사실은 널리 알려졌지만, 의료적 진실을 깊이 있게 문서화한 사례는 거의 없다. 국립과학아카데미 식품영양위원회National Academy of Science Food and Nutrition Board는 다음과 같이 주장한다. "개인이 체중을 감량하도록 돕는 프로그램이나 서비스는 많다. 하지만 제한적인 연구 결과로 볼 때 미래는 어둡다. 체중 감량 프로그램을 완료한 사람은 체중을 약 10퍼센트 감량하지만, 감량 체중 중 3분의 2는 1년 안에 다시 돌아오고 대부분이 5년 안에 복구된다." 하지만 연방정부는 연구자들이 자료를 들고 실험실로 돌아가 버린 다음 일어나는 요요 현상은 무시한 채 단기적 체중 감량 연구에 계속 자금을 지원하고, 연구자들은 그 돈으로 연구를 계속하고 있다.

여러 과학 논문은 체중 감량이 대부분 사람들에게 합리적인 목표라는 생각을 무분별하게 제시하지만, 체중 감량 자체의 효과를 식이와 운동 습관 개선의 효과와 구분하는 연구자들은 거의 없다. 살을 빼지 않아도 운동과 건강한 식단으로 비만 관련 질병을 예방하거나 줄일 수 있다는 증거가 많으므로, 체중 감량과 식이 및 운동 효과는 구분해서 살펴보아야 한다.

개인적 책임의 강조가 다이어트 제품 소비의 감소로 이어질 것이라고 생각한다면, 다국적 기업 홍보팀에서 비만 예방의 열쇠가 개인적 책임이라고 주장하지는 않을 것이다. 이 기업들은 바쁘고 정신없는 소비자가 마케팅의 영향을 많이 받을 것이며, 아이들은 토요일 아침에 좋아하는 만화에서 본 설탕이 듬뿍 든 시리얼을 사달라고 조를 것이라는 사실을 잘 안다. 우연이 아니다. 이런 현상은 식품회사가 그들의 제품을 우리 머릿속에 심으려고 일부러 돈을 쏟아부은 결과다. 다이어트 요요가 반복되는 것을 당연하게 여기고, 다이어트의 실패가 환경의 영향이나 체중을 유지하려는 자연스러운 뇌의 작용이 아닌 개인의 의지력 부족 때문이라고 탓한다면, 우리의 이익 따위는 안중에도 없는 사람들이 게임의 판을 짜도록 내버려 두는 것과 마찬가지다.

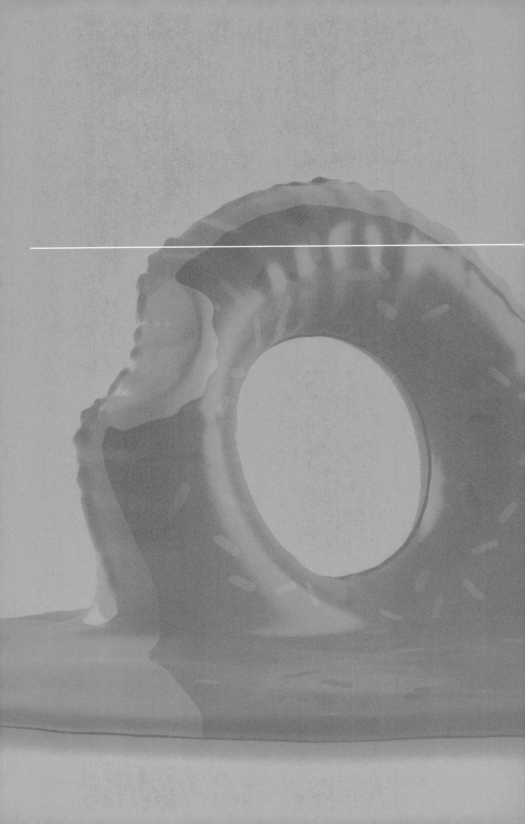

PART 3

올바른 식사법과 운동 습관

Why diets make us fat

마음챙김 식사의 효과

호두를 재배하는 89세 농부인 고든 로젠버그_{Gordon Rosenberg}는 캘리포니아 빅서에 있는 에살렌연구소_{Esalen Institute}에 마음챙김 식사법을 배우러 왔다. 에살렌연구소는 명상하는 히피들과 태평양이 내려다보이는 온천으로 유명한 곳이다. 고든은 몸이 보내는 신호를 잘 듣지 못했다. 그는 아내 비키에게 "난 절대 배고픈 채로 있지 않지"라고 말하곤 했다. 대신에 접시 위의 음식을 남기는 법이 없이 언제든 자기 앞에 먹을 것이 있을 때는 싹싹 긁어 먹었다. 그는 간식을 먹지 않고 참으면서 마음챙김 식사법 설명을 듣는 일조차 힘들어했다. 어린 시절에 대공황을 겪은 탓에 사과씨까지 남김없이 먹는 습관을 자랑스럽게 여겼고, 남은 음식을 버리는 일이란 없었다.

마음챙김 식사의 본질은 무엇을 먹을지 의식적으로 선택하는 행위다. 마음챙김 식사의 핵심은 목표 달성에 도움이 되지 않는 규칙이나 습관, 외부 자극을 통제하지 않고 내버려 두는 것이 아니라, 우리 몸의 요구를 우리의 가치와 일치시키는 것이다. 죄책감 없이 자신의 몸에게 배고플 때 먹고 싶은 것을 마음껏 먹도록 허락하면, 식사 후에 완전히 만족할 수 있다. 그러면 원하는 만큼만 먹고도 뇌의 보상 시스템과 에너지 균형 시스템이 조화를 이루게 하여 음식에서 더 많은 기쁨을 얻을 수 있다.

이 방법을 익히려면 워크숍 리더인 장 크리스텔러Jean Kristeller의 표현대로 '음식과 친해지기'를 배워야 한다. 다양한 식습관을 실험하고, 흥미롭고 세심하게 결과를 관찰하면 그렇게 할 수 있다. 고든은 접시 위에 놓인 음식은 모두 먹어야 한다는 강박이 있어, 다양한 식습관을 실험하기 어려워했다. 다른 참가자들은 먹고 싶지 않은 음식은 동네 노숙자에게 주거나 기아 구호단체에 기부하면 어떠냐고 조언했다. 하지만 고든은 고집불통이었다. 주말이 지날 무렵, 그는 엄청난 노력 끝에 겨우 한 입을 남길 수 있었다.

뇌는 얼마나 먹어야 하는지 안다

엄격한 음식 규칙을 따르면 뇌는 배고픔을 무시하는 습관이 들어, 에너지 균형 시스템을 제대로 작동하지 못한다. 마음챙김은 행동에 과도한 영향을 주지 않고 내면의 목소리를 흐르도록 내버려 둔 상태에서 자기 몸과 다시 연결될 수 있도록 하며, 이에 도움이 되는 일련의 기술을 제공한다. 배고픔과 배부름 신호가 강화되면 뇌의 에너지 균형 시스템이 자연히 식사를 더 잘 통제할 수 있게 된다. 한순간도 쉬지 않는 뇌의 에너지 균형 시스템을 따르면, 의지력이 바닥나는 불가피한 순간에도 과식하지 않을 수 있다. 신체적, 정서적 신호에 집중하는 사람은 섭식 장애 행동을 할 가능성이 적다. 이런 사람은 날씬하고 활동적이며, 중년이 되어도 심혈관 건강을 지킬 수 있다.

마음챙김은 세상을 그대로 받아들이는 수용과 지금 이 순간에 주목하는 집중으로 이루어진다. 수용과 집중은 모두 마음챙김에 필요하지만, 처음에는 대부분 이 둘을 따르기 어려워한다. 수용은 지금이 최선이라고 믿는 것이 아니다. 오히려 지금이 유일한 현실이라는 사실을 깊이 깨닫고, 현실에서 벗어나려 애쓰지 않고 여기서 살아간다는 사실을 인정하는 것이다. 정규 명상 프로그램에 등록해서 이런 방법을 연습할 수 있지만, 일상에서 배울 수도 있다. 나는 정식으로 마음챙김 수련을 시작하기 몇 년 전까지는 혼자 배고픔 신호에 집중하는 연습을 했다.

일반적인 정규 명상 프로그램에서는, 산만한 생각이나 오가는 감정을 내려놓으면서 호흡에 집중하는 연습을 한다. 생각은 완벽한 진실이나 법원의 판단이 아니라 그저 생각일 뿐이라는 사실을 기억하면서 명상하면, 부정적인 내면의 속삭임이나 불안 속에서도 감정의 균형을 유지할 수 있다. 그러면 우리 생각을 진지하게 받아들이고 그에 따라 행동할지 결정할 수 있게 된다. 일반적인 '마음 비우기'는 모호하고, 내가 명상을 제대로 하고 있는지 걱정하게 만들어 사실 전혀 도움이 되지 않는다. 명상은 부산한 마음을 완전히 가라앉힌다기보다, 개방적이고 호기심 많고 수용적인 마음을 일구는 방법이다. 규칙적으로 명상하는 사람들에게 뇌에서 불쑥 떠오르는 생각, 정보, 판단은 약하고 설득력이 없다. 이런 것들은 마치 참여하지 않고 길가에서 지켜보는 퍼레이드와 비슷하게 느껴진다.

지금 이 순간에 주목하는 집중은 마음챙김 연습의 중요한 요소다. 집중의 대상이 무엇이든 마찬가지다. 마음을 챙기며 사는 사람은 설거지할 때 느껴지는 손의 감각, 출근길에서 들리는 새소리, 식사할 때 몸에서 일어나는 배고픔이나 배부름에 집중한다. 섣불리 판단하지 않고 주변에서 일어나는 일에 능동적으로 주의를 기울이는 모든 습관이 마음챙김 연습이다. 마음챙김은 원래 불교 전통에서 비롯되었지만, 그 연습은 어떤 종교적 신념과도 상충하지 않는다. 다른 기술과 마찬가지로, 마음챙김도 연습을 많이 할수록 그에 더 능통하게 된다. 정규 명상 프로그램에 참여하면 체계적으로 매일 마음챙김을 수련하여, 집중력을 강화하고 몸의 신호를 예민하게 받아들일 수 있다.

마음챙김 연습을 통해 주의 깊게 집중하고 불쑥 끼어드는 생각에 사로잡히지 않도록 훈련하면, 감정 조절에 긍정적인 영향을 미칠 수 있다. 병원에서는 불안과 우울증 치료, 우울증 재발 예방에 마음챙김을 이용하는데, 이는 마음챙김이 뇌를 변화시키기 때문이다. 마음챙김을 실천하면, 자기 제어에 중요한 전전두엽 피질이 순간적인 감정적 반응을 일으키는 편도체를 억제한다. 또한 만성 통증에 시달리는 등 힘든 상황에서도 스트레스를 잘 조절할 수 있다. 특히 이런 환자들에게는 상황을 판단하려 하지 않고 있는 그대로 수용하는 마음챙김이 큰 효과를 준다.

마음챙김 수련을 하면 식습관에 대한 인식도 높일 수 있다. 자신이 음식에 어떻게 반응하는지 판단하지 않고 살피면 자신의 행동을 더 명확히 파악할 수 있다. 하려고만 한다면 쉽게 행동을 바꾸는 것도 가능하다. 습관적인 행동의 홍수 속에서 잠시 멈춰 심사숙고할 여유를 가지면, 다음에 어떻게 행동할지 주의 깊게 결정할 수 있다. 그러면 결과적으로 더 나은 습관을 가질 수 있게 된다. 마음챙김 식사를 하며 너무 엄격하지 않게, 즐겁게 호기심을 가지고 다양한 식습관이 육체적, 심리적으로 어떻게 느껴지는지 살펴보자. 명상하는 사람들은 자신이 어떤 판단을 내리고 있다는 사실을 인지하면, 더 이상 충동에 저항하거나 자신에게 화내지 않는다. 그리고 그저 침착하고 참을성 있게 집중할 대상으로 주의를 되돌린다.

음식에 대한 갈망 같은 거추장스러운 생각에 저항하려고 하면, 의지력이 고갈되고 결국 그 생각은 더 강해진다. 예를 들어, 분홍 코끼리를 생각하지 말라고 하면 오히려 분홍 코끼리 생각에서 빠져나올 수 없게 되는데, 그것은 인지 제어 시스템Cognitive Control System이 우리가 지시를 잘 따르고 있는지 확인하면서 오히려 그 생각을 강화하기

| 다이어트는 왜 우리를 살찌게 하는가 |

때문이다. 판단하지 않고 생각을 흘려보내는 태도는 방법만 제대로 배우면 어렵지 않게 습득할 수 있다. 소규모 연구에 따르면, 마음챙김을 연습하면 음식 갈망이나 음식 생각의 빈도가 줄어든다.

수용은 마음챙김을 연습해서 얻고자 하는 결과에 연연하지 않는 태도이기도 하다. 특정 목표만 보고 달려가면, 지금 내 몸의 요구를 감지하는 법을 배운다는 더 큰 목표를 이루기 힘들다. 중립적이고 판단을 내리지 않는 관찰자 입장에서 자신의 경험을 보지 못하기 때문이다. "마음챙김을 연습해서 식사량을 줄여야지"라고 미리 결정한 다음 마음챙김을 연습하면, 지금 이 순간을 있는 그대로 경험하지 못한다. 마음챙김 식사를 하는 이들이라고 언제나 적게 먹는 것은 아니다. 때로 몸의 배고픔 신호가 오면 많이 먹을 때도 있다. 마음챙김의 목적은 더도 덜도 말고 몸이 원하는 만큼 먹는 것이다. 우리 몸이 스스로 필요한 양을 잘 알고 있다는 사실을 믿어보자. 수천 세대를 거치며 우리 조상은 칼로리 계산 앱이나 다이어트 책 없이도 식사를 잘 조절해 왔고, 우리도 그럴 수 있다. 몸이 원하는 것보다 적게 먹겠다고 의도적으로 노력하거나 스스로 최면을 걸면서 몸의 요구를 넘겨짚으면, 몸은 다이어트 상태로 되돌아간다. 이제 우리는 다이어트의 결말을 잘 알지 않는가?

몸의 소리에 귀 기울이자

칼로리를 계산하기보다 내면의 신호에 귀 기울이는 편이 심리적, 신체적으로 더 건강에 좋다는 생각의 등장은 1970~1980년대 반反다이어트 운동으로 거슬러 올라간다. 그때는 섭식 장애와 과식의 유혹이 점점 일상이 되어가던 시기였다. 많은 여성이 식이제한이 문제를 해결하기보다 오히려 유발한다는 사실을 깨닫고, 더 나은 방법을 모색하기 시작했다. 영양 전문가 에블린 트리볼리Evelyn Tribole와 엘리스 레시Elyse Resch는 이런 새로운 접근법을 '직관적 식사Intuitive Eating'라 부르고 같은 제목의 책을 쓰기도 했다. 직관적으로 먹는 사람은 감정적 이유가 아니라, 배고픔과 배부름에 반응해 배가 고플 때 먹고 싶은 만큼 먹는 사람을 뜻한다. 하지만 마음챙김 식사는 이런 능력을 기르는 여러 방법에서 직관적 식사와 다르다.

직관적으로 먹는 사람은 중학생 때부터 중년까지 또래보다 체중이 덜 나가고 덜 늘어난다. 이들은 음식을 준비하고 먹는 것을 즐기고, 건강을 덜 염려하며 다양하게 먹는다. 폭식을 적게 하고, 활동을 즐기기 때문에 운동도 많이 한다. 소규모 연구에 따르면, 직관적으로 먹는 사람은 내면의 신호를 무시하며 먹는 사람들보다 중성지방과 (좋은 콜레스테롤로 알려진) HDL 콜레스테롤 수치가 높았다. 또 섭식 장애나 우울감이 적고 자존감도 높았다. 날씬해져야 한다는 압박감이 적으며, 마른 몸이 이상적이라고 평가하지도 않는다. 다이어트는 효과가 일시적이고 시간이 지나면서 더 나쁜 결과를 초래할 수 있지만, 직관적 식사는 장기적 추적 조사에서도 더 나은 결과를 보였다.

쉽게 예상할 수 있듯, 직관적으로 먹는 사람은 몸이 전하는 내면의 소리를 잘 감지한다. 이런 능력은 심박수 관찰 실험에서도 드러난다. 참가자들에게 맥박을 재지 않고 1분 동안 조용히 심장 박동을 측정하게 했다. 이 작업은 배고픔이나 배부름 등 몸의 다른 부분에서 오는 신호를 감지하는 능력이나, 다른 사람의 감정을 파악하는 능력과도 관계가 있다. 이 작업을 잘하는 사람은 체중도 낮다. 내면의 감각을 잘 인지하는 사람은 행동과 감정을 잘 조절한다. 하지만 신체 감각 인식을 회피하는 사람은 섭식 장애나 몸에 대한 불만을 갖기 쉽다. 자신의 몸을 사랑하지 않는 사람이 몸에 집중하고 몸을 돌보기는 힘들다.

배고픔과 배부름을 인식하는 능력은 연습해서 기를 수 있다. 한 가지 방법은 명상, 특히 보디 스캔body scan이라 부르는 방법이다. 보디 스캔은 한 번에 한 부분씩 몸의 특정 부위에 의식적으로 주의를 기울이는 것이다. 보디 스캔 연습을 하면 자신의 몸에 대한 불만을 줄일 수 있다. 명상 녹음 프로그램을 이용하면 수련에 관심 있는 사람 누구나 보디 스캔을 해볼 수 있다.

폭식 등 섭식 장애가 있는 사람은 마음챙김 식사를 연습해서 정상적으로 먹는 방법을 배울 수 있다. 폭식의 정의 중 하나는 몸이 기분 좋게 느끼는 지점을 넘어서 계속 먹는 것이므로, 이런 경과를 인지하면 선을 넘지 않을 수 있다. 폭식하는 사람은 다른 사람보다 주어진 음식의 양 같은 외부 신호에 민감하게 반응하고, 배고픔이나 배부름 같은 내부 신호에는 덜 예민해서 폭식 유도 요인에 취약하다. 배고픔을 무시하고 의식적으로 식사를 통제하도록 강요하는 전통적인 다이어트 프로그램은 이 문제를 더 심각하게 만들고, 결국 수치심을 유발하고 또다시 식사를 통제하는 폭식 악순환으로 이어진다. 이보다는 마음챙김을 연습해 내면의 소리를 잘 듣고, 수용 능력을 길러 즐거운 마음으로 적당히 먹는 편이 더 효과적이다.

음식을 좋은 것과 나쁜 것으로 분류하는 방법은 그다지 도움이 되지 않는다. 엄격한 식사 규칙은 보통 그 규칙이 깨지면 폭식으로 이어진다. 어떤 음식도 엄격하게 '천사'와 '악마'로 구분할 수 없다. 무인도에 고립되면 시금치보다 핫도그를 먹는 편이 생존에 더 도움이 된다. 지방을 전혀 먹지 않으면 세포막이 생성되거나 복구될 수 없고, 신경을 따라 전기 자극이 제대로 전달되지 않아 건강을 해칠 수 있다. 콜레스테롤은 성호르몬과 비타민 D 생성에 필수적이다. 탄수화물은 뇌가 연료로 사용할 수 있는 유일한 원료일 뿐만 아니라, 운동에 중요한 기능을 하는 여러 조직에 에너지를 공급한다. 가능하다면 각각의 음식을 천사와 악마처럼 일차원적으로 보지 말고, 좋은 점과 나쁜 점을 고루 가졌다고 보도록 노력하자. 이렇게 하면 흑백논리를 떠나 더 좋은 식단을 선택할 수 있다.

마음챙김 훈련은 외부 자극으로 통제되는 식사에서 직관적 식사로 전환하려는 사람은 물론, 좀 더 균형 잡힌 식사를 하며 음식과 편안한 관계를 맺고자 하는 사람에게도 도움이 된다. 에살렌연구소에서 고든 로젠버그가 참여한 '마음챙김 기반 식사 인지 훈련MB-EAT, Mindfulness-Based Eating Awareness Training'은 임상 시험 결과 배고픔을 잘 인식하게 하고 배고픔의 빈도와 기간을 줄였다. 이 프로그램에는 참가자들이 다양한 음식을 먹을 때 그 경험에 집중하도록 유도하는 여러 마음챙김 수련이 포함되어 있다. 이 연습을 통해 참가자들은 배고픔과 배부름, 맛의 감각을 자각하여 음식에서 얻는 기쁨을 극대화하고 몸의 수용과 지각 능력을 기르는 한편, 의식적으로 음식을 선택하며 그 결과에 집중할 수 있다. 정규 정좌 명상 프로그램과 자기 수용력을 기르기 위한 '자애Loving-Kindness' 명상으로도 마음챙김 기술을 배울 수 있다.

이 연습 중에는 음식에 관한 결정을 내리기 전에 마음을 진정시키고, 스스로 중심을 잡도록 일상에서 이용할 수 있는 '미니' 명상도 있다. 식사를 할지, 또 먹는다면 무엇을 먹을지 결정하기 전에 잠시 긴장을 풀고, 30초에서 1분 정도 심호흡을 하며 미니 명상을 해보자. 배고픈 느낌, 식사 동기, 먹을 음식에 대해 주의 깊게 생각하면 몸의 요구를 가장 잘 만족시킬 수 있다. 미니 명상을 규칙적으로 활용하면 식사 습관을 크게 개선할 수 있다. MB-EAT 프로그램을 설계한 연구자인 장 크리스텔러는 이 프로그램을 전수하는 의사들도 미니 명상으로 식습관을 개선했다고 전했다.

MB-EAT 프로그램의 목표는 기분전환이나 정서적 욕구를 만족시키기 위해 먹는 습관을 버리는 것이 아니라, 주의를 기울여 효과적으로 음식을 이용하는 법을 배우는 것이다. 배고프지 않은데도 기분이 좋지 않거나 심심하다는 이유로 자꾸 먹는 사람들은 이런 욕구에 대처할 효과적인 방법을 배울 수 있다. 게다가 기분전환을 위해 먹기로 했다는 사실을 있는 그대로 받아들이면, 조금만 먹어도 만족할 수 있다. 죄책감과 부끄러움을 느끼면서 먹으면 기분전환 효과도 적고, 욕구 충족을 위해 불만족스러운데도 계속 먹게 된다. 즐거움을 추구하는 것이 식사의 정당한 이유라는 점을 깨달으면 마음의 평화를 찾을 수 있다. 별로 좋아하지 않는 음식이라도, 그것을 금지하면 다음 기회에 더 많이 먹게 될 가능성이 높다. 처음부터 원하는 것을 먹는 방법을 배우면 만족감을 높이고 음식에 대한 저항을 줄일 수 있다.

정규 마음챙김 수련을 활용하지 않고 배고플 때 먹고 배부를 때 숟가락을 놓는 방법을 가르치는 다른 프로그램도 있다. 그중 하나는 '식욕 인지 훈련Appetite Awareness Training'이다. 원래 섭식 장애 치료에 이용되었던 이 방법은 식사 결정에 어려움을 겪는 사람들을 돕고, 내면의 신호에 귀 기울이는 방법을 연습하는 훈련으로 확장되었다. 이 훈련은 스스로 연습할 수 있는 워크북도 있다.

마음챙김 식사에 관한 책을 읽는다고 해서 행동을 바꿀 수 있는 것은 아니다. 직접 경험해서 배워야 한다. 누구나 책을 읽고 마음챙김 수업에 참여할 수는 있다. 하지만 마음챙김과 직관적 식사의 중요한 교훈 중 하나는, 타인이 정확히 어떻게 먹어야 하는지 알려줄 수 있는 사람은 아무도 없다는 것이다. 각자 자신의 몸이 원하는 것을 발견하려면, 몸의 신호를 듣고 여러 가지 시도를 해보아야 한다. 섣불리 판단하지 않고 호기심을 가지고 실험해보면 성공뿐 아니라 실패에서도 충분히 배울 수 있을 것이다.

배고픔과 배부름을 인지할 것

마음챙김 식사를 배우는 방법에는 여러 가지가 있다. 먼저, 어느 정도 배고플 때 먹기 시작하는 방법이 있다. 너무 배고플 때 먹으면 급하게 먹게 되고, 배가 꽉 차기 전에는 배가 부르다는 사실을 알기 어렵기 때문에 이 방법을 쓰는 게 좋다. 평소보다 천천히 먹으면 맛의 감각을 더 잘 인지할 수 있다. 가능하다면 식사나 간식 시간만이라도 방해받지 않는 여유를 갖자. 완전한 마음챙김 식사를 하기 어렵다면, 음식을 먹기 전에 감사하는 마음을 갖고 음식의 모양이나 냄새, 맛, 식감을 신중하게 음미하는 짧은 침묵 의식을 가져보자. 음식을 먹기 전에 몸의 느낌에 집중하고, 식사 중간에 배고픈 상태를 확인하며, 식사 후에는 몸이 어떻게 느끼는지 살피자. 속이 답답하고 불편한 느낌이 든다면, 일단 축하한다. 당신은 다음에 더 나아질 수 있는 중요한 교훈을 얻은 것이다. 여러 음식과 식습관을 시도해볼수록 다음에 어떻게 먹을지 결정할 때 활용할 정보를 더 많이 모으게 된다.

마음챙김을 배우는 과정에서 자신의 감정을 확인하며 메모하는 사람도 있고, 경험에 의존하는 사람도 있다. 메모하는 사람은 식사 전후의 배고픔을 1~10 사이 점수로 측정한다. 무엇을 먹었는지, 먹은 다음 느낌은 어땠는지, 먹고 나서 만족했는지, 식당이나 산만한 환경 등 주변 상황이 식사에 어떤 영향을 주었는지 등을 꼼꼼히 기록한다. 나중에 이 기록을 살펴보면 당시에는 잘 보이지 않았던 경향을 확인하는 데 도움이 된다. 식사량을 기록할 필요는 없다. 특히 요요를 겪고 다시 체중을 감량하려는 목적이라면 더욱 그렇다.

배고픔과 더불어 맛과 미각의 변화에도 주목해보자. 대부분은 여러 입 먹었을 때보다 첫입이 더 맛있게 느껴지는데, 이는 '맛 특이적 포만감Taste-Specific Satiety' 때문이다. 맛 특이적 포만감을 기록하면 매일 똑같은 것을 먹는 데 질리면서, 자연히 다양한 식단을 찾게 된다. 배가 불러도 디저트 배는 따로 있다고 생각하는 것은 이 새로운 맛의 유혹 때문이다. 맛이 변화하는 과정을 제대로 인식하고 주목하면, 음식에 대한 갈망과 싸우거나 완전히 그릇을 비워야 한다는 압박에서 벗어나 몇 입만 먹어도 만족할 수 있다. 우리 모두 잘 알고 있듯이, 사실 어떤 음식을 먹을 때보다는 그 음식에 대한 기대감을 느낄 때가 더 즐거운 법이다.

다이어트를 중단하고 음식을 먹고 난 뒤의 감정에 집중하자, 나는 도넛처럼 간절히 먹고 싶었던 음식이 놀랍게도 전혀 맛있게 느껴지지 않는다는 사실을 깨닫게 되었다. 실은 예전에는 '누구나 도넛을 좋아한다'는 사회적 신호에 사로잡혀서, '이 맛있는 것을 갈망하는 욕구에 굴복하지 않고 엄청난 자제심을 발휘하고 있다'는 생각에 우쭐했었다. 지금은 그런 생각이 너무나 이상하게 느껴진다. 도넛을 먹어도 하나도 즐겁지 않고, 그냥 봉지에서 바로 꺼낸 설탕 덩어리처럼 밋밋하고 너무 달게만 느껴지기 때문이다. 먹어서 즐겁지도 않고 영양가도 없는 음식으로 배를 채우지 않기로 하자, 균형 잡힌 식사에서 진정한 즐거움을 누릴 수 있는 여유가 생겼다. 이를테면 건강에도 좋은 고품질 아이스크림은 실제로 먹었을 때 상상했던 것만큼 한 입, 한 입이 다 맛있게 느껴졌다.

이런 과정을 배우는 데는 거의 1년이 걸렸다. 배고픔에 계속 집중하는 일은 매번 지방이나 탄수화물 양을 계산하는 일보다 그다지 즐겁지 않을 수도 있지만, 이 두 접근법에는 큰 차이가 있다. 배고픔에 집중하는 일은 잠깐이다. 마음챙김 식사를 하는 사람은 무엇을 얼마나 먹을지 결정하는 데 그다지 시간이 걸리지 않는다. 배고픔을 인지하는 능력이 충분히 길러지면 습관처럼 자연스러워진다. 그렇게 되면 뇌의 에너지 균형 시스템과 싸우기보다 항상 켜져 있는 이 시스템을 제대로 이용할 수 있다. 마음챙김 식사법을 제대로 훈련한 사람은 음식에 대해 여유롭고, 배고프지 않을 때는 음식 생각을 거의 하지 않는다. 또한 몸이 원하는 것을 잘 알고 있으며, 몸에 솔직해지는 일을 두려워하지 않는다.

반면에, 오랫동안 다이어트를 한 사람들은 음식에 대한 자신의 판단을 믿지 못한다. 다이어트는 엄격한 규칙을 따르고 외부의 권위에 복종하라고 하며, 음식 선택을 통제하려면 방해되는 습관을 버려야 한다고 가르친다. 우리는 보통 원하는 대로 먹으면 케이크나 쿠키를 마구 먹게 되어 50킬로그램쯤은 금방 늘고, 일찍 죽게 될지도 모른다는 생각에 사로잡혀 두려워한다. 어떤 사람은 금지된 음식을 먹어버려 규칙에 저항하는 단계를 거치지만, 이런 음식에 반복적으로 노출되면 습관이 되어 매력이 떨어진다. 이런 상황이 일어날 것 같으면 과식을 유발하는 음식은 소포장으로 먹거나 집 밖에서 먹어서, 저항 단계를 일시적이고 최소한으로 만들어야 한다. 달거나 기름진 음식을 너무 많이 먹으면 맛있거나 기분 좋게 느껴지지 않는다는 사실을 경험하면 이 단계가 끝나고, 몸은 다른 것을 찾게 된다.

다이어트를 자주 하면 음식의 섬유질 양을 계산하거나 특정 음식을 피하는 등 음식 생각에 사로잡히기 쉽다. 배고프면 먹고 배부르면 그만 먹는 습관이 완전히 정착할 때까지는 인지 제어 시스템이 계속 작동한다. 즉, 폭식으로 이어지는 압박이 우리를 계속 사로잡는다. 음식에 대한 통제를 완전히 내려놓기 두렵겠지만, 언젠가는 의식적인 체중 조절을 포기해야 직관적 식사의 이점을 얻을 수 있다. 데니스 애스버리는 마음챙김 식사를 연습하는 첫 번째 시도 뒤에 이렇게 말했다. "칼로리 계산은 거친 바다 한가운데서 겨우 붙잡고 있던 뗏목 조각이었습니다. 그것마저 놓아버리면 가라앉을 것 같아 두려웠어요."

마음챙김에는 불안이 따르지만, 너무 얽매이지 않고 불안을 관찰하면 상황을 바꾸고 음식에 대해 여유를 가질 수 있다. 불안을 효과적으로 치료하려면 안전한 상황에 스스로 부딪혀, 두려운 상황도 너끈히 처리할 수 있다는 사실을 배워야 한다. 통제할 수 없을 것 같은 음식을 거부할 기회에 부딪혀보지 않으면 음식 불안은 사라지지 않는다. 마음챙김 식사를 실험하는 동안은 무슨 일이 있어도 여유롭게 받아들이자. 뭔가 잘못되었다고 자신을 채찍질하면, 행동을 명확하게 보지 못하고 실패에서 교훈을 얻기 힘들다. 실수하면서 고쳐나가는 과정을 겪어야 새로운 방법을 배울 수 있다.

마음챙김 식사는 몸의 요구를 존중한다. 과도기 동안 감각 경험에 집중하려면 체중을 재거나 칼로리를 계산하지 말고, 어떤 식단도 따르지 않아야 한다. 마음챙김 식사로 가는 과도기의 초기 단계는 영양을 따지기에 좋은 시기가 아니다. 마음챙김 식사가 좀 더 수월해지고, 음식에 대한 몸의 반응을 인식할 수 있게 된 다음에 건강한 음식 선택을 고려해도 늦지 않다. 특히 다이어트에 익숙한 사람은 음식을 제한해서 영양 목표를 달성하려는 함정에 빠지기 쉽다. 연습 단계에서 이런 방식은 오히려 비효율적이다. 뇌의 의지력 시스템은 과부하가 일어나면 무너지지만, 에너지 균형 시스템은 항상 안정적으로 유지된다는 사실을 기억하자. 마음챙김 과도기 단계에서 배워야 할 점은 에너지 균형 시스템이 완전히 주도권을 잡도록 하는 것이다. '집행-기능' 시스템을 이용해 칼로리를 계산하고, 체중을 재고, 음식 무게를 달면서 뇌의 결정을 넘겨짚으면, 에너지 균형 시스템이 제대로 작동할 수 없다.

마음챙김 식사를 하면, 배고프지 않을 때도 먹는 습관이 있던 사람들은 살이 빠질 수 있지만, 항상 그런 것은 아니다. 살이 빠지든 그렇지 않든, 마음챙김 식사는 체중을 안정적으로 유지하는 확실한 도구다. 박탈감을 느끼거나 의식적인 노력을 하지 않아도 언제나 꼭 맞는 옷이 딱 한 벌만 있으면 된다고 상상해보자. 편안하고 만족스럽게 먹는 법을 배우면, 뇌와 싸우지 않고 협력하는 한 체중은 에너지 균형 시스템이 유지하는 범위 안에서 안정적으로 유지된다.

바쁜 일상 속에서 음식에 주의를 기울이는 방법을 찾는 것이 에살렌 워크숍의 주제였다. 마지막 날 아침, 참가자 중 한 명은 짐을 챙기면서 명상의 마음가짐에서 슬슬 빠져나가기 시작했다. 집에 도착하자마자 해야 할 산더미 같은 일을 머릿속에 떠올리던 중, 그는 마음챙김 식사법 연습을 위한 첫 번째 강의 시간에 썼던 건포도 한 알이 신발 밑창에 달라붙어 있는 것을 발견했다. 겨우 일 생각에서 빠져나온 그 순간, 그는 가장 중요한 자신만의 교훈을 깨달았다. "잠시 멈춰서 건포도 향기를 맡아보자." 티셔츠에 새겨도 될 만한 멋진 메시지가 아닌가!

| 다이어트는 왜 우리를 살찌게 하는가 |

무의식적 식사는 우리의 적

토요일 오후, 멜 깁슨Mel Gibson의 새 영화를 보기 위해 몰려든 사람들은 깜짝 선물을 받았다. 극장은 개관 1주년 기념이라며 탄산음료와 팝콘을 공짜로 제공했다. 영화를 보는 동안 간식을 집어 먹는 습관의 힘이 어찌나 세던지, 관객 대부분은 중요한 사실을 간과했다. 그 팝콘이 만든 지 5일이나 지난 것이라는 사실이었다. 관객 중 두 명이 공짜였다는 사실을 잊고 환불해달라고 할 정도로 팝콘은 오래된 맛이 났다. 하지만 관객 대부분은 천천히 한두 줌씩 팝콘을 먹고, 잠시 쉬었다가 계속 팝콘 통에 손을 집어넣었다.

사실 팝콘을 나눠준 데는 은밀한 동기가 숨어 있었다. 이 팝콘은 음식 제공량이 식습관에 미치는 영향을 알아보기 위해 브라이언 완싱크Brian Wansink 연구팀이 제공한 것이었다. 연구팀은 관객이 극장을 나설 때 설문지를 나눠주었고, 미디엄과 라지 사이즈 팝콘 통에 남은 팝콘 양을 측정했다. 라지 사이즈 팝콘을 받은 사람은 팝콘을 더 많이 먹었지만, 이 사실을 받아들이지 않았다. 미디엄이나 라지 사이즈 모두 한 사람이 다 먹을 수 있는 양보다 많았고, 라지 사이즈 팝콘을 받은 사람들은 미디엄 사이즈 팝콘을 받은 사람보다 평균 173칼로리나 더 먹었다. 팝콘은 만든 지 오래되어 끔찍할 정도로 맛이 없었기 때문에, 관객들이 맛있어서 먹은 것이 아니다. 게다가 영화가 점심 식사 직후에 상영되었기 때문에, 배고파서 먹은 것도 아니다. 그저 아무 생각 없이 습관처럼 집어 먹은 것이다.

무의식적 식사를 유발하는 상황을 피하면 마음챙김 식사를 잘 할 수 있다. 배부른데도 계속 먹으면 늘어난 체중을 돌이킬 수 없게 되고, 체중 유지 범위는 늘어난 체중에 맞춰 천천히 높아진다. 현대의 환경으로 인해 이 과정은 아주 순조롭게 일어난다. 활동은 적게 하고 달고 기름진 음식을 찾도록 진화한 식습관과 이런 음식으로 수익을 내도록 고안된 식품 마케팅 사이에서, 아무 생각 없이 먹는 일은 너무나 쉽기 때문이다.

우리는 생각보다 더 자주 먹는다

우리는 얼마나 무의식적으로 먹을까? 실은 스스로 생각하는 것보다 훨씬 더 많이, 더 자주 무의식적으로 먹는다. 뇌는 작업 대부분을 눈에 띄지 않게 수행하기 때문이다. 중요한 일은 산만한 의식을 통제하며 이루어지기보다 무의식적으로 이루어진다. 소설에 푹 빠져 있다고 숨 쉬는 법을 잊거나, 친구와 수다 떨다가 걷는 법을 잊을 염려는 없다. 음식에 관한 결정도 마찬가지로 대부분 자동으로 이루어진다. 접시 디자인에서 사회적 규범에 이르는 다양한 외부 신호는 식사 결정에 큰 영향을 미친다. 특히 통제하며 먹는 사람은 내면의 신호를 무시하도록 배워왔기 때문에 외부 신호에서 더 큰 영향을 받는다. 게다가 대부분은 외부 신호의 영향을 인식하지 못한다. 따라서 환경을 조절하여 외부 신호가 식사를 줄이도록 바꾸면 무의식적 식사를 줄일 수 있다. 다른 방법은 마음챙김 식사를 연습하는 것이다. 이 두 가지 방법을 모두 따르면, 한 가지 방법만 연습할 때보다 더욱 효과적이다. 특히 마음챙김 식사법을 연습하는 초기 단계에서는 두 가지 방법을 모두 적용하는 것이 유리하다.

가끔 과식한다고 큰 문제가 되지는 않는다. 인간의 진화 역사상 식량 자원은 언제나 가변적이었기 때문에, 뇌의 에너지 균형 시스템은 일관성 없는 식량 공급에 잘 대처한다. 어린이나 직관적으로 먹는 사람이라면, 한번 푸짐하게 먹은 후에는 식사량을 줄여 1~2주 동안 평균 에너지 섭취량을 일정하게 유지한다. 무의식적으로 먹는 일상적인 유혹을 최소한으로 줄이면 명절 모임이나 고급 식당에 갔을 때 조금 과식해도, 이후 며칠 동안 배가 조금 덜 고픈 것만 빼고는 평소와 큰 차이가 없다. 하지만 무의식적 식사를 계속해서 식사량을 줄이라는 포만감 신호에 무뎌지면 체중이 늘어난다.

멋진 식사를 하면 많이 먹어서 다소 속이 불편하더라도 삶의 질이 조금 좋아질 수 있다. 하지만 텔레비전을 보며 오래된 팝콘을 집어 먹는 습관 따위는 삶에 전혀 도움이 되지 않는다. 그런 습관은 과감히 없애는 편이 낫다. 무의식적 식사는 즐겁지도 않고, 영양가도 거의 없다. 사람들은 무의식적 식사를 조장하는 외부 요인에 자신이 거의 영향을 받지 않는다고 주장하지만, 사실 우리는 모두 외부 요인의 영향 아래에 있다.

세상에는 여전히 굶주리는 아이들이 있지만, 우리가 음식을 싹싹 긁어 먹는다고 이 아이들에게 도움이 되지는 않는다. 미국에서는 생산되는 음식의 40퍼센트는 버려진다. 일인당 한 달에 9킬로그램 이상을 버리는 셈이다. 게다가 버려지는 음식은 1974년 이후 50퍼센트나 증가했다. 대부분은 농장, 식품생산 공장, 식당 등에서 버리는 쓰레기지만, 가정에서 구매한 뒤 곧장 쓰레기통으로 보내는 음식도 15~25퍼센트나 된다. 하지만 부모님 말씀대로 접시를 깨끗이 비우라는 말은 문제 해결에 전혀 도움이 되지 않는다. 배고프지 않은 사람이 음식을 먹어치우는 것은 버리는 것이나 마찬가지로 낭비다. 배부르면 그만 먹는 사람이 접시를 비워야 숟가락을 놓는 사람보다 체중이 덜 나가는 것은 당연하다. 더 좋은 방법은 나중에 더 즐겁게 먹기 위해 남기는 것이다. 또 애초에 음식을 덜 구매하거나 남은 음식을 푸드뱅크에 기부하면 음식이 부족한 이들에게 진정한 보탬이 된다.

식사를 쉽게 멈출 수 있는 환경에서는 배가 부를 때 숟가락을 놓기가 더 쉽다. 우리는 보통 습관이나 외부 신호에 의존해 언제 식사를 멈출지 결정하므로, 결정에 도움이 되는 방향으로 외부 환경을 개선하는 편이 좋다. 빈 접시는 식사가 끝났다고 알리는 강력한 신호다. 한 연구에서는, 연구자들이 실험 참가자들의 그릇에 몰래 수프를 더 부었다. 그러자 참가자들은 자신이 별로 많이 먹지 않았다고 생각했음에도, 실제로는 76퍼센트나 더 먹게 되었다고 한다. 다양성을 인지해도 음식 섭취가 늘어난다. 같은 맛이지만 열 가지 색인 M&M 초콜릿을 그릇에 담아 놓으면, 일곱 가지 색만 담았을 때보다 43퍼센트나 더 먹는다. 음식을 보거나 냄새만 맡아도 무의식적 식사가 유발된다. 하지만 사람들은 작은 수저를 사용할 때나 작은 접시나 볼, 높고 좁은 유리잔을 사용할 때는 음식을 조금만 먹는 경향이 있다.

20세기에 걸쳐 음식의 1회 제공량뿐만 아니라 접시 크기도 커졌다. 우리 증조부 세대는 요즘 샐러드 접시 크기의 식기를 주요리 접시로 사용했다. 작은 접시에 조금만 담아서 먹고, 남은 음식을 테이블 위에 두는 대신 주방에 갖다두면 배불리 먹었다는 사실을 즉각 알 수 있어 과식을 막을 수 있다. 빈 접시를 그대로 몇 분 두었는데도 여전히 배가 고프다면, 정말 배가 덜 부르다는 뜻이므로 한 숟가락 더 먹어도 된다. 이 방법의 핵심은 진짜 먹고 싶은 양보다 덜 먹도록 자신을 속이는 것이 아니라, 생각 없이 과식하는 일을 막는 것이다.

식사량을 결정하는 다른 외부 신호는 음식의 양이다. 단기적 연구에 따르면, 사람은 보통 아침, 점심, 저녁 식사로 일정한 양을 먹으며, 이보다 적게 먹으면 불만족스럽게 느낀다. 일정한 식사량과 식사 후 위장의 특정 느낌을 기대하기 때문이다. 우리는 보통 정신적 기대를 손쉽게 채우려고 사탕이나 스테이크 같은 칼로리 높은 음식을 과식하게 되는데, 이런 일이 자주 일어나면 체중이 늘어난다. 몸이 원하는 것보다 칼로리 높은 음식을 더 먹지 않으려면 뇌의 포만감 센서가 켜지도록 천천히 먹어야 한다. 수프나 샐러드를 먼저 먹고 고칼로리 음식은 나중에 먹는 게 좋다. 직접 요리한다면 고칼로리 음식에 채소를 곁들여 섭취 칼로리를 낮출 수 있다.

음식을 먹는 데 조금만 노력을 기울이면, 섭취량에 무의식적이고 강력한 영향을 줄 수 있다. 20세기에 걸쳐 식품 구매의 편의성이 엄청나게 증가했는데, 이런 편의성은 무의식적 식사의 주요 원인이다. 사탕을 직원 책상에서 2미터 정도 떨어진 곳에 두면 책상 위에 놓아둘 때보다 덜 먹는다. 아이스크림 통은 그냥 뚜껑을 열어두기보다 문이 달린 냉동고 안에 넣어두면, 식당 이용객의 아이스크림 섭취량이 절반으로 줄어든다. 껍질을 깐 아몬드보다 까지 않은 아몬드는 덜 먹게 되고, 큰 봉지 하나보다 작은 봉지 여러 개를 뜯어야 하는 경우에도 덜 먹는다. 교훈은 명확하다. 달고 기름진 음식은 찬장이나 냉장고 깊숙이 넣어두거나 지하실이나 세탁실로 옮겨두고, 견과류나 과일 같은 건강한 간식을 손이 닿는 곳에 둬야 한다는 것이다. 이를테면 과일을 제외한 어떤 음식도 누구나 언제든 볼 수 있는 곳에는 두지 않

| 다이어트는 왜 우리를 살찌게 하는가 |

는 게 좋다. 채소는 미리 썰어두면 간식으로 집어 먹기 편하다. 식사 후 남은 음식은 나중에 금방 꺼내 먹을 수 있어 문제가 될 수 있으므로, 정 남겨두고 싶다면 냉동해놓자. 그러면 꺼내 먹기 전에 내가 정말 배고픈지 다시 한번 생각해볼 수 있는 '에너지 장벽 Energy Barrier'을 쌓아두는 셈이다.

무의식적 식사를 줄이는 가장 좋은 방법은 무의식적 쇼핑을 피하는 것이다. 일단 음식은 사 오면 먹게 된다. 냉장고를 싹 비우라는 말은 아니다. 그러면 오히려 배달이나 외식이 늘어난다. 대신에 자주 먹어야 하는 음식을 많이 사서 주방을 채우자. 감자 칩은 작은 봉지로 사고, 콩은 큰 봉지로 구매하자. 야채나 과일의 구매량을 정해두고 크래커는 한 상자 이상은 사지 않도록 하자. 어떻게 먹어야 하는지 아무도 모르는 신기한 재료를 야심 차게 들이지 말고, 가족들이 잘 먹는 음식을 골라 사자. 어떻게 먹어야 할지 감도 잡히지 않는 낯선 음식으로 냉장고가 가득 차 있으면, 결국 피자나 주문하게 된다. 그러므로 쉽게 집어 먹을 수 있고, 손질이 그다지 필요하지 않은 건강한 간식을 구매하는 게 좋다. 편의에 따라 음식을 먹게 되는 대표적 장소는 회사다. 직장에서도 식당 밥을 먹기보다 도시락을 먹는 편이 더 건강에 좋은 반면, 자판기에서 아무거나 뽑아 먹는 습관은 최악이다. 직장에 좋은 음식을 가져오면 제대로 된 식습관을 들이기가 더 쉬워진다.

사람은 편안함을 느낄 때 더 많이 먹는다. 그래서 식당들은 은은한 조명과 부드러운 음악으로 편안한 느낌을 조성해, 고객들이 디저트나

술을 더 주문하도록 유혹한다. 하지만 외식을 할 때도 배가 부르다고 느껴지면 바로 남은 음식은 포장해달라고 부탁하고, 식사 후 커피 한 잔을 주문하면 사교 활동을 하면서도 무의식적 식사를 피할 수 있다. 친구들과 함께 식사하면 먹는 시간이 길어지고 먹는 양도 늘어나지만, 첫 데이트나 면접처럼 긴장된 상황에서는 덜 먹는다. 함께 먹는 사람은 사회적 규범에 따라 어떤 상황에서 얼마나 먹는 것이 적절한지 정하는 기준이 된다. 그러므로 어떤 친구나 동료와 함께 먹느냐에 따라 식사량이 늘거나 줄어들 수 있다. 아무도 디저트를 주문하지 않는데 혼자만 주문하지는 않지만, 다른 사람들이 다 먹으면 배고프지 않은데도 더 먹게 된다.

식사하면서 텔레비전을 보는 등 산만한 행동을 하면 내부 신호를 알아차리기 어렵고 외부 신호에 휘둘리게 된다. 텔레비전 앞에서 음식을 먹으면 배가 부른데도 더 먹게 된다는 보고도 있다. 이런 환경에서는 보통 습관적으로 먹게 되므로 몸에 좋은 간식을 조금 먹거나, 식사할 때 너무 많이 먹기 어렵게 만들어야 한다. 산만한 환경에서는 절대 큰 과자봉지를 뜯으면 안 된다. 텔레비전을 많이 보는 사람이 더 뚱뚱한 것은 무의식적 식사와 식품 광고에 대한 노출이라는 두 가지 요인이 모두 작용하기 때문이다. 무의식적 식사를 최대한 줄이려면 식사 중에 다른 일은 하지 말자.

그 정확한 원인은 알려지지 않았지만, 현대 사회의 성인 대부분은 1년에 0.5~1킬로그램씩 체중이 는다. 무의식적 식사를 피하는 습관은 이런 체중 증가를 막는 최고의 방법이다. 무의식적 식사를 피해서 체중 유지 범위가 올라가지 않게 하면, 이론적으로는 70세에 약 23킬로그램이 가벼워질 수 있다. 이건 엄청난 일이다. 하지만 『나는 왜 과식하는가Mindless Eating』라는 책으로 유명한 브라이언 완싱크 같은 전문가의 이런 주장과는 달리, 무의식적 식사를 피해도 체중 유지 범위가 낮아지지는 않기 때문에 살을 그렇게 많이 뺄 수는 없다.

다른 생활 습관 변화와 마찬가지로, 무의식적 식사 습관을 없애면 박탈감 없이 체중을 유지 범위 하단까지 내릴 수 있다. 배고프지 않은데도 계속 먹어 체중이 불어나도 체중 유지 범위가 아직 올라가지 않았으면, 과식을 멈추고 난 뒤 다시 체중이 줄어들기도 한다. 하지만 누구든 체중 유지 범위 아래로 살을 빼면, 뇌의 에너지 조절 시스템은 식품 마케팅이 우리 체중을 늘리는 방법과 똑같은 무의식적인 방법을 이용해 몸무게를 다시 늘린다.

마음챙김 식습관 기르기

무의식적 식사는 보통 어린 시절부터 시작된다. 부모가 자녀에게 배고픔이라는 내면의 신호보다 외부 신호에 의존하도록 가르치면, 아이들은 자라서도 식품 마케팅과 감정적 섭식에 취약해진다. 어린이는 보통 배고픔과 배부름이라는 내부 신호에 따라 먹는다. 유아는 칼로리에 따라 분유 섭취량을 조절한다. 세 살 반에는 음식을 얼마나 주었느냐에 상관없이 정확하게 일정한 양을 먹지만, 다섯 살이 되면 어른과 마찬가지로 많이 주면 많이 먹는다. 다섯 살 어린이에게 어린이용 접시에 적은 양을 주면, 먹고 싶은 만큼만 먹게 할 수 있다. 어린이는 직관적인 식사 기술이 있어, 먹을 때마다 차이는 있지만 몇 주에 걸쳐 섭취량을 적절히 조절한다. 그래서 식사 때 거의 아무것도 먹지 않으며 부모를 당황하게 만들 때도 있다. 이때 배고프지 않은데도 할머니가 만들어준 특별 미트 로프니 더 많이 먹으라고 권하거나 접시를 싹 비워야 한다고 가르치면, 아이는 외부 신호에 따르는 법을 배우게 된다. 또 부모가 과식에 대해 불안감을 가지고 식사량을 엄격하게 제한하거나 음식을 더 달라고 할 때 주지 않으면, 아이도 배고픔 신호를 무시하는 법을 배운다. 뇌의 에너지 균형 시스템에 지속적이고 탐욕스러운 굶주림을 특징으로 하는 유전적 결함이 있는 경우가 아니라면, 부모는 섣불리 넘겨짚지 말고 스스로 칼로리 섭취를 조절하는 아이의 내부 신호를 믿어야 한다.

부모는 자녀에게 많이 먹도록 권하면서도, 또 한편으로는 너무 많이 먹을까 봐 걱정한다. 음식에 대한 모녀간의 상호작용이 특히 문제가 된다. 엄마는 식이에 대한 불안과 이상적인 몸 이미지를 가지고 있어서, 자녀가 뚱뚱해지면 자신이 비난받을지 모른다고 걱정한다. 부모가 이런 불안을 느끼면 자녀의 식사량을 제한하게 되어 악순환이 시작된다. 음식을 제한하면 아이들은 감정적인 이유로 먹게 되는데, 이런 경향은 보통 7세 이후 나타난다. 음식 제한은 금지된 음식에 대

| 다이어트는 왜 우리를 살찌게 하는가 |

한 선호로 이어지고, 금지된 음식을 먹을 수 있을 때 과식하게 만든다. 이런 경향은 특히 남자아이에게서 두드러지며, 그 결과는 청소년과 성인에게 식이를 제한했을 때 나타나는 것과 비슷하다. 부모가 자녀의 환경을 영원히 통제할 수는 없으므로, 식이제한은 언젠가는 실패한다.

한 연구에서 5~9세 딸을 둔 140가구를 대상으로 장기간에 걸쳐 조사를 한 결과, 평균적으로 여자아이들은 나이가 들면서 배고프지 않은데도 먹는 경향이 증가했다. 5세 때 식이제한을 하면, 체중이 정상이든 과체중이든 관계없이 7~9세가 되었을 때 배고프지 않은데도 먹었다. 5세 때 과체중이었고 식이를 제한당했던 아이들에게서 배고프지 않은데도 먹는 경향이 가장 증가했다. 부모가 딸의 체중을 걱정해서 더 강력한 식이제한을 했기 때문이다. 하지만 청소년이나 성인의 경우와 마찬가지로, 식이제한은 아이들의 체중 조절에 그다지 효과가 없다. 오히려 외부 신호에 반응해서 먹거나 달고 기름진 음식을 과식하는 것과 같은 비효율적인 행동을 유발하여 무의식적 식사와 체중 증가를 늘린다. 식이를 제한당한 여자아이는 먹고 싶은 만큼 먹은 아이보다 몇 년 후 과체중이 될 가능성이 컸다.

소아 비만을 줄이거나 어린이의 건강한 행동을 장려하기 위해 부모가 택할 수 있는 가장 좋은 방법은, 체중에 초점을 맞추지 않고 아이의 체중 문제에 절대 관여하지 않는 것이다. 대신에 부모나 학교는 건강한 음식을 먹을 수 있는 환경과 신체 활동을 할 기회를 제공할 수 있다. 정기적으로 아이의 체중을 재거나 체중을 걱정하는 말을 하면, 비만을 예방하기보다 섭식 장애를 유발할 가능성이 크다. 실제로 이런 경우 소아 비만 확률도 높아진다.

한 실험에서 배고픔과 배부름을 느끼는 능력을 확인하기 위해, 연구자들은 참가자들에게 음식이나 음료 1회 제공량을 먹게 하고, 그다음에 간식이나 다른 음식을 원하는 만큼 먹을 수 있게 했다. 내면의 신호에 잘 반응하는 사람은 처음 제공한 음식의 양에 따라 다음 식사를 잘 조절했다. 하지만 외부 신호에 반응하는 사람들은 두 식사 때 모두 같은 양을 먹었다. 이런 조절 능력은 '칼로리 보상Caloric Compensation'이라고 부르며, 나이가 들면서 약해진다. 뚱뚱한 어린이도 이 조절 능력이 약하다. 형제인 아이들을 연구한 결과에 따르면, 5세 아이들은 먼저 먹은 식사의 칼로리양에 따라 거의 완벽하게 보상했다. 하지만 이보다 나이가 많은 정상 체중 아이들은 처음 식사에서 많이 먹으면 전체 섭취 칼로리를 적게 조절하는 과대 보상을 보이고, 나이가 많은 과체중 아이들은 먼저 많이 먹었어도 전체 칼로리는 더 많이 먹는 부족 보상을 보였다. 4~7세의 쌍둥이를 대상으로 한 다른 연구에서는, 엄마가 체중이 더 나가는 쌍둥이를 통제할수록 칼로리 보상을 제대로 하지 못했다. 이런 연구 결과를 보면, 식이제한은 단순히 유전적으로 과식하는 아이를 통제하려는 부모의 일반적인 반응이 아니라, 외부 신호에 의존하게 하고 체중 증가를 유도하는 원인이라는 사실을 알 수 있다.

| 다이어트는 왜 우리를 살찌게 하는가 |

어린이의 식이제한은 영양학적 관점에서도 까다로운 문제다. 저칼로리 식단은 정상적인 성장을 방해하고, 저지방 식단은 중요 영양소의 부족을 야기한다. 어린이는 성장 중이기 때문에 단위 체중당 성인보다 더 많은 칼로리가 필요하다. 지방도 성인보다 더 많이 먹어야 한다. 미국 국립보건원National Institutes of Health에서는 2세 미만 아이들은 총 칼로리의 50퍼센트를, 2세 이상 아이들은 25~35퍼센트를 지방에서 섭취해야 한다고 권고한다. 아이들은 성장이 급증하기 전에 지방을 더 많이 먹는 경향이 있으므로, 이들에게 적절한 체중은 정확히 알 수 없다. 그래서 문제가 더욱 복잡해지기도 하지만, 아이들의 식사량을 배고픔이나 배부름 신호에 따라 조절하면 이 문제를 잘 해결할 수 있다.

아이들이 스스로 모든 음식을 선택해야 한다는 의미는 아니다(그랬다가는 평생 동안 사탕을 달고 살아갈 수도 있으니까 말이다). 아이들이 소금, 설탕, 지방을 좋아하는 것은 경험이 아니라 선천적인 음식 기호에 따른 것이라는 얘기다. 다른 음식 기호는 태아 때부터 약 2세까지의 어린 시절에 형성된다. 어린 시절 습득한 음식 기호는 평생 이어질 수 있기 때문에, 아이들이 단것을 너무 좋아하지 않도록 어릴 때 다양한 음식을 경험하게 해주어야 한다. 아이들은 양수와 모유로 전달된 엄마의 식사에서 맛본 익숙한 음식을 좋아하므로, 임산부가 야채를 좋아하지 않더라도 임신 중에는 즐겨 먹도록 노력하는 편이 좋다. 모유 수유를 하는 산모가 마늘유나 당근 주스를 먹으면, 나중에 같은 맛이 분유에서 느껴져도 아기가 싫어할 가능성이 적다. 우유 알레르기 때문에 맛이 쓴 두유 분유를 먹은 아기는 쓴맛에 덜 저항하고, 5세가 되면 우유를 먹고 자란 또래보다 쓴맛이 나는 야채를 더 잘 먹는다. 이렇게 부모는 아이에게 어떤 음식을 언제 먹일지 결정하고, 아이는 얼마나 먹을지 결정하는 것이 제대로 된 책임 분배다.

아이들은 야채를 먹어야 하지만, 이 문제로 아이들과 갈등을 겪게 된다면 좋은 결과를 얻기 힘들다. 일반적인 생각과는 달리, 3~6세 어린이에게 스스로 얼마나 먹을지 결정하게 하면 과일이나 야채를 꽤 많이 먹는다. 아이들이 이미 좋아하는 야채의 경우, 많이 주면 먹는 양도 그만큼 더 늘어날 수 있다. 아이들이 받아들이는 음식의 범위를 넓히면 건강한 음식을 선택할 기회를 늘릴 수 있다. 물론 이것은 힘든 일이지만 바람직한 결과를 가져온다. 아이들에게 요리를 돕게 하면 음식을 먹는데 더욱 흥미를 갖게 된다. 아직 먹기 어려워하는 음식은 한 번에 많이 먹이기보다 한 입씩 여러 번 먹게 하면서 친숙함을 천천히 늘리는 편이 좋다. 설탕이나 우유 등 좋아하는 재료를 섞어주는 방법도 있다. 이런 식으로 하면 점차 야채만 따로 먹는 것도 좋아하게 된다. 갈거나 다른 음식과 섞어서 주는 방법을 써도 좋은데, 이런 방법은 야채를 싫어하는 성인에게도 효과가 있다.

좋아하는 음식의 다양성을 늘리는 방법도 아이들에게 도움이 된다. 한 살 아이들은 대부분, 부드럽게만 해준다면 입에 들어오는 음식에 그다지 까다롭지 않다. 그러므로 이 나이 때 다양한 음식을 제공하면 어른이 되어서도 좋아하는 맛의 범위가 넓어진다. 두 살 때쯤에는 아이들이 좀 더 선택적으로 바뀌기 때문에 일찍 시작하는 편이 좋다. 음식을 먹을 때 다른 사람이 찡그리는 표정을 짓기만 해도, 아이들은 그 음식을 먹지 않는 것이 좋겠다고 생각하기 쉽다. 아기들의 음식 기호 형성에 큰 역할을 하는 사회적 학습은 아이들에게도 마찬가지로 작용해서, 좋아하는 어른이 준 음식은 아이들도 좋아하게 된다.

하지만 음식 학습은 음식 불안이 있는 부모에게는 양날의 검이다. 불안한 감정이 식사 중 행동으로 이어질 수 있고 아이들에게 전달되기 때문이다. 건강에 좋지 않은 식사 습관으로 아이들에게 부담을 주지 않으려면, 음식을 보상이나 벌로 이용하지 말아야 한다. 이를테면 "브로콜리 다 먹을 때까지 못 일어나!" 같은 말을 하지 말아야 한다는 얘기다. 또 음식에 '좋은 것' 또는 '나쁜 것'이라는 딱지를 붙이지 않도록 주의하자. 이런 딱지를 붙이면 흑백논리를 들이대며, 특정 음식을 아주 좋은 것 아니면 아주 나쁜 것이라 평가하게 된다. 식품 마케팅 담당자들은 소비자들이 '저지방'이나 '천연'이라고 표시된 식품을 무의식적으로 더 많이 먹는다는 사실을 잘 안다. 소비자들은 그것이 저지방이지만 설탕이 많이 든 음식이라는 사실을 눈치채지 못하기 때문이다. '건강에 좋은' 음식은 흔히 건강에 나쁜 음식보다 덜 맛있다는 선입견이 있다. 반대로 어떤 음식에 '나쁘다'라는 딱지를 붙이면, 아이들은그 음식을 쉽게 먹지 못하는 특별 간식이라고 여겨 더 매력적으로 느낄 수도 있다.

건강하고 맛있게 먹는 법

건강한 식습관을 자동화하면 무의식적 식사를 줄일 수 있을 뿐만 아니라, 습관적으로 먹는 사탕이나 도넛을 과일, 야채, 견과류 같은 몸에 좋은 음식으로 바꿀 수 있다. 건강에는 음식의 양보다 질이 중요하기 때문에, 이런 방법은 장기적으로 더 이롭다. 식탁에는 건강에 좋은 음식을 더 많이 올리고 정크푸드보다 쉽게 손이 가게 하자. 샐러드 그릇을 테이블 위에 두고 스테이크나 감자는 주방에 두면, 자연히 샐러드를 더 먹게 된다. 야채에 딥 소스를 찍어 간식처럼 먹게 하거나 올리브유 또는 치즈 소스를 섞어 더 맛있게 만드는 방법도 있다. 일반적인 걱정과 달리 야채의 비타민과 섬유질은 지방과 섞인다고 해서 빠져나가지 않는다. 가족 누군가가 계속 간식에 집착한다면 그 간식을 먹기 불편한 곳에 가져다두는 것도 좋다.

무의식적 식사에 취약해지기 쉬운 환경에서는 힘들여 노력해야만 무의식적 식사를 피할 수 있다. 식사가 인생의 최대 관심사가 아닌 한, 무엇을 먹을지에 대한 고민은 보통 습관적으로 이루어진다. 자동적으로 아이스크림을 맛보는 일을 멈추고 브로콜리를 먹을 수 있다면 음식을 더 제대로 먹고 즐길 수 있겠지만, 보통 현실은 반대다. 맛있지도 않은데 최대한 덜 건강해지려고 일부러 텔레비전 앞에 앉아서 감자 칩을 먹는 사람은 없을 것이다. 일하는 동안 과일과 야채, 견과류를 간식으로 곁에 두고, 설탕이나 지방이 든 음식은 나중에 먹고 싶을 때 먹을 수 있도록 치워두자. 이렇게 하면 박탈감을 느껴 비참해지지 않고 건강하고 만족스러운 상태를 유지할 수 있으며, 먹고 싶다고 결정한 만큼만 먹고 과식하지 않을 수 있다.

전문가들은 살을 많이 빼고 유지한다는 어려운 목표보다는, 체중을 늘리지 않는다는 단순한 목표를 세우라고 권장한다. 이 목표는 엄청나고 영웅적인 행동 없이도 달성할 수 있다. 여기에서 나는 체중을 유지한다는 목표는 물론, 현대 사회의 가장 큰 살인자라 불리는 설탕, 지방 등의 과잉 섭취를 예방하거나 억제하도록 생활 습관을 개선하는 더 큰 목표에 도움이 되는 몇 가지 방법을 제안했다. 신체 활동을 늘리고 야채를 더 많이 먹고 스트레스를 줄이면, 다이어트하는 사람보다 더 건강해진다. 10킬로그램씩 빼고 찌는 악순환을 반복하는 것은 결코 건강에 좋은 일이 아니다. 일상생활 대부분의 시간에 좋은 습관을 유지한다면, 가끔은 하고 싶은 대로 해도 실패가 아닌 좋은 경험으로 여길 수 있을 것이다.

비만은 무조건
나쁜 것이 아니다

엠마 루이스Emma Lewis는 병원에 가기 싫어한다. 아파서 병원에 가도, 의사들이 그녀의 증상이 아니라 체중만 따지고 들기 때문이다. 어느 날 저녁, 엠마는 4시간 동안 춤을 추고 살짝 안 맞는 신발을 신은 채 집으로 몇 킬로미터를 걸어오다가 발목을 삐었다. 다음 날 아침, 병원에 가자 의사는 운동을 좀 더 하라고 권했다. 발목에 도움이 되는 새로운 치료법은 아니었다. 의사는 지금 발목이 문제가 아니라 살을 빼는 것이 더 중요하다고 말했다. 엠마가 이미 운동을 충분히 하고 통곡물 채식을 하고 있으며, 100킬로그램 스쿼트도 하고 혈압이나 혈당 모두 정상이라는 사실은 중요하지 않았다. 의사는 그저 엠마가 뚱뚱하니까 건강이 좋지 않을 테고, 따라서 살을 빼는 것이 우선순위라고 단정해버린 것이다.

| 다이어트는 왜 우리를 살찌게 하는가 |

체중으로 건강 상태를 단정 짓는 일은 늘 있는 일이지만, 이런 추측은 해로울 뿐만 아니라 틀렸다. 의사들이 체중만 보고 건강 상태를 예상하면 비만인은 제대로 된 진료를 받지 못하고, 의사에 대한 신뢰가 약해져 아파도 치료를 받을 생각조차 하지 않게 되는 일도 생긴다. 사회적으로는 '비만 전염병Obesity Epidemic'이라는 공포가 퍼지고, 다이어트가 장기적으로 건강에 전혀 도움이 되지 않는데도 다이어트를 해야 한다는 압박이 커진다.

하지만 날씬함에 대한 집착에서 벗어나도, 금방 건강이 나빠지거나 일찍 사망하지는 않는다. 비만인이 다양한 질병에 걸릴 확률이 높고 날씬한 사람보다 일찍 사망할 가능성이 큰 것은 사실이다. 하지만 당뇨병이나 심근경색을 유발하는 요인이 비만 유발 확률도 높여서, 비만이 질병과 통계적인 연관성을 보이는 것이라는 증거가 있다. 비만 이외에 운동 부족, 스트레스, 수면 부족, 과도한 가공식품 섭취 등도 질병을 일으키는 요인이 된다. 살을 빼지 않아도 기본 습관을 바꾸면 건강 상태를 개선할 수 있다. 그런데도 일반인들도 의사들도 체중 그 자체에 집중한다. 이건 좋지 않은 소식이다. 건강에 영향을 미치는 여러 요인 중 가장 바꾸기 어려운 것이 체중이기 때문이다. 하지만 체중이 가장 덜 중요한 요인이라는 사실은 그나마 다행스런 점이다.

안타깝게도 체중과 건강에 관한 연구 대부분은 아직도 체중 감량에 초점을 맞추고 있다. 다이어트가 효과가 없다는 사실을 입증하는 장기적 연구나, 체중 증가를 예방하거나 건강해지는 다른 방법을 모색하는 연구에는 거의 투자가 이루어지지 않는다. 몇몇 괴짜 과학자들만이 체중이 높아도 건강을 유지할 수 있는 방법을 연구한다. 사실 이런 주제가 더 주목을 받아야 한다. 캘리포니아대학교 로스앤젤레스캠퍼스의 재닛 토미야마Janet Tomiyama는 비만인건강등록Health Registry of Obesity을 운영하며, 같은 연령대의 사람 중 건강한 비만인과 건강하지 않은 정상 체중인을 구분하는 특성을 파악하기 위한 연구를 하고 있다. 여기에 등록하면 체중 감량보다 건강에 초점을 맞춘 의학적 도움을 받을 수 있다.

비만, 얼마나 위험할까

이 책에서 나는 사람들을 '정상 체중', '과체중', '비만'으로 구분했다. 그러므로 이 용어들로 말하고자 했던 것과 의도하지 않았던 것을 명확히 하고자 한다. 보건 당국은 체중(킬로그램 기준)을 키(미터 기준)의 제곱으로 나눈 값인 체질량지수BMI, Body Mass Index로 체중 범주를 정의한다. BMI가 18.5~24.9면 정상 체중이다. 25~29.9면 과체중, 30 이상이면 비만으로 분류된다. 하지만 이런 기준은 종종 근육이 많은 운동선수를 비만으로 잘못 분류한다(이 분류에 따르면 2005년 기준 미국 미식축구 선수의 절반 이상이 비만이다). 사실 이건 그리 중요한 문제는 아니다. 일반 사람들은 보통 그렇게까지 근육을 늘려 체중을 불릴 수 없기 때문이다.

미국 질병통제예방센터Centers for Disease Control and Prevention의 통계에 따른 사망 위험도를 BMI 분계선들이 제대로 설명해주지 못한다는 것이 더 큰 문제다. 소위 정상 체중 범위 하단인 BMI 18.5~20인 여성의 조기 사망 위험도는 비만 범위 하단인 BMI 30~35인 여성과 같다. 정상 범위 하단인 BMI 35~40인 남성의 조기 사망 위험도 역시 마찬가지다. 오히려 과체중 범위의 사람이 정상 범위의 사람보다 조금 낮은 조기 사망 위험도를 보이며, 전체적으로 위험도가 가장 낮다. 과체중인 사람은 심근경색이나 당뇨병을 진단받을 위험이 크지만, 이런 질병으로 사망할 확률은 정상 체중 사람보다 낮다. 이런 '비만 역설Obesity Paradox' 현상은 다양한 건강 위협 요인에 대해 발견된다. 게다가 BMI 35까지는 비만한 사람이라도 조기 사망 위험이 많이 증가하지 않는다. 현재 '정상' 범위와 '과체중' 범위가 너무 낮게 설정되어 있다는 의미다.

사망 위험은 나이에 따라서도 달라진다. 이십 대와 삼십 대는 BMI 15에서 30까지 체중에 상관없이 사망률이 낮다. 하지만 나이가 들면 체중이 너무 적게 나가는 것이 문제가 되고, 체중이 많이 나가는 것이 덜 위험하다. 노인은 중병에 걸릴 확률이 높은데, 이 경우 몸집이 있으면 질병 때문에 체중이 감소하는 위험을 어느 정도 완충할 수 있기 때문이다. 50세가 되면 정상 체중의 하단도 위험하다. 65세가 되면 비만의 위험과 이익이 상쇄되어, 정상 체중이라도 비만인 경우보다 통계적으로 유의한 이점이 없다. 특히 이 나이가 되면 BMI

19인 경우와 BMI 40인 경우의 사망 위험이 같다. 60세 이상은 일반적으로 사람들이 사망하기 시작하는 때이므로 사망률 통계의 중요한 범주가 되는데, 이런 60세 이상에서 가장 사망 위험이 적은 체중 범위는 소위 과체중 범위다.

예전에는 체중 범위의 정의가 더 합리적이었다. 하지만 1998년 미국 국립보건원이 소집한 전문가 위원회는 여성 BMI 27.3, 남성 BMI 27.8이었던 과체중 범위를 남녀 모두 BMI 25로 낮추었다. 이 새로운 정의에 따라 3540만 명의 미국인은 체중은 그대로인데 하룻밤 새에 과체중이 되어버렸다. 당시에도 정상 체중과 과체중 범위를 정하는 기준이 너무 낮다는 증거가 많았다. 그런데도 이렇게 정의가 바뀐 이유는 위원 9명 중 7명이 다이어트 클리닉 원장이었다는 사실로 짐작할 수 있다. 이렇게 되면 수천만 명이 전문적인 의료서비스가 필요한 사람이 된다. 분명히 이해 충돌이 생길 수 있는 상황이다.

연방 위원회는 1995년 WHO 보고서의 선례를 따랐는데, 여기에서도 잠재적 이해 충돌이 발생할 수 있다. WHO 보고서 초안은 체중 감량 약물을 제조하는 호프만-라 로슈나 애보트 같은 회사에서 자금을 지원받은 전담팀이 작성했다. 사실 많은 비만 연구자들은 제약회사나 다이어트 클리닉과 엮여 있다. 이들의 연구 결과를 공중 보건 지침과 비교해보면, 제약회사가 연구자들에게 재정적 혜택을 주며 자신들에게 유리한 결과를 얻고 있다는 사실을 알 수 있다. 의사들은 종종 자신이 제약회사에서 받은 혜택에 영향을 받는다는 사실을 부정한다. 하지만 여러 연구를 보았을 때, 그들이 자신들의 편향성을 의식하지 못하더라도 자금에 영향을 받은 행동을 한다는 사실은 부정할 수 없다. 제약회사가 의사들의 처방 행동에 대한 기록을 가지고 있다는 점을 보면, 지원해도 효과가 없다면서 의사들에게 이런 혜택을 계속 제공하는 이유를 알 수 있다.

어린이의 과체중과 비만 범위는 다른 방법으로 결정된다. 결정 방법은 다양하다. 어린이의 체중은 성장 주기에 따라 달라서, 보통 키가 훌쩍 자랄 때 체중이 같이 는다. 또한 아이들은 보통 6세까지는 말랐다가 이후 살이 붙기 시작한다. 보건 당국은 이런 변동성을 모두 고려해, 아동의 나이와 성별에 따른 BMI 정규분포에서 85퍼센트를 초과하는 범위를 과체중으로, 95퍼센트를 초과하는 범위를 비만으로 정의한다. 즉, 또래보다 좀 더 이른 시기에 BMI 분포의 상위 15퍼센트에 속하게 된 아이들은 과체중으로 분류되고, 5퍼센트에 속하게 된다. 아이들은 비만으로 분류된다. 그런데 이 인구 정규분포는 1976~1980년에 수행된 '2차 국립건강영양조사National Health and Nutrition Survey II'에 따른 것이다. 따라서 2015년의 8세 소년이 1970년대 후반 또래 남자아이들의 95퍼센트보다 BMI가 높으면 비만으로 분류되고 있는 것이다. 다른 인구 정규분포나 백분위 값을 적용하면, 과체중이나 비만 어린이의 추정치가 상당히 달라질 수 있다. 게다가 잠재적인 질병이 발생할 질병 위험은 수십 년 후에나 증가하므로, 이런 추정치는 건강 상태와 직접적인 연관이 없다. 따라서 아동기의 특정 체중을 비정상으로 정의하는 구분은 상당히 독단적인 결정일 수 있는 데다 무척 해롭다.

아이들을 비만이라고 낙인찍으면 섭식 장애와 체중이 늘어난다. 이런 위험을 고려해 체중 감량 전문가인 요니 프리드호프는 부모가 자녀의 체중을 절대 측정하지 말아야 한다고 주장한다. 실제로 가족이 함께 영양가 있는 음식을 먹고 즐거운 신체 활동에 집중하는 편이 대체로 실패로 끝나고 마는 체중 조절 노력보다 아이들의 건강한 삶에 훨씬 더 도움이 된다.

마른 몸이 아니라 건강을 생각할 것

체중보다 건강한 생활 습관에 집중하는 방법은 어른에게도 유의미하다. 의사들은 정상 체중 범위를 넘는 사람들에게 다이어트를 권장하지만, 이런 조언이 효과적이라는 근거는 없다. 생활 습관을 바꿔 체중을 줄여도 장기적으로 사람들의 건강이 좋아진다는 연구 결과도 없다. 이유는 간단하다. 체중을 상당히 감량하고 그 체중을 몇 년 이상 유지할 방법을 아무도 모르기 때문이다. 실험동물을 기준으로 할 때는, 감량한 체중을 영구적으로 유지하면 건강 상태가 개선될 수 있다는 증거가 몇 가지 있다. 하지만 평생 사료 공급기가 있는 우리 안에 살지 않는 한, 그런 결과를 사람에게 적용할 수는 없다. 현실 세계에서 가능한 선택지를 사람에게 적용할 때 어떤 일이 일어나는지 연구해야 한다. 체중 감량을 평생 지속하기는 어려우므로, 전문가들은 다음과 같은 전략을 제안한다. 즉, 성인기 동안 체중을 안정적으로 유지하는 데 집중하는 것이다. 잘 먹고 규칙적으로 운동하는 사람은 특별히 살을 뺄 필요가 없기 때문이다.

체중 증가가 질병의 직접적인 원인이 되었다고 해도, 체중 감량이 유일한 해결책은 아니다. 지방 세포에서 분비되는 렙틴 호르몬은 뇌의 배내측 시상하부 영역에 직접 작용하여 혈압을 높인다. 그렇다고 고혈압을 피할 수 없는 것은 아닌데, 혈압은 운동이나 스트레스 관리, 약물로도 낮출 수 있기 때문이다. 이런 방법들 외에 추천되는 대안이 다이어트지만, 사실 살을 빼서 혈압을 일시적으로 낮추더라도 체중과 함께 혈압은 다시 돌아온다.

앞서 언급한 임상 연구 룩어헤드는 살을 빼서 건강 상태를 개선할 수 있다는 사실을 확인하기 위한 대규모 프로젝트였다. 이 연구는 장기적인 다이어트가 당뇨병 이력이 있는 환자의 심장 질환 위험을 줄이는 데 효과가 있는지 알아보기 위해 고안되었는데, 체중 감량을 위한 집중적 개입과 지도를 했음에도 큰 성과를 보여주지 못하고 끝났다. 참가자 절반 이상이 현대 의학의 체중 감량 성공 기준인 최소 5퍼센트 체중을 감량하고 유지했지만, 무용성 평가 결과 실험군과 대조군 사이의 심장 건강에서 유의한 차이가 보이지 않았다는 이유로 이연구는 결국 9.6년 후 중단되었다. 연구가 진행되면서, 체중 감량 성공의 정의는 정상 체중 범위에 들어가는 것에서 체중의 20퍼센트 감량으로 변했다. 그리고 시간이 지나면서 10퍼센트 감량, 5퍼센트 감량으로 점점 줄어들었다. 연구 결과가 축적됨에 따라 목표를 달성하는 것이 얼마나 어려운지 밝혀졌기 때문이다. 물론 체중 감량 전문가들은 낮은 목표치도 건강상 이점이 있다고 주장한다. 하지만 고작 2.5킬로그램 감량만으로는 과체중이나 비만 범주에서 벗어날 수 없으므로, 건강상 그리 큰 이점을 얻을 수 없다. 내 주장이 바로 이것이다. 건강해지기 위해 감량해야 하는 몸무게의 양이 정해져 있다면, 대부분 사람들에게 이 목표를 달성하게 해줄 다이어트법은 세상에 존재하지 않는다. 확실한 동기를 가진 사람들이 장기적이고 집중적인 지원을 받아도 목표 달성은 어렵다.

체중 감소와 사망률 감소의 연관관계를 밝히는 역학 연구에 암 같은 질병으로 체중이 감소한 사람들의 자료로 인한 오류가 생겼다고 주장하는 사람들도 있다. 이런 문제를 피하려고, 일부 연구자들은 자료에서 흡연 경험이나 질병으로 인한 체중 감소를 겪었던 지원자의 결과를 배제했다. 하지만 이런 접근 방식을 사용하면 연구에 포함된 사람들과 여러 면에서 다른 사람들, 즉 암에 걸리지 않은 흡연자 등 인구 절반의 자료가 배제된다는 또 다른 문제가 생긴다. 그러므로 의도적인 체중 감량의 효과를 측정하는 더 현명한 방법은 참가자들에게 지금 체중 감량을 시도하고 있는지 질문해서 질병 때문에 일시적으로 체중이 감소한 사람을 배제한 뒤, 향후 몇 년간 나머지 사람들의 건강 상태를 추적 조사하는 것이다. 이런 방식을 적용한 연구가 실

| 다이어트는 왜 우리를 살찌게 하는가 |

제로 진행된 적이 있다. 그리고 그 결과, 1975년에 살을 빼고 싶다고 말하고 1975~1981년에 실제로 뺀 사람들은, 살을 빼고 싶다고 말했지만 체중을 그대로 유지했거나 오히려 체중이 늘어난 사람에 비해 1993년 추적 조사 당시 사망률이 더 높았다.

다이어트는 요요를 부른다

감량한 체중을 오랫동안 유지하는 데 성공한 사람은 찾기 어렵지만, 살을 빼고 다시 찌는 일을 반복하는 사람은 부지기수다. 체중 순환이라 부르든 요요라 부르든, 이 현상은 일반적이다. 요요로 체중이 늘어날 가능성은 연구 문헌에도 잘 나와 있다. 상반된 증거들도 있지만, 대체로 요요는 신체적 질병을 유발한다. 장기적 추적 연구를 보면, 체중 변동을 겪은 사람은, 체중이 높든 낮든 자기 체중을 그대로 유지한 사람에 비해 사망률이 높다. 이 양상은 과체중이 적은 하버드 졸업생, 중년 독일인, 미국 인구 대표 표본, 심장병 위험 요인을 연구한 프래밍햄 연구 등에서도 나타났다. 하지만 역학 조사는 다양한 통계적 변수를 포함하고 있어 여러 방향으로 결과 편향을 일으킬 수 있으므로, 논란의 여지가 있는 이 주장에 동의하지 않는 연구자들도 많다.

체중 감소가 의도적인지 아닌지 측정한 2건의 대규모 연구에서 밝힌 바로는 요요 현상과 사망률은 연관이 없었다. 체중 감량의 의도성이 이런 상반된 결과에 대한 이유가 될 수 있겠지만, 요요를 측정하는 방법이나 잠재적 교란 요인을 조정하는 방법과 같은 다른 차이점들도 중요한 요인이 되었을 것이다. 한 연구의 참가자들은 연관관계가 있다고 밝혀진 다른 연구 참가자들보다 나이가 많았는데, 노인의 경우 체중이 사망률에 영향을 덜 준다는 점을 생각하면 결과를 이해하기 쉽다. 다른 연구에서는 요요 때문에 사망률이 늘어난 것은 연구 기간에 체중이 증가했기 때문이라고 보았다. 요요를 겪는 사람들은 결국 처음보다 체중이 늘어날 뿐만 아니라, 건강에 치명적인 내장 지방도 늘어나고 근육은 줄어든다. 이런 변화는 통계적 오류를 막기 위해 배제해야 하는 요인이 아니라, 실제로 건강이 악화한 원인을 설명하는 요인이다.

이처럼 서로 다른 결과가 나오는 이유 중 하나는 요요가 불러오는 건강상의 위험이 특히 정상 체중인 사람에게 심각하다는 것이다. 다이어트를 하는 미국인 중 여성 46퍼센트와 남성 20퍼센트는 다이어트 시작 당시 정상 체중인데, 요요를 겪으면서 체성분이 변한다. 앞서 언급한 기아 실험에서 체중의 25퍼센트를 감량한 남성은 회복기에 지방이 늘고 근육은 감소했는데, 이 양상은 사람과 쥐에게 동일하게 나타난다. 프래밍햄 연구 결과에 따르면, 과체중일 확률이 가장 적은 젊을 때 다이어트를 하면 요요로 건강을 해칠 위험이 더 크다. 일본 남성의 경우 요요를 겪은 이력이 있는 사람은 정상 체중이어도 혈당 조절 불량, 고중성지방(지방산의 저장과 운반을 위해 포집된 분자), 고혈압 및 낮은 HDL 콜레스테롤 증상을 나타냈다. 정상 체중 여성 5명을 대상으로 한 소규모 실험 연구에서는 4.5킬로그램을 감량하고 요요를 겪은 여성은 중성지방과 혈압이 증가했고, 이 증상은 다이어트 종료 후에도 3개월 이상 이어졌다. 이런 연구들에서 얻을 수 있는 확실한 결론은, 다이어트가 일반적으로 건강 상태를 개선하거나 수명을 연장하지 않는다는 사실이다.

처방은 굶는 것이 아니라 운동이다

이렇게 다이어트는 장기적으로 건강에 좋다는 증거가 없고 실패율이 높다. 그렇다면 일부 의사들이 다이어트를 권하는 이유는 무엇일까? 다이어트가 단기적으로는 성공하는 경우가 있으므로, 장기적인 실패율이 간과되기 때문이다. 하지만 더 흥미로운 이유는 다이어트를 하는 사람이 일반적으로 처음에는 더 건강해지기 때문이다. 체중을 감량하려는 사람은 운동량을 늘리고 칼로리 낮은 야채를 더 많이 먹는다. 여러 연구에 따르면 운동과 야채 섭취가 건강에 좋은 영향을 주지만, 다이어터들(그리고 의사들)은 건강이 좋아진 것이 이런 건강한 습관 때문이 아니라 일시적으로라도 살이 빠졌기 때문이라고 여긴다. 체중을 줄여서 좋아진 건강은 계속 유지되기 힘들다는 점에서 이는 정말 안타까운 일이다. 살이 더는 빠지지 않거나 다시 체중이 늘면, 사람들은 보통 건강한 습관을 포기하고 결국 건강이 다시 나빠진다. 하지만 건강한 습관 자체가 목표였다면, 체중 감량 목표를 달성하기가 불가능해 보여도 좋은 습관을 버리지 않을 것이다. 일상에서 눈에 띄는 변화를 일으키기는 어렵다. 뇌의 체중 유지 범위와 억지로 싸우면서 그런 변화를 이끌어내기는 더 어렵다. 이보다는 운동처럼 더 바꾸기 쉬운 행동 습관에 주력하는 편이 낫다.

신체 활동과 건강이 상관관계가 있다는 최초의 통계적 결과는 제러미 모리스Jeremy Morris라는 의사가 1949년에 런던의 버스, 트램, 트롤리 전차 운전사와 차장을 비교한 연구에서 찾아볼 수 있다. 3만 1000명에 달하는 이 남성들의 생활 배경은 비슷했지만, 운전사는 온종일 앉아서 일하고 차장은 표를 걷느라 하루에 500~750계단을 오르락내리락하는 차이가 있었다. 모리스는 차장은 심근경색을 겪을 확률이 운전사보다 30퍼센트 낮으며, 심근경색이 발병해도 중증일 확률이 낮다는 사실을 발견했다. 우편물을 배달하는 우체부는 비슷한 직급의 사무직원보다 심근경색 위험이 25퍼센트 낮다는 사실도 밝혔다.

비만과 운동의 연관성에 대한 논쟁은 당시에도 진행 중이었다. 이를 밝히기 위해 모리스는 몇 년 후 버스 노동자들이 런던교통공사Transport for London에서 지급한 유니폼을 입는다는 사실에 착안해 연구를 진행했다. 모리스는 노동자들의 유니폼 치수와 심근경색 위험도를 비교하여 차장이 평균적으로 운전사보다 날씬하고, 가장 뚱뚱한 차장도 심근경색이 발병하지 않았다는 사실을 확인했다. 이후 모리스의 제자인 랄프 파펜바거Ralph Paffenbarger는 샌프란시스코 부두 노동자에서 전문직을 준비하는 하버드대학생까지 다양한 사람들을 연구한 결과, 체중과 관계없이 운동이 심근경색 위험을 낮춘다는 사실을 확인했다. 모리스와 파펜바거는 둘 다 운동 애호가였다. 어릴 때부터 활동적이었던 모리스는 99세까지 살았고, 심장 질환 가족력이 있던 파펜바거는 연구 결과에 영향을 받아 45세에 달리기를 시작해서 84세까지 살았다.

파펜바거의 제자 중 가장 유명한 사람은 사우스캘리포니아대학교의 역학자인 스티븐 블레어Steven Blair다. 캔자스 농장에서 자란 블레어는 애초에는 유명한 과학자가 될 가능성이 거의 없었다. 하지만 대학 때 뇌진탕으로 운동선수 경력을 포기하고 코치가 되려고 대학원에 가기로 했다. 그는 운동 생리학 수업을 들으며 신체 활동의 과학에 관심을 두게 되었고, 결국 진짜 소명대로 운동이 건강에 어떤 영향을 미치는지 밝히는 역학자가 되었다. 운동의 중요성을 확신한 그는 매일 운동량을 늘리려 다른 건물의 화장실을 이용할 정도였다.

블레어는 체중이 얼마가 나가든 신체 활동을 늘리면 건강이 나아진다고 끊임없이 주장했다. 그는 메타 분석을 통해 체중 전반에 걸쳐 사람들의 건강 상태를 비교했다. 정상 체중이든, 과체중이든, 비만이든 상관없이 중간 정도라도 운동을 하는 사람은 소파에서 거의 몸을 일으키지 않는 사람에 비해 조기 사망할 확률이 200~250퍼센트 낮았다. 한편, 건강한 비만인은 건강한 정상 체중인에 비해 조기 사망 위험이 21퍼센트밖에 높지 않았다. 이 정도 차이는 통계학적으로 거의 유의하지 않다. 즉, 통계적 분석에서 이 정도는 우연일 가능성을 배제할 수 없다는 뜻이다. 이런 결과는, 조기 사망 위험도와 관련해서는 운동 습관이 체중보다 10배는 중요하다는 사실을 나타낸다.

비만은 낮은 체력과 관련이 있으므로, 블레어의 분석 결과를 보면, 의사들이 사망률을 설명할 때 상관 요소(비만)를 인과 요소(건강)로 오인했다는 사실을 알 수 있다. 운동부하검사Treadmill Test를 이용해 측정한 결과, 중산층 전문직의 심혈관 건강은 정상 체중인 경우 9.2퍼센트, 과체중인 경우 19.4퍼센트, 비만인 경우 50.8퍼센트에서 낮았다. 하지만 블레어는 낮은 체력이 미국인의 사망 원인 중 16~17퍼센트를 차지하는 반면, 체력이라는 요소를 제외하고 나면 비만 자체의 영향은 2~3퍼센트에 불과하다고 추정했다. 게다가 그의 연구 결과에 따르면, 운동은 정상 체중인 사람보다 비만인에게 더 큰 효과를 낸다. 따라서 의사들이 비만 환자에게 운동을 권장하는 것은 특히 중요하다.

신체 활동은 당뇨병 예방과 치료에도 중요하다. 근력 운동을 하면 에너지원으로 포도당이 소비되므로, 운동을 하면 혈당이 줄어든다. 중국의 연구자들은 식이요법 단독, 운동 단독, 식이요법과 운동의 병행이라는 각각의 방법으로 포도당내성 장애Impaired Glucose Tolerance가 있는 사람들의 당뇨병 발병을 예방할 수 있는지 연구했다. 6년간 추적 조사한 결과, 운동이 가장 효과적이며 아무 방법도 쓰지 않을 때에 비해 당뇨병 발병을 46퍼센트 줄였다. 식이요법과 운동을 병행한 경우의 효과는 운동만 한 경우와 거의 비슷했다. 의학적 증거를 평가하

| 다이어트는 왜 우리를 살찌게 하는가 |

는 공인된 전문 집단인 코크란Cochrane Collaboration은 이 연구 결과를 검토한 끝에, "운동은 혈당 조절 능력을 향상하며, 이 효과는 체중을 줄이지 않아도 명확하다"라고 결론 내렸다. 이미 당뇨병이 있는 사람에게도 마찬가지였다. 이후 코크란은 다른 리뷰에서 더 포괄적으로 "체중 감량을 하지 않아도 운동을 하면 건강 상태를 개선할 수 있다"라고 말했다.

의사는 건강 상태를 확인하기 위해 체중에 의존하기보다 혈압, 콜레스테롤, 중성지방, 포도당내성 등의 건강 지표를 참조할 수 있을 것이다. 다른 메타 분석 결과를 보면 이런 접근법이 훨씬 정확하다는 사실을 알 수 있다. 건강 지표가 좋은 비만인은 연구 기간 중 사망할 확률이 건강 지표가 좋은 정상 체중인보다 19퍼센트밖에 높지 않았다. 체력에 대한 메타 분석에서도, 건강 지표가 나쁘지만 정상 체중인 사람의 체력 결과가 10배 넘게 나빴고 사망률도 3배 넘게 높았다. 건강 지표가 좋지 않은 과체중 및 비만인은 건강 지표가 좋지 않은 정상 체중인보다 오히려 약간 더 나은 결과를 보였다. 요약하면, 체중은 체력이나 건강 지표 이상으로 건강 상태를 예측하지 못한다. 정상 체중인 사람이 체력이 좋고 건강 지표도 괜찮은 경우가 많지만, 좋은 체력과 건강 지표의 조건이 꼭 정상 체중인 것은 아니다.

의사가 정기적으로 운동하지 않는 환자에게 체중 감량을 권한다면, 진입장벽이 낮고 증명된 이점이 많은 생활 습관 변화 대신 실패율이 높은 방법을 권하는 셈이다. 체중에 초점을 맞추다 보면, 체중이 더는 줄지 않거나 오히려 늘 때 건강에 좋은 습관을 버리게 될 수 있다. 운동하고 몸에 좋은 음식을 먹고 스트레스를 줄이는 것이 체중 감량이라는 신기루에 의존하지 않고 장기적으로 모두가 더 건강해지는 길이다.

운동하면 왜 건강해질까

비만, 낮은 체력, 스트레스는 기본적인 세포 작용을 통해 당뇨병이나 심장 질환 같은 질병으로 이어진다. 세포 염증은 대사 장애에 대한 반응으로 일어나 결국 몸에 해를 입힌다. 앞서 살펴본 대로, 뇌의 염증 반응은 체중 유지 범위를 올린다. 염증 반응을 일으키는 한 가지 원인은 지방 세포의 저장 용량 초과다.

지방이 제대로 자리 잡으면 그 자체로는 문제가 되지 않지만, 잘못 저장되면 염증 반응을 일으킨다. 체중이 늘면 지방 세포뿐만 아니라 간, 췌장, 뇌에서도 염증이 일어난다. 다음의 두 가지 사례를 보면, 건강에는 지방 양보다 지방 저장이 문제라는 사실을 알 수 있다. 첫째, 지방흡입술로 비만인의 복부 지방을 9킬로그램 이상 제거해도 인슐린 감수성이나 심장 질환 위험이 개선되지 않았다. 복부 지방을 제거해도 각 지방 세포에 저장된 지방량은 줄어들지 않기 때문이다. 지방흡입술로 체중을 줄이면 체중 조절기 때문에 보통 몇 달 안에 몸 여기저기에 다시 살이 붙는다. 둘째, 유전적으로 지방 저장 세포를 생성하지 못하는 사람과 실험동물은 말랐지만 다양한 비만 관련 질병에 취약하다. 이들은 혈중 중성지방 수치가 높고 인슐린 저항성이 심각하다. 이들의 경우 지방이 지방 세포에 축적되지 못해 결국 간(지방이 포도당, 중성지방, 콜레스테롤을 증가시켜 결국 간경변을 유도)이나 인슐린 생성 세포(당뇨병 유발), 심장(심장 질환 유도)에 축적된다.

지방 조직은 염증을 거의 유발하지 않는 지방 저장 세포의 개수가 늘어나거나, 염증을 유발하는 개별 세포의 크기가 확대되면 커진다. 제대로 저장되지 않은 지방이 문제가 되는 이유 중 하나는 포화 지방산이 면역 반응을 유발하는 수용체를 직접 활성화하기 때문이다. 큰 지방 세포는 작은 지방 세포보다 인슐린에 덜 민감해서 당뇨병을 유발한다. 새로운 지방 세포는 오래된 지방 세포를 대체할 때만 생성되므로, 성인의 경우 대부분의 지방은 기존 지방 세포에 축적된다. 사람에게 새로운 지방 세포 생성을 유도하는 약물을 투여하면 개별 지방 세포에 저장된 지방의 양이 줄고 인슐린 감수성이 향상된다. 마찬가지로, 고지방 식이를 섭취하여 비만과 당뇨병이 생긴 쥐에게 지방 세포 생성을 촉진하는 약물을 투여하면, 인슐린 감수성이 향상되고 간에 저장되는 지방이 줄어든다. 안타깝게도 지방 세포를 건강하게 만드는 이런 약물은 암을 유발할 수 있어 사람에게 일반적으로 적용할 수는 없다. 그렇지만 체중 감량과 관련 없는 운동 같은 다양한 방법으로도 세포 염증을 줄일 수 있다.

염증은 비만 이외의 다른 요인으로도 증가한다. 이를테면 외로움은 조기 사망 위험을 45퍼센트까지 늘린다. 현대 사회에서 외로움은 전염병처럼 널리 퍼져 있다. 미국 성인의 4분의 1은 중요한 문제를 함께 논의할 사람이 없다고 한다. 외로움은 염증을 증가시키고 수면의 질을 낮추며, 스트레스 호르몬 분비를 늘린다. 사회적으로 고립된 쥐는 염증이 늘어나 신경 손상에 취약해진다. 외로움은 이 같은 작용으로 대사 증후군 위험을 높인다.

앞서 살펴본 것처럼 모든 지방 세포가 동일하게 생성되지는 않는다. 복부에 저장되는 내장 지방은 지방산 분비를 쉽게 늘리고 혈액으로 내보내 염증을 유발한다. 내장 지방은 대사가 더욱 활성화되어 있어 체중 감량과 무관하게 운동 중에 우선 소비된다. 하지만 피하 지방은 그다지 변화가 없다. 신진대사가 건강한 비만인은 내장 지방이 적고 자주 운동한다. 체중이 같은 비만인 중 내장 지방이 적은 사람은 마른 사람과 대사 특성이 비슷하다. 반면에 내장 지방이 많은 사람은 인슐린 저항성이 있고 중성지방이 많으며 당뇨병이나 심장 질환 같은 질병이 일찍 발병할 확률이 높다. 운동은 이렇게 체중보다 건강에 더 큰 영향을 준다.

염증이 대사 장애 관련 질병을 유발하는 근본 원인이라면, 항염증제가 이런 질병을 예방하는 데 유용할 수 있다. 항염증제인 아스피린 Aspirin이나 스타틴계 약물statins은 대사 증후군이 심장 질환이나 당뇨병으로 진전되지 않도록 막는다. 실제로 일부 연구자들은 콜레스테롤을 낮추는 기능은 스타틴계 약물의 부가적인 기능일 뿐이고, 염증 감

| 다이어트는 왜 우리를 살찌게 하는가 |

소가 주 기능이라고 주장하기도 한다. 의사들은 좋지 않은 식습관, 운동 부족, 스트레스 같은 생활 습관 문제가 질병으로 이어지는 연관 고리를 끊기 위해 염증을 차단하는 다양한 약물을 실험하고 있다.

염증을 예방하는 다른 방법은 야간 단식 시간을 연장하는 것이다. 음식을 쉽게 구할 수 있는 환경과 인공조명 탓에 사람들은 온종일 먹게 되었고, 밤에 간식을 먹기도 쉬워졌다. 실험동물 연구 결과를 보면 이런 습관은 신진대사에 악영향을 준다. 쥐에게 깨어 있는 12시간만 음식을 급여하면 고지방 고당 사료를 주어도 섭취하는 총 칼로리의 양이 그대로이고, 체중이 덜 늘고 저장 지방도 줄어든다. 쥐가 먹이를 먹을 수 있는 시간을 제한하면, 염증이 줄고 콜레스테롤과 중성지방 수치가 개선되며 인슐린 저항성도 예방되었다. 주중에는 12시간만 먹이고 주말에는 24시간 먹여도 결과는 비슷했다.

아직 완료된 무작위 임상 시험이 거의 없어서, 이 결과가 사람에게도 동일하게 적용되는지는 알 수 없다. 정상 체중인 사람을 대상으로 한 임상 결과에서는 하루 한 끼만 먹거나(20시간 금식) 세 끼를 먹어도(12시간 금식) 체성분이나 건강 지표에서 거의 차이가 없었지만, 식사 가능 시간을 늘리는 것이 건강에 나쁜지는 확인되지 않았다. 과체중이나 비만인 사람에게 식사 시간을 제한하는 방법은 체중 감량 목적으로만 실험되었기 때문에, 지금까지 진행된 연구들은 칼로리 제한을 포함하고 있었다. 이 조건에서는 인슐린 감수성이 좋아지고 중성지방이 줄어들며, 일찍 먹으면 같은 양을 먹어도 배고픔을 덜 느껐다. 동물 연구 결과를 적용해 식사 가능 시간을 제한하면, 음식 선택지가 적어 건강에 좋지 않은 식단을 먹을 수밖에 없는 사람들의 신진대사 악화 위험을 줄일 수 있지만, 아예 처음부터 이런 위험을 피하는 것이 더 낫다.

건강한 습관이 체중보다 중요하다

생활 습관은 오늘날 우리를 위협하는 질병 대부분과 연관이 있다. 나는 TED 강연에서 체중과 관계없이 네 가지 건강 습관으로 향후 14년간 사망률을 예측할 수 있다는 연구 결과를 제시한 바 있다. 이 네 가지 습관은 금연하고, 한 달에 최소 12회 운동하고, 과일이나 야채를 하루 5회 먹고, 음주는 조금 또는 적당히(여성은 하루 0~1잔, 남성은 2잔까지) 하는 것이다. 이 네 가지 습관을 하나도 지키지 않은 사람 중 비만인은 정상 체중인보다 사망률이 거의 7배 높았으며, 과체중인 사람은 4배 높았다. 하지만 건강한 생활 습관을 지닌 사람은 체중이 사망률에 그다지 영향을 미치지 않았다. 이 중 2~4가지 건강 습관을 지키는 사람은 어떤 체중이든 사망률이 거의 비슷했다.

70~80대 유럽인을 대상으로 한 다른 연구에서는 건강을 지키는 습관으로 운동, 적당한 음주, 금연, 야채와 과일 섭취, 그 외에 생선, 견과류, 올리브유 같은 몸에 좋은 지방을 많이 먹고 붉은 고기와 유제품을 제한하는 지중해식 식단 유지를 꼽았다. 10년 이상의 추적 연구 결

과, 운동하고 금연하는 사람은 운동하지 않고 흡연하는 사람에 비해 사망률이 3분의 2밖에 되지 않았다. 지중해식 식단 실천이나 적당한 음주를 한 집단은 사망 위험이 4분의 3이었다. 이처럼 건강한 생활 습관을 여러 가지 지키면 생존율이 늘어났다. 네 가지 건강 습관을 모두 지키는 사람은 아무것도 하지 않거나 건강 습관 한 가지만을 지키는 사람에 비해 연구 기간 내 사망할 확률이 3분의 1에 불과했다. 연구자들은 모든 사람이 네 가지 건강 습관을 지킨다면, 참가자 중 60퍼센트가 과체중이나 비만이어도 연구 기간 내 사망의 60퍼센트를 막을 수 있다고 추정했다.

생활 습관이 건강에 중요하고 체중 감량은 단지 부수적일 뿐이므로, 다이어트로 얻는 건강상 이점이 감량하는 체중에 따라 달라지지는 않는다. 연구자들이 발견한 사실도 동일하다. 체중 감량 목적의 다이어트를 하는 사람과 다이어트를 하지 않은 사람의 건강 상태를 무작위 배정으로 비교한 연구 21건에 대한 리뷰 논문을 살펴보자. 다이어트하는 사람은 그렇지 않은 사람에 비해 다이어트 시작 2년 후 평균 1.0킬로그램을 감량하고 유지했다. 콜레스테롤이나 중성지방은 그대로이고 혈압만 살짝 낮아졌을 뿐이다. 이 중 2건의 연구에서는 다이어트한 경우 당뇨병을 새로 진단받을 확률이 58퍼센트 감소했지만, 참가자의 다이어트에 강도 높은 운동 처방이 포함되어 있었고 참가자의 순응도도 높았기 때문에 긍정적인 효과를 낼 수 있었던 것으로 보인다. 모든 연구에서 감량한 체중의 양은 어떤 건강 증진 효과와도 연관이 없었고, 식이나 운동이 변화의 주원인이었다.

좋은 건강 습관이 정말 중요한지 확인하기 위해, 연구자들은 체중 감량 없이 생활 습관을 개선하는 방법을 실험했다. 영양학 교수 린다 베이컨Linda Bacon이 '모든 체중에서 건강을Health at Every Size'이라고 부른 방법이다. 이 프로그램은 배고픔과 배부름에 반응하여 먹고, 건강한 음식을 선택하며, 기분 좋은 방향으로 몸을 움직이고, 사회적 지원을 받아 자신의 몸을 수용하는 방법을 가르친다.

한 연구에서는 과체중 여성과 비만 여성을 이 프로그램과 일반적인 다이어트에 무작위 배정했다. '모든 체중에서 건강을' 프로그램은 처음 6개월간 매주 다양한 주제로 이루어지는 수업을 하고, 그다음 6개월간은 매달 그룹 면담을 진행해 지원하는 방식이다. 이 프로그램에 참여한 집단은 총콜레스테롤, (나쁜 콜레스테롤로 알려진) LDL 콜레스테롤, 수축기 혈압, 중성지방이 낮아졌고, 이런 건강 개선 효과는 실험이 끝나고 1년 후에도 이어졌다(보통 다이어트 결과는 시작 시점부터 계산하므로, 이는 실험이 시작된 지 2년이 지난 시점이다). 섭식 장애도 개선되었다.

일반적인 체중 감량 다이어트를 한 집단은 실험이 끝날 때쯤 체중이 줄고 건강도 좋아졌지만, 그다음 해에 체중이 다시 늘고 건강 상태도 원래대로 돌아왔다. 뉴질랜드에서 '모든 체중에서 건강을'과 비슷한 프로그램을 실행하고 2년간 추적 조사한 결과, 혈압이 크게 개선되는 효과를 보였다. 마찬가지로, 다른 여러 프로그램에서도 다이어트하지 않은 참가자들은 오히려 자존감이 향상되고 몸에 대한 불만족이 줄었다.

'모든 체중에서 건강을' 프로그램을 실천하는 사람들은 자신이나 환자를 위해 비만과의 전쟁에 대한 휴전을 선언해야 한다고 주장한다. 지방과의 싸움은 사람들을 뇌의 에너지 균형 시스템과 충돌하게 만든다. 에너지 균형 시스템은 자신만의 임무가 있다. 그 단 한 가지 임무는 체중을 유지 범위 내로 유지하는 일을 우직하게 수행하는 것이다. 잘 먹고 운동하면 건강해지고, 다이어트의 부작용도 피할 수 있다. 이것은 노력해서 얻을 만한 가치가 있는 목표다. 체중 감량보다 더 높은 목표가 있는 우리에게, 비만과의 전쟁은 그야말로 공정한 싸움이 아니다. 음식과 화해하고 진정한 삶을 향해 나아가자.

습관을 바꾸면 몸도 바뀐다

개인 트레이너인 켈리 코피는 체중에 신경 쓰지 않고 체력을 늘리려는 목적으로 자신을 찾아오는 고객들을 사랑한다. "심혈관 능력을 향상하면 더 강해질 수 있어요. 누구나 할 수 있죠. 나이는 상관없습니다. 체중도요. 건강해지는 일은 제가 도와줄 수 있는 가장 쉬운 목표지요." 건강과 체력을 향상하는 일이 가장 중요하다는 데는 논란의 여지가 없다. 하지만 운동이나 식습관 개선을 자신을 위한 중요한 목표가 아닌 체중 감량 수단으로 여긴다면, 혹은 더 나쁘게는 체중 증가에 대한 벌로 여긴다면 건강한 생활 습관을 만들 수 없다.

일단 소파에서 몸부터 일으켜라

신체 활동을 늘리면 여러모로 건강이 개선된다. 연방정부 보고서에 따르면, 운동을 하면 조기 사망, 심장병, 뇌졸중, 고혈압, 제2형 당뇨병, 유방암 및 결장암, 체중 증가, 낙상으로 인한 노인 부상, 우울증, 알츠하이머를 포함한 노화 관련 인지력 감소 문제 등의 확률을 확실히 낮출 수 있다. 뼈도 튼튼해진다. 10만 명 이상을 대상으로 한 메타분석 결과, 건강한 사람은 주로 앉아서 생활하는 사람보다 조기 사망할 확률이 42퍼센트 낮았다. 특히 체력을 향상해 조깅이나 달리기 속도를 시간당 1.6킬로미터 늘리면 조기 사망 위험이 22.6퍼센트 줄어든다. 중년에 매주 평균 두 번 운동하면 노년기에 치매 진단을 받을 확률이 절반으로 줄어든다. 새로운 운동 습관을 들이면 수면의 질이 좋아지고, 근력이나 지구력이 향상되며, 스트레스가 감소하는 등 건강상 즉각적인 이점을 누릴 수 있다.

뇌의 에너지 균형 시스템이 제대로 작동하려면 적당한 운동이 필요하다. 1950년대에 장 메이어Jean Mayer는 벵골의 제분소에서 일하는 노동자들의 식이와 운동을 연구했다. 주변을 걸어 다니는 것처럼 힘이 거의 들지 않는 활동이라도 꾸준히 하면 칼로리 섭취와 신체 운동량이 정확히 균형을 이루었다. 하지만 사무실에서 일하는 노동자들은 필요한 에너지 소비량보다 더 먹고, 이 중에서도 주로 앉아서 일하는 경우에는 덜 앉아 있는 동료들보다 더 먹었다. 운동하지 않는 사람이 나이가 들면서 보통 1년에 0.5~1킬로그램씩 살이 찌는 원인 중 하나다. 하지만 운동을 많이 해도 에너지 균형 시스템이 이에 맞춰 음식 섭취량을 늘리므로 체중이 줄어들지는 않고, 운동이 체중에 미치는 영향은 개인차가 크므로 운동을 많이 해서 살을 빼는 방법을 모두에게 적용할 수는 없다.

살을 뺄 목적으로 운동했던 사람이라도, 운동 자체의 이점을 생각하며 신체 활동을 해보면 놀라운 즐거움을 발견할 수 있다. 굶지 않고 몸을 움직이는 것은 완전히 다른 경험이다. 체중 유지 범위 아래에 있으면, 뇌의 에너지 균형 시스템은 활동을 줄이고 적은 에너지로 근육을 효율적으로 움직여 에너지를 보존한다. 이런 변화가 일어나면 움직이는 동안 피곤하고 나른해진다. 앉아서 에너지를 보존하라고 뇌가 명령하기 때문이다. 하지만 잘 먹으면 훨씬 활력이 넘친다. 먼 거리를 걷는 행위는 몸이 진화에 적응한 결과인데, 이렇게 하려면 기계와 마찬가지로 연료가 필요하다.

뚱뚱할수록 운동으로 얻는 이점은 훨씬 많다. 10년의 추적 연구 결과, 체력이 낮은 정상 체중인은 같은 조건의 건강한 사람보다 사망 위험이 2.2배 높았다. 체력이 낮은 비만인은 동일 조건 건강인에 비해 사망 위험이 3.1배 높았지만, 체력이 좋은 비만인은 겨우 1.1배 높았다. 운동은 비만인의 사망률에 훨씬 더 큰 영향을 준다. 운동은 염증과 싸워 저장 지방이 대사 질환으로 이어지는 연결고리를 끊는 데 도움을 준다.

현실적으로 그리고 심리적으로, 운동을 시작하는 일은 비만인에게 어렵다. 그럴 때 뚱뚱한 사람에게도 친화적인 수업이나 기관을 찾으면 도움이 된다. 대부분 운동은 어느 정도 체력이 있거나 적당한 체격인 사람에게 맞춰져 있지만, 다양한 체중의 사람들을 위해 고안된 운동법도 많다. 운동에 성공한 사람들이 궁금증에 답해주거나 조언을 해줄 수도 있다. 또 핏 패티스 포럼Fit Fatties Forum 같은 웹사이트나, 한느 블랭크Hanne Blank의 『변명하지 않는 뚱뚱한 소녀의 안내서The Unapologetic Fat Girl's Guide to Exercise and Other Incendiary Acts』 같은 책이 도움이 될 수 있다.

소파에서 몸을 일으키는 것만으로도 놀라운 건강 개선 효과가 일어난다. 신체 활동을 전혀 하지 않는 사람도 일주일에 150분 걸으면 수명이 3~5년 늘어나고 더 건강해진다. 하루에 10분만 운동해도 도움이 되고, 중등도에서 고강도 운동을 적어도 하루 1시간 정도 하면 효과가 더욱 늘어난다. 짧은 고강도 운동(30초~3분)과 긴 중등도 운동 또는 휴식(1~5분)을 교대로 반복하는 인터벌 운동을 하면, 중등도 활동을 계속하는 것과 평균 에너지 소비량은 동일해도 체력 향상에는 더 좋다. 전에 운동을 한 번도 하지 않은 사람이 하루 5분만 걷기 시작해도 점진적으로 운동 능력을 기를 수 있다. 운동을 평생 습관으로 삼기로 했다면 서서히 해도 시간은 충분하고, 다치지 않게 천천히 시도할수록 꾸준히 운동하게 될 확률이 높다. 나도 규칙적으로 운동하려고 여러 번 시도했지만, 다이어트를 그만두고 나서야 의지력을 자유롭게 활용해 운동을 성공적으로 습관화할 수 있었다.

규칙적으로 운동하더라도, 쉬지 않고 오래 앉아 있는 사람은 체중과 관계없이 사망 위험이 높다. 약 60만 명을 대상으로 한 메타 분석에 따르면, 하루 10시간 앉아 있으면 운동을 해도 조기 사망 위험이 34퍼센트 증가한다. 미국 전체 사망자의 5.9퍼센트가 운동 여부와 상관없이 장시간 앉아 있어서 사망한다는 의미다. 이에 비해 뇌졸중으로 사망하는 사람은 5.1퍼센트에 불과하다. 하루 3시간 미만 앉아 있으면 사망 위험이 늘지 않았지만, 하루 7시간 이상 앉아 있으면 위험이 가장 크게 늘었다. 이런 위험을 피하려면 책상에서 업무를 보거나 집에서 텔레비전 앞에 앉아 있을 때는, 1시간에 두세 번은 잠시 멈추고 몇 분씩 일어나 있어야 한다.

오래 앉아 있으면 중성지방과 허리둘레가 늘어나고 인슐린이 과도하게 분비되며 HDL 콜레스테롤이 줄어든다. 한 연구에서는 과체중 중년 성인에게 20분 앉아 있고 난 뒤 시속 3.2킬로미터로 2분간 걷게 하고, 대조군은 일어나지 않고 5시간 내내 앉아 있도록 했다. 그런 다음 이들에게 지방과 당분이 든 식사를 주었다. 중간에 일어나 걸으며 휴식을 취한 참가자는 계속 앉아 있던 참가자에 비해 인슐린 분비와 혈당이 낮았다.

지금 앉아서 이 책을 읽고 있는 독자가 딱 한 가지를 바꾸기로 한다면, 나는 그것이 '운동 시작하기'였으면 한다. 매일 걷거나 일주일에 몇 번은 달리기, 자전거 타기, 수영을 하자. 차는 주차장 맨 끝에 세워두고, 버스나 지하철을 이용할 때는 한 정거장 먼저 내려서 걸어가자. 요가 수업을 듣거나 집에서 동영상을 따라 해보자. 춤을 추거나 손주들과 공원을 산책하자. 즐거운 활동이라면 무엇이든 규칙적으로 해보자. 운동에 전혀 흥미가 없다면, 1년 동안 1~2주에 한 가지씩 새로운 활동을 시도해보기로 하자. 능력은 흥미보다 중요하지 않다. 무엇이든 꾸준히 하면 조금씩 향상된다.

신체 활동 습관을 계발하기에는 어릴 때가 가장 좋다. 오래 앉아 있는 아이들은 성인이 되어서도 오래 앉아 있게 된다. 활동적인 아이들 중에도 십 대가 되면 자의식이 성장하고 시간이 부족해져 활동이 줄어드는 경우가 있는데, 이런 아이들 대부분이 자라면 앉아서 생활하는 성인이 되기 쉽다. 어린이를 뛰어놀게 하는 일은 어렵지 않다. 부모는 아이들의 에너지를 활용해, 어른이 되어서도 유지할 수 있는 기술과 습관을 개발하도록 도와줄 수 있다. 이십 대가 되면 더는 나무 타기나 줄넘기를 하지 않지만, 야구나 수영, 자전거 타기는 평생 즐길 수 있다. 십 대가 되어서도 좋아하는 신체 활동을 계속하도록 장려하자. 친구들과 하이킹하라고 보내거나 댄스 수업에 등록해줄 수도 있다. 단, 체중 감량을 유도하거나 몸에 대한 불만을 품게 하는 활동은 주의해야 한다. 내 친구 한 명은 네 살짜리 딸을 발레 수업에 데려갔는데 교사들이 자꾸 체중에 대해 이야기하는 바람에, 다양한 체형이어도 할 수 있는 발리우드 댄스 수업으로 바꾸었다고 한다.

성인 때 운동 습관을 들이는 일은 노력이 많이 들지만, 재미있고 다양하게 시도해볼 수 있다. 어린이나 강아지처럼 활동적인 파트너를 찾는 것이다. 특히 습관 형성 초기 단계에 열정적인 친구가 있으면 꾸준히 바깥에 나가는 데 도움이 된다. 움직이기 싫어하는 파트너는 반대 효과를 일으킬 수 있으므로, 활력 있는 친구끼리 만나는 것이 좋다. 양로원에서 만난 노인끼리 짝이 되면, 둘 다 거의 걸으려 하지 않고 집 안에 머무르려 하므로 결국 덜 걷게 된다. 이런 경우에는 개와 산책하면 오히려 더 많이 걷는다. 개를 좋아하지만 기르지 않는 사람은 지역 보호소에서 개 산책 자원봉사를 하거나, 이웃의 개를 산책시키는 일을 찾아볼 수도 있다. 사실 운동 습관은 시작하는 것이 가장 어렵다. 한 연구에서 운동 습관이 없는 대학생들에게 125달러를 주고 한 달에 9번 체육관에 가게 했더니, 연구가 끝난 후에 이들이 체육관을 방문할 가능성이 높아졌다. 실제로 이들 중 3분의 1이 일주일에 한 번은 체육관을 방문해 운동을 계속했다.

식습관을 조금씩 바꿔나가자

건강하게 먹는 습관은 건강을 개선하는 주요 요소지만, 건강한 식습관의 구성 요소에 대해서는 의견이 분분하다. 논란의 여지는 있지만, 영양 연구에 따르면 공통으로 몇 가지 명확한 권장 사항이 있다. 가공식품 마케팅 담당자들이 의도적으로 혼란을 유발하기도 하지만, 1970~1980년대 보건 당국도 자신들의 권장 사항이 낳은 의도하지 않은 결과에 일부 책임이 있다. 붉은 고기나 유제품에 들어 있는 포화 지방이 심장병 위험을 늘린다는 역학 연구 결과에 따라, 의사들은 일반에게 식습관을 바꾸도록 권장했다. 당시는 역사적으로 미국인들이 부유해져 스테이크를 자주 먹을 수 있게 되고 가공식품 산업이 성장하던 시기였다. 공중 보건 담당자들은 포화 지방 섭취를 줄이라는 권고에 덧붙여, 건강한 사람들이 칼로리의 대부분을 지방에서 얻고 있는데도 모든 지방을 전체 칼로리의 20퍼센트 이내로 줄이라고 권고했다.

식단에서 특정 음식을 금지하면, 사람들은 전문가들이 권하는 음식이 아닌 다른 음식으로 대체한다. 식이제한에서 흔히 보이는 문제다. 식이가 대체로 습관적으로 이루어지는 경우, 오래된 습관을 바꾸려 하면 특히 외부 영향에 취약해진다. 가공식품 마케팅 담당자들은 공중 보건 담당자들이 열어준 문을 활용했다. 식품회사들이 스낵웰 쿠키(나비스코사의 스낵 브랜드로 저지방을 표방하지만 고칼로리인 쿠키 –옮긴이) 같은 식품을 저지방 '건강' 식품으로 광고하면서, 전 연령에 걸쳐 지방 섭취를 줄이려는 사람들은 지방 대신 정제 탄수화물을 먹게 되었다. 죄책감 없이 쿠키를 먹고 싶은 사람들에게는 인기가 있었지만, 좋은 식습관 변화는 아니었다. 포화 지방이 흰 밀가루와 첨가당으로 대체되면서 건강에 확실히 나쁜 영향을 주었다. 그뿐만이 아니라 지방을 버터에서 마가린으로 바꾸면서 트랜스 지방을 먹게 되어, 포화 지방을 먹을 때보다 심장병 위험이 더 늘었다. 사실 관련 공중 보건 담당자 누구도 "건강을 위해 가공식품을 먹으라"라고 말하지는 않았다(마가린으로 바꾸라고는 했다. 진짜다). 하지만 실제로 그런 일이 일어났다. 결국 사람들은 같은 양의 지방을 먹으면서 탄수화물을 추가로 먹게 되었다. 전체 섭취 칼로리가 늘면서 미국인 식단에서 차지하는 지방 비율은 상대적으로 줄었지만, 좋은 방향은 아니었다.

건강을 위한 중요한 습관 중에서도 '잘 먹기'는 다이어트 전쟁에 참여한 전사들에게 가장 어려운 일이다. '잘 먹는 유일한 방법'에 대해 엄청나게 많은 격렬한 논쟁이 있기 때문이다. 사실 유일한 정답은 없지만, 지난 반세기 동안 잘못된 식사법은 여럿 확인되었다. 우리는 수백, 수천 년 동안 슈퍼마켓보다 음식을 찾기 힘든 곳에서도 식량을 찾아 먹어왔다. 하지만 안타깝게도 이처럼 어려운 시기를 겪은 우리 선조들이 전수해준 기술과 습관은 현대인에게는 맞지 않는다. 가능한 한 에너지를 보존하고 기회가 있을 때 잔뜩 먹어두는 방법은 음식이 부족할 때는 합리적이었지만, 칼로리가 높고 영양분은 적은 음식이 풍부한 지금 같은 시대에는 문제가 될 수 있다.

여기서는 건강 이야기에 집중하고, 저지방 대 저탄수화물 다이어트 전쟁과 같은 이야기는 접어두자. 수많은 다이어트법의 홍수 속에서 우리가 알아야 할 사실은, 그중 어느 것도 체중 유지 범위를 바꾸지는 못한다는 점이다. 그래서 저지방 다이어트나 저탄수화물 다이어트 모두 장기적으로는 실패하고, 2~5년이 지나면 일시적으로 빠졌던 살이 다시 찐다.

전문가들은 지방을 정제 탄수화물로 바꾸는 일은 전반적으로 건강에 손해가 된다는 점에 동의한다. 정제 탄수화물을 먹은 후 느끼는 포만감은 실제 그 음식의 칼로리와 일치하지 않기 때문에, 뇌의 에너지 균형 시스템이 제대로 작용하지 못한다. 이 사실만으로도 정제 탄수화물을 많이 먹는 것이 비만 증가와 연관이 있는 이유를 설명할 수 있다. 또한 모든 탄수화물을 범인으로 몰기보다는 통곡물 섭취를 늘려야 한다는 주장을 뒷받침할 수 있다.

보통 식단을 완전히 바꾸는 일은 몹시 어렵게 느껴진다. 채식주의자가 되거나 탄수화물을 완전히 끊어야 할까? 그럴 필요는 없다. 전문가들은 몇 가지 변화만으로도 건강 상태를 개선할 수 있다고 주장한다. 어느 정도 노력이 필요하지만, 적어도 결과적으로 패배할 우리 뇌와의 싸움만큼 힘들지는 않다. 완벽을 추구하려다가는 아예 아무것도 시도하지 못하게 될 수 있다. 따라서 식습관을 완벽하게 바꾸기보다 조금씩 바꿔나가는 것을 목표로 삼아야 한다. 항상 같은 음식만 먹기보다 다양하게 먹으면 건강에 도움이 되므로, 식단의 범위를 넓히는 것이 좋다. 여기서는 논란의 여지없이 건강에 도움이 된다고 알려진 두 가지 방법을 소개한다.

첫째, 야채를 많이 먹자. 야채에는 비타민 알약으로는 보충할 수 없는 다양한 영양소와 섬유질이 들어 있다. 이건 확실한 사실이다. 어떤 영양 전문가의 조언이나 식단을 따르더라도 마찬가지다. 과일이나 야채의 하루 권장량인 5~13회 섭취는 어렵게 느껴진다. 야채는 1회 권장량이 반 컵이지만, 조금이라도 먹으면 도움이 된다. 쉽게 말해, 1회 권장량을 충족하려면 접시의 반 이상을 야채나 과일로 채우면 된다. 미국 질병통제예방센터에 따르면, 평균적으로 미국인은 야채를 하루 1.6회 섭취하며, 그중 22.6퍼센트는 하루에 한 번도 먹지 않는다. 청소년의 경우, 3분의 1 이상에 해당하는 37.7퍼센트가 하루에 한 번도 야채를 먹지 않는다. 신선한 야채를 구하기 어려우면 냉동 제품이나 팩으로 만들어 파는 샐러드도 영양 면에서 괜찮다. 가족 중 야채를 싫어하는 사람이 있다면 수프나 스튜에 넣거나, 특히 아이들이 골라내지 못하도록 갈아서 넣을 수도 있다. 야채를 좋아하지 않는 사람도 먹을 수 있도록 앞서 언급한 다른 방법을 이용해보는 것도 좋다. 영국에서 7년간 추적 조사한 연구 결과, 하루에 야채를 7회 이상 먹는 사람은 하루 1회 이하로 먹는 사람보다 사망률이 50퍼센트 낮았다. 과일은 사망률과 연관이 다소 적지만 어느 정도 건강에 도움이 되고, 야채보다 좋아하는 사람이 더 많으므로 습관을 바꾸는 데 좋다.

두 번째로, 첨가당이나 흰 밀가루 같은 정제 곡물 그리고 이들을 포함한 가공식품을 줄이자. 이렇게 하면 대사 질환, 특히 당뇨병 위험이 줄고, 공장에서 만든 식품을 접하지 않게 된 뇌에서 에너지 균형 시스템이 제대로 작동하기 시작한다. 지난 수십 년간 우리 식단에 일어난 주요한 변화는 포장 음식과 식료품점에서 파는 간편식 소비의 증가다. 첨가당은 스파게티 소스나 시리얼처럼 예상하지 못한 음식에도 들어 있다. 라벨을 잘 읽고 첨가당이 들어 있는지 확인하고 식품 구매를 하거나, 되도록 집에서 자연식품으로 요리하자.

| 다이어트는 왜 우리를 살찌게 하는가 |

야채나 과일 외에도 오트밀, 견과류, 콩, 완두콩, 통밀처럼 식이섬유가 들어 있는 식품을 먹으면 건강에 도움이 된다. 식이섬유는 염증과 싸우고 면역 시스템 발달을 조절해 자가면역 질환을 예방하는 장내 세균의 건강에 중요하다. 섬유질이 많은 식단은 스타틴계 약물처럼 콜레스테롤을 낮추는데, 그 효과는 저지방 식단보다 4배나 더 강하다. 섬유질은 식후 혈당 스파이크를 조절해 당뇨병 환자의 혈당 조절 능력을 개선하기도 한다. 2010년 미국인 식이지침은 여성은 하루 25그램, 남성은 38그램의 섬유질을 섭취할 것을 권장한다. 가공식품으로는 채울 수 없는 양이다. 섬유질은 조금밖에 들어 있지 않고, 실제로 영양가가 거의 없는데도 건강식품이라는 후광을 쓰고 판매되는 가공식품을 주의하자.

요즘은 너무 바빠서 가공식품 없이는 살 수 없다고 한다(식품회사들이 열심히 부추겨왔던 바로 그 태도다). 하지만 가공식품을 이용하면서 시간을 번다는 것은 환상에 불과하다. 요리를 할 때와 비교해, 저녁상에 냉동식품을 올려 버는 시간은 평균 10~12분이다. 하지만 안타깝게도 건강 문제는 장기적인 현실이다. 가족이 좋아하는 간단한 레시피를 5~10가지 정도 확보하고, 주말에 대량으로 식재료를 다듬어 냉동해두면 시간을 많이 들이지 않고도 건강한 음식을 먹을 수 있다. 신선한 재료로 만든 음식을 자주 먹고 포장된 음식은 조금 덜 먹도록 노력하자.

식단에서 전체 지방량을 줄여야 하는 것은 아닌지 걱정할 필요는 없다. 아보카도, 생선, 견과류, 식물성 기름 등에서 나오는 지방은 건강에 좋다. 이에 비해 유제품과 붉은 고기의 포화 지방은 건강에 좋은지 논란이 많다. 단, 포화 지방을 정제 탄수화물로 대체하는 것은 건강에 손해지만, 건강한 지방으로 대체하는 것은 어느 정도 이로우며, 이 사실에는 논란의 여지가 없다. 포화 지방을 다중 불포화 지방으로 대체하면 심장 질환 위험이 19퍼센트 감소한다는 메타 분석 연구 결과도 있다. 코크란에서 시행한 비슷한 분석에서는 이때 14퍼센트 감소를 보였다. 하지만 이 연구들에서 건강 역학 조사의 가장 중요한 결과인 사망률 감소는 확인되지 않았다.

2015년의 미국 식이지침은 콜레스테롤 섭취량은 걱정하지 않아도 된다고 조언한다. 대부분의 일반인은 달걀이나 새우 같은 고콜레스테롤 식품을 먹어도 혈중 콜레스테롤에 전혀 영향을 받지 않는다. 음식으로 콜레스테롤에 영향을 받는 사람이 달걀을 먹으면 혈중 HDL 콜레스테롤과 LDL 콜레스테롤이 둘 다 올라간다. 지방 종류는 너무 걱정하지 않아도 된다는 의미다. 운동과 야채 섭취를 늘리고 흰 밀가루와 설탕을 줄이는 것이 건강에 더 큰 영향을 준다.

체중 감량법이 아니라 식습관으로서의 지중해식 식단은 건강에 좋은 데다 맛도 좋은 대안이다. 지중해식 식단은 올리브유, 생선, 견과류, 곡물, 콩, 야채, 과일 등을 중심으로 하고 약간의 붉은 고기와 유제품을 더한 식단이다. 이 식단은 칼로리의 35~40퍼센트를 지방에서 얻기 때문에 꾸준히 실천하기 쉬우므로, 아이들이나 고집스러운 배우자의 생활 습관을 바꾸고 싶을 때 유용하다. 심장 건강에도 저지방 채식 식단만큼 효과가 좋다. 중재 연구에 따르면, 비만인의 대사 증후군 증상을 개선하기도 한다. 맛있는 지중해식 식단을 활용하면, 건강한 식습관은 나뭇가지나 생 이파리를 우적우적 씹는 일처럼 끔찍하다는 인상을 날려버릴 수 있다(지난 30여 년에 걸친 저지방 식이 전문가들의 조언은 의도와는 다르게 이런 인상을 심어주었다). 지중해식 식단 도입에 한 가지 숨은 문제가 있는데, 가족 중 한 사람은 요리를 즐겨야 한다는 것이다.

재미도 없는 식품 라벨을 눈 빠지게 보지 않고도 건강하게 먹는 가장 쉬운 방법은, 신선한 재료로 요리해서 먹는 것이다. 두 세대를 거치는 동안 요리는, 거의 모든 가정에서 매일 저녁 일어나던 일에서 텔레비전 오락 프로그램 소재로 바뀌어버렸다. 이 변화를 되돌리려면 상당한 노력이 필요하지만, 건강한 음식을 원한다면 피할 수 없다.

일상적인 요리 기술이 요리 프로그램의 화려한 솜씨와는 전혀 다르다는 점이 무척 다행스럽다. 통닭을 굽는 데는 포장을 벗기고 내장을 꺼내 오븐에 넣는 것 말고는 특별한 기교가 필요하지 않다. 닭고기에 구운 감자나 고구마를 곁들여 내고, 냉동 채소를 조금 더하면 맥도날드 드라이브 스루에서 받아오는 것보다 손이 덜 간다.

요리를 시도해보려면 마크 비트맨Mark Bittman의 『모든 것의 요리법How to Cook Everything』 같은 기본 요리책을 사거나, 시간이 부족한 사람들을 위한 『모든 것의 빠른 요리법How to Cook Everything Fast』 같은 요리

책을 사도 좋다. 둘다 요리 경험이 별로 없는 사람들을 위한 책이다. 여유가 있는 주말에는 저녁 식사를 근사하게 요리하고, 누군가 거의 매일 저녁 요리할 수 있을 때까지 점차 여러 가지 시도를 해보자. 아이들에게 요리를 돕게 하면 성인이 되어서 제대로 먹을 수 있을 뿐만 아니라, 부모가 바쁠 때 부엌에서 능숙하게 도움을 줄 수도 있다. 부모가 요리를 배우면 아이들도 함께 배움의 과정을 즐기게 된다.

요리의 가장 좋은 점은 깊이 고민하지 않고도 영양 문제를 대부분 해결할 수 있다는 것이다. 집에서 만든 음식은 뇌의 에너지 균형 시스템이 잘 처리할 수 있으므로, 살찔 걱정 없이 먹고 싶을 때 먹고 배부르면 그만 먹을 수 있다. 집에서 만든 음식은 과식을 유도하는 음식 갈망을 유발하지 않는다. 인간이 수천 년 동안 섭취해온 자연식품을 먹으면, 가공식품을 먹을 때 생길 수 있는 예상치 못한 건강상의 위험을 걱정할 필요가 없다. 장기적으로 이렇게 먹으면 칼로리를 계산하거나 체중을 재며 걱정하지 않고, 음식과 행복한 관계를 맺으면서 영양을 제대로 섭취할 수 있다.

"끊임없이 다이어트를 하고 인생이 왜 이렇게 꼬일까 하는 생각에 사로잡혀 있을 때, 저는 완전히 제 머릿속에만 빠져 있었어요. 내 몸이 어떻게 느끼는지는 신경 쓰지도 않았죠." 앤 골로브Anne Golob는 이렇게 회상했다. 수십 년 동안 10킬로그램을 빼려 노력했던 앤은 켈리 코피의 스튜디오에 가서 스트레스를 받고 비참해졌다. 하지만 지금은 몸의 신호를 잘 듣고, 잘 자고, 잘 먹고, 명상하고, 규칙적으로 운동할 때 얼마나 기분이 좋은지 알게 되었다. 낮 동안 정신이 맑았고, 짜증도 덜 내게 되었고, 어깨 관절의 통증도 훨씬 줄어들었다. 앤은 연습을 통해 몸의 생김새, 능력, 요구를 스스로 더 잘 받아들이게 되었다.

요요를 유발하는 다이어트에서 건강한 습관으로 초점을 옮기는 일은 어려울 수 있다. 다이어트 전쟁의 전사들은 각종 건강에 대한 조언에 지쳐 외상 후 증후군이 악화하고 결국 지속적인 음식 불안에 시달리게 된다. 체중 감량을 목표로 하는 장기적 식이제한은 보통 다이어트가 아니라 생활 습관의 변화로 포장되어, 진정한 생활 습관 변화를 긍정적으로 받아들이기 어렵게 만든다. 절대 오래 지속되지 않는 성과를 좇으며 잘못된 방법을 반복해서 시도하고 나면, 그 방법이 효과가 있다 해도 음식을 전쟁터로, 운동을 벌로 여기게 된다. 이 두 가지 태도는 모두 성공적인 행동 변화를 가로막는다. 때로는 너무 무력해져 저녁으로 무엇을 먹어야 할지도 알 수 없게 되어버린다. 이것은 결코 건강한 식습관을 만드는 방법이 아니다. 배고플 때 먹는 습관은 좋은 식습관의 첫 번째 단계지만, 이것만으로는 충분하지 않다. 배고픔과 배부름이라는 내부 신호에 효율적으로 반응하는 법을 배우기 전에, 우리는 굶지 않고도 좋은 사람이 될 수 있다는 사실을 먼저 받아들여야 한다.

건강한 몸을 오랫동안 가꾸는 성공의 열쇠는 천천히, 긍정적인 방향으로 생활 습관을 개선하는 것이다. 자신에게서 음식을 금지하거나 빼앗지 말고 좋은 습관을 더하거나 나쁜 습관과 대체해보자. 요리를 즐기지 않거나 운동하기 싫어하면 충분한 효과를 볼 때까지 습관을 유지하기가 힘들다. 그러므로 가족 중 누구도 너무 과민하게 반응하지 않는 변화로 천천히 장기적인 효과를 유도하는 것이 좋다. 작은 것부터 시작하자. 건강에 해로운 간식을 견과류나 과일로 바꾸거나, 매일 저녁 퇴근 후 동네를 산책해보는 것이다. 새로운 습관 하나에 익숙해지고 자동화되면 또 다른 습관을 시도할 수 있다. 다이어트를 포기하고 나면, 잘못된 방향으로 가는 데 허비한 시간을 더는 신경 쓸 필요가 없게 된다. 느리지만 꾸준한 태도로 한 번에 하나씩 좋은 습관을 선택해 행동을 바꿔나가자.

목표보다 중요한 습관

나는 시간이 나면 다른 과학 작가의 글을 읽는 것을 좋아한다. 새로운 아이디어를 배우고 최신 기술이나 유행을 알아보려 컴퓨터 앞에서 몇 시간을 보내기도 한다. 트위터 피드는 항상 재미있는 일로 넘쳐나서 최근에는 조금 골칫거리가 되기도 했다. 이 책을 쓰려고 결심했을 때, 나는 쓰려고 했던 글을 채워나가며 하루를 보내려던 명확한 목적과는 반대로 소셜미디어 기사를 뒤적이며 시간을 보냈다. 결국 컴퓨터 앞에 앉는 것 자체가 인터넷 서핑 습관을 유도하는 신호라는 사실을 깨달았다. 의식적으로 깨닫지 못한 채 인터넷 브라우저의 링크를 클릭하다가, 오전의 반이 지나고 나서야 멍한 상태에서 깨어나 화들짝 놀라고는 했다. 습관이 너무 강해서 결국 일을 방해하는 사이트를 차단하는 프로그램을 설치해야 했을 정도다. 지금은 컴퓨터 앞에 앉으면, 일하려고 했든 아니든 먼저 원고 파일을 연다. 이런 행동을 반복하며 나는 예전 습관 대신 새로운 습관을 들였다.

과거의 경험이 화석처럼 굳어지면, 습관은 이제 좋은 목표의 무덤이 된다. 보상을 주는 행동이 계속되면 습관이 되지만, 습관은 더는 목표 달성에 이바지하지 않더라도 계속 같은 행동을 유발한다. 일상적인 행동을 자동화하면 다른 일에 쓸 수 있는 뇌용량을 확보할 수 있지만, 유연성은 제한된다. 습관이 강해질수록 목표의 결정력은 약화되어, 주어진 상황에서 목표가 아닌 습관에 따라 행동하게 된다. 대부분의 사람들은 이런 자동적 효과를 인식하지 못하고 있어서, 강력한 습관을 지닌 사람일수록 자기가 목표에 따라 행동한다고 확신하는 경향이 강하다. 그런데도 행동 변화를 유도하는 프로그램들은 습관을 바꾸는 방법을 알려주기보다, 적절한 목표를 세우는 데 더 초점을 맞춘다. 새로운 목표를 갖는다고 행동이 바뀌는 않으므로, 이런 프로그램의 결과는 보통 실망스럽다. 앞서 살펴본 연구 결과에 따르면, 의지력을 발휘하여 행동을 오랫동안 바꿀 수 있다는 기대는 대부분 실망이 된다. 우리는 보통 의지력이 부족하다. 게다가 무의식적인 마음은 항상 작동 상태이지만 의지력은 휴식 상태일 때가 많아서, 무의식적으로 작동하는 뇌에 전쟁을 선포하면 십중팔구 패배한다.

뇌와 싸우는 대신, 그 한계를 받아들이고 건강에 도움이 되는 새로운 습관을 형성하는 환경을 조성하는 편이 낫다. 새로운 습관을 들이거나 기존 습관을 바꾸려면 피할 수 없는 투쟁을 계속하도록 도와

주는 의지력과, 행동을 자각하도록 하는 마음챙김 습관이 둘 다 필요하다. 따라서 좋은 습관을 들이는 일은 정신적인 여유가 있고 스트레스가 적을 때 시도하는 편이 좋다.

습관을 어떻게 바꿀 것인가

뇌에는 이미 길이 잘 다져져 있어서, 습관을 들이기도 어렵고 바꾸는 데도 시간이 많이 든다. 어떤 신호가 행동을 유발하고 반복해서 보상으로 이어지면 습관이 된다. 습관적인 행동에는 주의를 기울이지 않아도 되지만, 습관에 저항하는 데는 주의를 기울여야 한다. 사람(그리고 다른 동물)들에게 어떤 자극 신호가 동일한 반응을 일으키는 상황이 반복되면 습관이 된다. 예를 들어, 식사 후 양치하는 습관이 드는 것은 깔끔한 기분이 드는 보상이 따라오기 때문이다. 상황 변화에 따라 유연하게 대처해야 하는 행동은 대개 습관이 되지 않는다. 출근길이 습관이 되지 않게 하려면 매일 다른 길을 택하면 된다. 혼자 사는 사람은 다른 사람과 함께 사는 사람보다 습관적인 행동을 더 많이 한다는 보고도 있다. 매일 하는 행동은 거의 확실한 습관이며, 일주일에 한 번 하는 행동은 습관일 가능성이 크고, 한 달에 한 번 또는 그 이하로 하는 행동은 습관이 아니다. 또한 습관이 반드시 행동은 아니다. 특정 상황에서 자동으로 유발되는 생각도 습관이다. 이런 생각은 불안이나 우울증의 주요 요소이므로, 인지행동 치료법은 습관적인 생각을 인지하고 생각의 내용을 바꾸려는 노력을 핵심으로 한다. 습관적인 행동을 많이 할수록 다른 경쟁적인 행동을 조절하는 뇌 회로는 억제되므로, 습관이 행동을 결정한다.

습관의 본질적인 특징은 보상이 사라져도 행동이 계속된다는 점이다. 과학자들은 보상을 덜 가치 있게 만들어 어떤 행동이 습관인지, 아니면 목적을 위한 것인지 알아보는 실험을 했다. 연구자들은 실험동물에게 보상으로 주는 물에 쓴맛을 첨가했다. 실험동물이 보상을 받을 목적으로 어떤 행동을 한다면 보상이 적어질 때 노력을 적게 할 것이고, 보상이 매력 없어지면 아예 노력하지 않을 것이다. 또한, 다른 방법으로 노력을 덜 들이고도 같은 보상을 얻을 수 있다면 행동을 바꿀 것이다. 보상이 매력적일 때는 습관적으로 움직이는 동물과 목적에 따라 움직이는 동물에 차이가 없었지만, 보상이 매력을 잃었을 때는 둘의 행동이 달랐다. 더 먹고 싶지 않을 정도로 사료를 충분히 먹은 다음에도, 습관적으로 움직이는 동물은 자동으로 원래 행동을 반복했다. 원래 하던 행동이 더는 효과가 없어도 이런 동물들은 전략을 바꾸지 않았다.

처음에는 보상을 위해 어떤 행동을 하지만, 그 행동이 완전히 습관이 되면 이제 목표에 부합하지 않아도 계속 같은 일을 반복한다. 실험쥐처럼 우리도 먹고 싶지 않은데 습관적으로 음식을 계속 먹거나, 나른하고 불편한데도 억지로 소파에 늘어져 있게 된다. 의지력이 습관을 억제하는 것은 잠깐이다. 바쁘거나 다른 일에 사로잡히게 되면,

| 다이어트는 왜 우리를 살찌게 하는가 |

새로운 습관으로 대체되지 않는 한 원치 않는 습관이 되돌아온다.

습관은 목표 지향적 행동을 담당하는 뇌의 여러 부분에서 학습된다. 뇌의 등쪽선조체 영역에 손상을 입으면 의식적 학습은 정상적으로 할 수 있지만, 일의 순서와 습관은 학습하지 못한다. 등쪽선조체의 일부가 손상된 실험동물은 아무리 오래 훈련해도 습관을 형성하지 못하지만, 다른 부위가 손상된 동물은 덜 학습해도 행동을 습관화할 수 있다. 전전두엽 피질 근처에 있는, 목적 지향적 행동을 담당하는 영역과 습관 형성을 유도하는 영역이 손상된 쥐도 비슷한 증상을 보인다. 일상적 습관 형성에 중요한 이 두 영역이 제대로 작동하지 않으면 중독이나 강박 장애가 일어난다.

습관적 행동의 반대는 의식적 행동이다. 의식적 행동을 장려하는 사람들은 일상의 모든 순간에 깨어 있어야 한다고 주장하지만, 모든 행동을 할 때 의식적인 통제를 할 필요는 없다. 실제로 그렇게 한다면 너무 피곤한 일이다. 일상 행동의 절반 이상은 의식적인 사고 없이 자동으로 이루어진다. 우리가 하는 행동의 45퍼센트는 매일 같은 시간, 같은 장소에서 일어난다. 절반이 조금 안 되는 행동만이 목표 지향적 행동이다.

사람은 보통 하루 중 거의 같은 시간에 식사하거나 움직이므로, 식사와 운동은 습관 형성에 좋은 토대가 된다. 신체 활동은 특히 습관으로 강하게 통제된다. 습관은 가게에 갈 때 차를 탈지 자전거를 탈지, 사무실에 갈 때 엘리베이터를 탈지 계단을 이용할지, 오늘 운동을 할지 건너뛸지 결정한다. 많은 경우에 과식을 보상 시스템 탓으로 돌리지만, 사실 정확하게 말하면 그것은 지금은 자동으로 이루어지지만 예전에는 보상을 얻었기 때문에 형성된 식습관 탓이다. 보상 시스템의 가장 큰 힘은 습관을 형성하는 능력이다.

습관은 자동적일 뿐만 아니라 특별한 감정 없이 이루어진다. 습관적인 행동을 하는 데는 큰 노력이 들지 않지만, 그 행동으로 얻는 기쁨도 그다지 크지 않다. 이런 이유만 보면 섹스를 하거나 아이스크림을 먹는 일을 습관으로 삼고 싶지는 않을 것임이 분명하다. 반면에, 살면서 '해야 하는 일'은 자동화하는 편이 좋다. 일찍 잠자리에 드는 것처럼, 지금 당장은 즐겁지 않지만 내일이나 다음 달이면 기분이 좋아질 일들이 이에 해당한다. 이런 행동을 가능한 한 마찰 없이 해내면, 그 행동을 할 때와 하지 않아 죄책감을 느낄 때 분명 차이가 생긴다. 일단 행동을 시작하는 것이 먼저고, 행동을 의식적으로 하는 것은 나중 목표다. 언제나 의식적으로 행동할 수는 없지만, 어떤 행동이 우연히 습관이 되도록 내버려 두는 대신 의식적으로 그것을 조절해 자동화할 수는 있다.

새로운 습관을 만드는 구체적 방법

여기에 제시된 방법들은 다양한 습관을 형성하는 데 도움이 된다. 일상적으로 의식적인 마음챙김 습관을 연습하면 스트레스가 줄고 몸이 보내는 배고픔과 배부름 신호에 귀 기울이는 능력을 기를 수 있으며, 주변에서 일어나는 모든 일을 자각할 수 있다. 규칙적인 신체 활동 습관을 들이면 건강해질 수 있다. 저녁 식사에 야채를 곁들이거나 점심때 과일 한 조각을 먹는 습관은 균형 잡힌 영양에 도움이 된다. 집에서 요리하는 습관을 들이면 건강에 좋은 음식을 쉽게 만들 수 있다. 식사 전이나 식사 도중 배고픔에 귀 기울이는 습관을 들이면 몸이 원하는 양 이상으로 먹지 않을 수 있다. 의욕이 넘치는 사람은 이런 변화를 한꺼번에 이루고 싶겠지만, 사람들은 보통 한 번에 한 가지 이상 실행할 의지력이나 자기 감시 능력이 충분하지 않다. 그러므로 한 가지씩 선택해서 습관을 바꾸는 것이 훨씬 쉽다.

행동을 습관화하려면 한동안은 매일 같은 상황에서 똑같이 행동하고 스스로에게 보상을 주어야 한다. 자기 보상을 주는 행동은 다양하지만, 특정 행동에서 느끼는 감정은 사람마다 다르다. 어떤 사람은 조깅을 끝낸 것만으로 기분이 좋지만, 다른 사람은 초기 단계에서 보상으로 뜨거운 물로 하는 샤워나 친구와의 수다가 필요할 수도 있다.

일반적인 생각과 달리, 새로운 습관을 형성하는 데 걸리는 시간은 21일이 아니다. 대신에 연구자들은 21일은 습관이 형성되는 가장 짧은 시간이라고 주장한다. 필요한 반복 횟수는 사람마다, 또 행동 종류에 따라 크게 다르다. 한 연구에서는 96명의 실험 참가자에게 식사, 음주, 운동 행동 중 습관으로 삼고 싶은 행동 하나를 선택한 다음 특정 상황에서 그 행동을 했는지, 얼마나 자동화했다고 느끼는지 매일 보고하게 했다(이를테면, 점심때 과일 한 조각 먹기 등). 습관이 완전히 자동화되었다고 느끼는 데는 보통 18~254일, 평균 66일이 걸렸다. 선택한 습관 행동을 거의 매일 한 사람은 자동화 속도가 빨랐지만, 습관이 형성되는 속도는 대부분 행동의 난이도에 따라 달랐다. 하루를 거르면 습관 형성이 거의 영향을 받지 않았지만, 일주일을 거르면 큰 영향을 받았다. 운동 습관은 식사나 음주 습관보다 자동화되는 데 시간이 더 걸렸다.

이 연구와 다른 연구들의 결과를 보면, 새로운 습관을 들이기로 한 사람 중 결국 성공한 사람은 절반도 되지 않았다. 성공 확률을 높이려면 먼저 변화를 만드는 과정에 드는 노력의 양이 과연 합리적인지 따져볼 시간이 필요하다. 계획이 별 소용이 없다고 생각하면 새로운 습관을 들일 확신이 덜해지고, 그 예상은 보통 맞았다. 그러므로 확신이 들 때까지 계획을 다듬는 것이 좋다. 변화의 동기를 명확히 하면 습관을 들이기 더 쉽다. 예를 들어, 새로운 습관의 장점(운동하러 가면 에너지가 생긴다)을 습관을 들이지 않았을 때의 이점(운동하러 가지 않으면 아침에 더 잘 수 있다)과 함께 나열해보는 것이다.

세심한 계획은 새로운 습관을 형성하는 데 도움이 된다. 새로운 행동을 유발하는 환경은 습관 형성의 성공과 실패를 가르는 중요한 요인이다. 아침에 일어나거나 점심을 먹는 것처럼 매일 하는 일을 신호로 설정하자. 오후 3시에 어떤 행동을 하려고 계획해도 막상 그 시간이 되면 기억해내기 힘들 수 있으므로, 시간보다는 특정 사건을 신

| 다이어트는 왜 우리를 살찌게 하는가 |

호로 선택하는 편이 좋다. 습관 형성의 초기 단계에서는 신호와 행동을 연결하기 위해 시각적 신호를 사용할 수 있다. 산책용 신발을 차 조수석에 갖다두거나, 할 일을 메모에 써서 양치할 때 볼 수 있도록 욕실 거울에 붙여두는 것이다. 시작이 반이다.

습관 형성의 핵심은 지속성이다. 그러므로 규칙적으로 할 수 있는 쉬운 행동을 선택하는 것이 좋다. 먼저 저녁 식사 후 10분 정도 산책하는 습관을 들이고, 그다음 걷는 시간을 늘리거나 조깅으로 바꿔보자. 새로운 습관이 편안하게 느껴지는 데 필요한 것은 무엇이든 해볼 것을 권한다. 운동복이나 장비는 여기저기 찾으러 다닐 필요가 없도록 잘 보이는 곳에 두자. 명상하는 동안 방해되지 않도록 전화는 끄고, 고양이는 방에서 내보내자. 일단 습관이 들기 전까지는 작은 것이라도 방해가 될 수 있다.

매일 새로운 행동을 했는지 점검하면, 기억 속에서 새로운 습관의 중요성이 높아져 그 행동을 할 확률이 높아진다. 매일 새로운 습관 행동을 하겠다는 목표를 잊지 않으려면, 눈에 잘 띄는 곳에 기록지를 놓아두는 것이 좋다. 행동을 유발하는 신호를 시각화하는 것도 습관을 형성하겠다는 목표를 더 쉽게 기억하게 해준다. 하지만 새로운 습관을 만들면 삶이 얼마나 멋지게 바뀔지 상상하는 것은 부분적으로 그 목표를 이미 이룬 듯한 느낌을 주므로, 습관 형성 과정을 오히려 방해할 수 있다. 따라서 결과보다는 변화의 과정을 머릿속에 그려보는 것이 좋다.

습관을 바꾸는 데 가장 어려운 기술은 사전 조치다. 율리시스 Ulysses가 자신을 돛대에 묶었던 것처럼(그리스 신화의 내용으로, 세이렌의 노래에 유혹당하지 않기 위해 이런 행동을 했다 -옮긴이), 사전 조치는 의지력이 강할 때 미리 조치를 취해 나중에 의지력이 약해질 때에도 목표를 포기하기 어렵게 만드는 방법이다. 내가 사용했던 인터넷 차단 프로그램도 일종의 사전 조치다. 목표와 진행 상황을 다른 사람들에게 알리는 것도, 실패했을 때 사회적 대가를 치르게 한다는 점에서 좋은 사전 조치 방안이 된다. 스틱케이닷컴stickK.com 같은 웹사이트에서는 목표를 공개하고 새로운 습관 행동을 잘 유지하면, 경제적 이익이나 명예를 준다. 또 새로운 습관을 들이는 데 실패할 때마다 싫어하는 단체에 돈을 기부하도록 설정할 수도 있다. 여러 다른 자기 계발 도구와 마찬가지로, 이 웹사이트도 체중 감량에 상당히 집중하고 있지만 다른 목표도 설정할 수 있다.

이미 강한 기존의 습관을 유도하는 신호를 선택하면 새로운 습관을 형성하기 더욱 어렵다. 오래된 습관을 새로운 습관으로 대체하는 것은, 가능하기는 하지만 훨씬 어렵고 의지력과 자기 감시가 더 많이 필요하다. 오래된 습관을 대체하고 싶은 사람은 습관 유도 신호와 행동을 분리하여 기존의 나쁜 습관을 유도하는 신호를 피하고, 새로운 습관이 완전히 자동화될 때까지 다른 신호를 이용하는 편이 좋다. 도넛 가게를 지나갈 때 들어가지 않으려고 애써 의지력을 발휘하는 것보다는 차라리 다른 길로 돌아가는 편이 낫다는 말이다. 하지만 이런

| 다이어트는 왜 우리를 살찌게 하는가 |

방법은 나쁜 습관을 유발하는 신호를 영원히 피할 수 있는 경우에만 효과가 있다.

나쁜 습관 버리기

새로운 습관을 만드는 일은 오래된 습관을 버리는 일보다 여러 면에서 더 쉽다. 새로운 곳으로 이사하거나 결혼을 하거나 아이를 갖는 등 일상에서 큰 변화가 일어나면 습관을 바꾸기 훨씬 쉽다. 이런 변화를 겪으면 습관을 유도했던 기존 신호는 사라지고 새로운 신호가 나타나기 때문에, 행동이 자유로워져 훨씬 유연해지고 목표에 쉽게 다가갈 수 있게 된다. 변화가 일어나는 순간을 활용해서 더는 필요 없는 오래된 습관을 버리자. 이런 순간이 되면 우리가 왜 습관에 의존하게 되는지 알 수 있다. 온종일 수많은 결정을 내리려 고심하는 것은 진빠지는 일이기 때문에, 우리는 보통 습관에 기대게 되는 것이다. 환경이 바뀌어도 우리는 곧 새로운 일상에 적응하게 되므로, 습관을 바꿀 기회는 보통 그리 오래가지 않는다.

습관을 바꾸려면 새로운 길을 만들고, 자동화될 때까지 충분히 자주 사용할 필요가 있다. 의식적인 마음챙김 행동을 하면 지금 하는 행동을 인식할 수 있고 다른 선택을 할 여지가 생긴다. 그때 오래된 길이 여전히 남아 있으면 스트레스를 받거나 산만해질 때 그 길로 되돌아갈 수도 있다. 하지만 습관을 바꾼 성공 경험 하나하나는 삶에서 일어나는 선택의 문제에 효과적으로 대처하는 방법을 알려준다. 그러므로 습관 만들기는 연습할수록 쉬워진다.

나쁜 습관을 없애는 가장 신뢰할 만한 방법은 습관 행동을 유발하는 신호를 다른 행동과 결합해 더 나은 습관으로 대체하는 것이다. 습관은 거의 항상 행동으로 연결되므로, 아무것도 하지 않는 습관을 들이는 것은 불가능하다. 우리가 할 수 있는 일은 다른 행동으로 연결되는 습관을 들이는 것이다. 변화를 유지하려면 새로운 습관이 오래된 습관만큼 강해질 때까지 반복해서 연습해야 하는데, 옛 습관이 오래되었다면 그만큼 시간이 더 걸릴 수도 있다.

습관을 바꾸는 한 가지 열쇠는 습관적인 행동을 유도하는 유발 신호를 확인하는 것이다. 습관은 대체로 무의식적이기 때문에, 어떤 신호가 행동을 유발하는지 확인하려면 곰곰이 생각하고 실험을 해야 한다. 습관적인 행동 바로 직전에 무슨 일이 일어났는지 기록하는 것부터 시작해보자. 신호는 장소, 하루 중 어떤 시간, 행동(사탕이 있는 책상 서랍을 여는 것), 감각적인 경험(커피 향기를 맡거나 극장에 들어갈 때 매점을 보는 것), 또는 사람일 수 있다. 습관 신호가 생각인 경우도 있다. 일단 두세 가지 가능성을 찾았다면 주의를 기울여 어떤 신호가 습관적인 행동과 가장 일관적으로 이어지는지 확인하거나, 한 가지 신호를 제거해 습관 행동이 변하는지 확인하도록 한다. 이런 정보를 이용하여, 새로운 습관을 들일 때까지 특정 신호를 피하거나 목표에 맞는 다른 행동으로 대체할 수 있다.

| 다이어트는 왜 우리를 살찌게 하는가 |

습관 유발 신호를 인식하는 일은 습관을 바꾸는 과정 중 가장 어렵지만, 신호와 습관이 결합된 방식을 바꾸는 데 꼭 필요하다. 습관적인 행동과 생각을 인식하더라도 마음은 보통 다른 데 가 있어서, 습관적인 행동과 생각을 모호하게만 알 수 있다. 습관 행동에는 주의를 기울일 필요가 없으므로, 굳어진 습관 행동을 할 때는 마음이 산란해지기 쉽다. 매일 하는 일은 알아채기 힘들고, 그것을 했는지조차 기억하기 힘들다. 샤워하는 동안 딴생각을 하다가 머리를 감았는지 안 감았는지 기억이 안 나서 잠깐 서 있었던 경험이 있을 것이다. 하지만 습관 행동을 일으키는 신호를 알아차리지 못하면 그 신호에 다른 행동을 연결할 수 없고, 기존 습관이 계속 반복되어 고착된다.

일상에서 의식적으로 행동하면 습관적인 행동을 유발하는 신호가 언제 일어나는지 확인할 수 있다. 습관을 바꾸려면 신호를 인지하고 의도적으로 이 신호에 다르게 반응하는 연습이 꼭 필요하다. 한 가지 방법은 환경을 재배치함으로써 신호와 기존 습관 사이에 방해물을 쌓아, 나쁜 습관 행동이 일어나기 어렵게 만드는 것이다. 감자 칩을 지하실에 옮겨두면 아무 생각 없이 먹기 힘들어지고, 텔레비전 리모컨을 세탁 바구니 속에 두면 일과가 끝난 후 자동으로 소파에 털썩 앉는 습관 행동을 막을 수 있다(어떤 독자들에게는 아기가 이런 방해물 역할을 해줄 수도 있다). 알람시계를 방 건너편에 가져다두면 아침에 알람이 울려도 쉽게 중단 버튼을 누르기 힘들어진다. 집 안에 담배를 두는 사람은 아직 금연을 심각하게 고려하지 않는 것이다. 신호를 더 쉽게 인지하게 만들거나 오래된 습관 행동을 하기 어렵게 만들면, 다른 방식으로 행동해야겠다는 결심을 기억해낼 확률이 높아진다.

새로운 습관 행동을 하기 어려운 상황이 닥쳤을 때 어떻게 대처하고 다시 정상 궤도에 복귀할지 계획해둔다면, 습관을 더욱 성공적으로 바꿀 수 있다. 발생할 수 있는 문제(비가 오면 외출을 하기 싫어진다)와 이에 대한 조치(쇼핑몰을 돌아보더라도 나간다)가 이런 효과적인 실행 계획에 포함된다. 메타 분석에 따르면, 계획을 세워두면 예상치 못한 문제 때문에 습관이 궤도를 이탈하는 일을 막아 실질적으로 목표에 잘 도달할 수 있다. 일이 잘 풀리지 않으면 피곤하고 짜증이 나서 문제를 해결하기보다 미루고 싶어지므로, 일어날 수 있는 문제에 대한 대처 방법을 미리 생각해두어야 한다. 새로운 습관 행동을 실천할 기회를 놓쳐도, 벌칙을 받는 것이 아니라 무엇이 잘못되었는지 반성하며(팀 회식 때문에 퇴근 후 산책을 하지 못했다) 실행 계획을 수정할 기회로 삼으면 된다(앞으로 퇴근 후에 다른 계획이 있으면 점심시간에 산책을 하자).

습관 바꾸기를 도중에 그만두는 일반적인 이유는 도통 진전이 없다고 느껴서다. 이런 문제를 해결하려면 현실적인 목표를 설정하고 매주 개선 정도를 측정하는 것이 좋다. 궁극적인 목표를 향해 나아가는 과정에서 당장 경험할 수 있는 긍정적인 변화를 떠올려보자. 건강해지는 습관을 들이면 손주나 자녀와 마음껏 놀아줄 수 있고, 의식해서 먹는 습관을 들이면 파티에서 배가 더부룩해질 때까지 먹지 않을

| 다이어트는 왜 우리를 살찌게 하는가 |

수 있다. '더 건강해지기'처럼 몇 주 안에 달성할 수 있는 단기 목표는 '당뇨병 예방하기' 같은 먼 목표보다 좀 더 강한 동기부여가 된다. 그러므로 건강을 위한 행동이 장기적인 목표를 좇는 일이 아니라, 지금 기분이 좋아지도록 자신을 돌보는 일이라고 생각하자. 습관 행동이 매일 조금씩 쉬워지고 그 행동이 자연스럽게 일어날 때를 상상해보면, 습관을 들이는 과정은 그 자체로도 만족스러울 수 있다.

뇌의 에너지 균형 시스템에 식사를 맡기면 처음에 대부분 비슷한 과정을 겪는다. 몸의 내부 신호에 반응하려면 주의를 기울여야 하지만, 연습하면 배고픔과 배부름을 느끼는 능력이 향상되고, 결국 그 느낌을 인지하지 않는 것이 오히려 어려워진다. 배고픔을 자동으로 인식하면, 의지력을 자유롭게 사용해 새로운 목표 달성을 꿈꿀 수 있다. 의식적으로 우리 몸에 귀 기울이면 여러 면에서 긍정적인 효과가 나타난다. 아프거나 다쳤을 때, 또는 스트레스를 받았을 때 문제가 더 심각해지기 전에 인지할 수 있고, 스스로 돌볼 방법을 발견할 수 있다.

이제 내 몸의 행복을 생각하자

우리는 목표와 생리 기능 사이에서 끝없이 투쟁하는 것보다 더 나은 삶을 살 가치가 있다. 좋은 습관을 들이면 의지력을 사용할 때보다 훨씬 효과적으로 일상의 유혹에 대처할 수 있다. 그러므로 건강한 생활 습관을 형성하는 일상 활동들을 한 번에 하나씩 자동화해나가는

데 의지력을 쓰는 것이 효율적이다. 수년에 걸쳐 이런 작은 단계가 모이면 큰 변화를 이룬다. 5년 동안 이런 과정을 거치며 나는 배고플 때 먹고 배부르면 그만 먹는 법을 배웠고, 매일 운동하고 명상하는 습관을 들였다. 습관은 자동으로 일어나기 때문에, 이제 나는 소중한 인간관계와 좋아하는 일에 완전히 집중할 수 있게 되었다. 과학의 힘을 이용해 세상의 초점을 마른 몸이 아닌 건강으로 돌리는 것도 내가 관심을 가지고 있는 일이다. 체중이 얼마가 나가더라도 환영받는 세상을 만들 수 있도록 말이다.

데니스 애스버리도 새로운 목표를 이루기 위해 의지력을 활용했다. 지금도 매일 수 킬로미터를 걷지만, 이제 칼로리 계산은 하지 않는다. 마지막 건강검진 때, 의사는 체중이 조금씩 늘고 있지만 혈압, 콜레스테롤, 혈당은 정상 수준에서 관리되고 있다는 깨끗한 건강 진단서를 보여주었다. 데니스는 다이어트를 그만둔 후로 폭식 충동을 느낀 적이 없다. 부엌을 지나갈 때 정신을 놓는 대신, 은퇴 생활을 즐기고 자녀들, 손주들과 함께 보내는 시간에 에너지를 쏟고 있다. 데니스는 우리 사회가 사람을 몸으로 판단하기보다 각자의 노력을 인정하게 되기를 바란다. "나는 딸이 셋, 손녀가 넷 있어요. 이 여성들이 이전보다 더 나은 세상에서 살게 되기를 바랍니다."

이런 바람을 실현하기 위해 우리는 꿈만 꾸기보다 직접 실천해야 한다. 사회는 음식과 체중을 대하는 건강한 태도를 길러야 한다. 젊은 이들에게 지금 체중 그대로는 안 된다고 말하기를 멈추어야 한다. 사실, 체중 이야기를 완전히 그만두어야 한다. 그런 이야기는 체중에 집착하는 문화를 더욱 강화하기 때문이다. 무엇보다 우리는 배고픔에 맞서 싸우기보다 배고픔과 함께하는 법을 배우면서 몸의 느낌을 존중해야 한다. 체중이 얼마가 나가든, 우리는 모두 음식을 즐길 자격이 있다. 마음챙김 식사를 하면 우리는 각자의 몸에 맞는 체중을 유지하는 방법을 발견하게 되고, 음식을 건강한 삶의 동반자로 대할 수 있을 것이다.

조부모님 세대는 이런 삶의 방식을 잘 알고 있었고, 여전히 그렇게 살아가는 사람들도 많다. 이 책을 마무리할 무렵, 나와 남편은 십 대 딸들을 둔 친구 부부를 다시 만났다. 이번에는 분위기가 달랐다. 둘 다 마르지는 않았지만 건강했다. 잘 자고 하이킹과 수영을 즐기고 있었다. 아이들이 얼마나 먹었는지 신경 쓰거나 살찔까 봐 걱정하는 사람은 아무도 없었다. 대신에 식사 시간은 웃음과 대화, 와인, 훌륭한 음식으로 빛났다. 우리 몸이 스스로 얼마나 먹어야 할지 제대로 결정할 수 있다는 사실을 믿었기에, 저녁을 많이 먹으면 다음 날은 아침을 거르고 점심으로 샐러드를 먹었다. 이 아이들은 자라서도, 마른 몸이라는 이상에 자신의 몸을 억지로 맞추라는 요구에 따르며 살지 않을 것이다. 나는 아이들이 더 많은 일을 성취할 수 있게 되기를 바란다.

> 더도 덜도 말고 몸이 원하는 만큼 먹으면 된다.
> 몸이 스스로 필요한 양을 잘 알고 있다는 사실을 믿자.
> 수천 세대를 거치며 우리 조상은 칼로리 계산 앱이나
> 다이어트 책 없이도 식사를 잘 조절해왔고,
> 우리도 그럴 수 있다.

Why diets make us fat

옮긴이 장혜인
서울대학교 약학대학과 동 대학원을 졸업하고 제약회사 연구원 및 약사로 일했다. 글밥아카데미 수료 후 바른번역 소속 번역가로 활동하고 있다. 옮긴 책으로는 『푸드 사이언스 150』이 있다.

뇌과학이 풀어낸 체중 감량에 숨겨진 비밀

다이어트는 왜 우리를 살찌게 하는가

초판 1쇄 인쇄 2021년 6월 16일
초판 1쇄 발행 2021년 6월 28일

지은이 샌드라 아모트
펴낸이 김선준

책임편집 배윤주
편집2팀장 임나리
디자인 김세민
마케팅 조아란, 신동빈, 이은정, 유채원, 유준상
경영지원 송현주
외주교정 유지현

펴낸곳 주식회사 콘텐츠그룹 포레스트 **출판등록** 2021년 4월 16일 제 2021-000079호
주소 서울시 영등포구 국제금융로2길 37 에스트레뉴 1304호
전화 02) 332-5855 **팩스** 02) 332-5856
홈페이지 www.forestbooks.co.kr **이메일** forest@forestbooks.co.kr
종이 (주)월드페이퍼 **출력·인쇄·후가공·제본** (주)현문

ISBN 979-11-91347-19-7 (03510)

• 책값은 뒤표지에 있습니다.
• 파본은 구입하신 서점에서 교환해드립니다.
• 이 책은 저작권법에 의하여 보호를 받는 저작물이므로 무단 전재와 복제를 금합니다.

㈜콘텐츠그룹 포레스트는 독자 여러분의 책에 관한 아이디어와 원고 투고를 기다리고 있습니다. 책 출간을 원하시는 분은 이메일 writer@forestbooks.co.kr로 간단한 개요와 취지, 연락처 등을 보내주세요. '독자의 꿈이 이뤄지는 숲, 포레스트'에서 작가의 꿈을 이루세요.